H. Elser | **Leitfaden Nuklearmedizin**

Meiner Frau Gabriela,
meiner Tochter Andrea
und meinen Eltern
in Liebe und Dankbarkeit gewidmet

H. Elser

Leitfaden Nuklearmedizin

Praktische Anleitung und Prüfungswissen für Medizinisch-Technische Assistenten in der Radiologie (MTAR)

Unter Mitarbeit von
J. Hafner-Grab, Th. Knoch,
W. Müller-Schauenburg, A. Nagel, U. Reinel

Zweite, überarbeitete und erweiterte Auflage
mit 203, zum Teil farbigen Abbildungen und 63 Tabellen

STEINKOPFF
DARMSTADT

Dr. med. H. Elser
Kreiskrankenhaus Biberach
Facharzt für Nuklearmedizin
Ziegelhausstraße 50
88400 Biberach

ISBN 978-3-7985-1391-4   ISBN 978-3-662-12259-4 (eBook)
DOI 10.1007/978-3-662-12259-4

Bibliografische Information Der Deutschen Bibliothek
Die Deutsche Bibliothek verzeichnet diese Publikation in der Deutschen Nationalbibliografie; detaillierte bibliografische Daten sind im Internet über <http://dnb.ddb.de> abrufbar.

http://www.steinkopff.springer.de

Ursprünglich erschienen bei Steinkopff Verlag Darmstadt 2003

Herstellung: K. Schwind
Umschlaggestaltung: Erich Kirchner, Heidelberg
Satz: K+V Fotosatz GmbH, Beerfelden

SPIN 10906576   85/7231-5 4 3 2 1 0 – Gedruckt auf säurefreiem Papier

Vorwort zur zweiten Auflage

Die ausgezeichnete Resonanz auf das erste Buch machte eine zweite Auflage unbedingt erforderlich. In der neuen Auflage wurde das Kapitel Strahlenschutz der neuen Strahlenschutzverordnung und -richtlinie angepasst und komplett überarbeitet. Bei der Beschreibung nuklearmedizinischer Untersuchungsverfahren waren einige Ergänzungen notwendig, da gerade die Positronen-Emissions-Tomographie (PET) weiter an Bedeutung gewonnen hat. In das Kapitel „Therapie mit radioaktiven Stoffen" wurden aktuelle Beispiele zur Radiumchloridtherapie und Schmerztherapie bei Knochenmetastasen aufgenommen. Im Kapitel „Physikalische Grundlagen" wurden Formeln zum Teil durch einzelne Rechenbeispiele ergänzt, um die Zusammenhänge besser erläutern zu können. Völlig neu haben wir ein Kapitel eingefügt, in dem wir alltägliche Fehler bei klinischen Untersuchungen aufzeigen und Lösungsmöglichkeiten anbieten. Dieses Kapitel soll weiter aktualisiert werden. Hierzu möchten wir auch unsere Leser ermuntern, uns solche Fälle zur Verfügung zu stellen.

Biberach, im Mai 2003 Dr. med. H. Elser

Vorwort zur ersten Auflage

Das Ziel bei der Erstellung des vorliegenden Buches war, eine Lehrgrundlage für die nun auf 3 Jahre verlängerte MTA-Ausbildung für das Fach Nuklearmedizin zu schaffen, die dem neuen Lehrinhaltskatalog und der neuen Prüfungsverordnung Rechnung trägt. Im vorliegenden Buch werden die methodischen Grundlagen der Nuklearmedizin, die Physiologie, technische Untersuchungsabläufe, Ergebnisse und Fehlermöglichkeiten der nuklearmedizinischen Diagnostik ausführlich beschrieben. Zahlreiche Fallbeispiele erklären die Ergebnisse in anschaulicher Weise. Der medizinisch-klinische Teil ist auf das Wesentliche beschränkt.

Die präzisen Angaben über den Untersuchungsablauf der jeweiligen Gerätekonfiguration und die verwendeten Radiopharmaka können zusätzlich zu der vom Gesetzgeber geforderten klinischen Qualitätskontrolle beitragen.

Das Buch widmet sich v.a. den in der Ausbildung befindlichen MTRA-Schülerinnen und -Schülern, es ist aber auch geeignet als ständiger Begleiter für die berufliche Praxis sowie als Nachschlagewerk für Studenten im radiologischen Kurs und für Ärzte in der Weiterbildung.

Für die Unterstützung und Ratschläge zur Erstellung dieses Buches bedanke ich mich besonders bei meinem ehemaligen Chefarzt, Herrn Prof. Dr. P. Georgi. Neben den Autoren gilt mein Dank Herrn Prof. Dr. zum Winkel für die zahlreichen Anregungen, Herrn Dr. Lange für die Mithilfe im physikalisch-technischen Teil und bei der Ausarbeitung des Kapitels „Qualitätskontrolle". Bedanken möchte ich mich auch für die Unterstützung bei meinen früheren Mitarbeiterinnen, Frau Straube und Frau Wesely, für die Hilfe im labortechnischen Teil und allen hier nicht namentlich zu nennenden Mitarbeitern.

Biberach, im Februar 1999 Dr. med. H. Elser

Inhaltsverzeichnis

Mitarbeiterverzeichnis

Judith Hafner-Grab
Atos-Klinik
Radiologische Gemeinschaftspraxis
Bismarckstr. 9–15
69115 Heidelberg

Dipl.-Ing. Thomas Knoch
Strahlenschutzbevollmächtigter
Universitätsklinikum Heidelberg
Zentraler Strahlenschutz beim Klinikumsvorstand
Voßstraße 2
69115 Heidelberg

Prof. Dr. Dr. Wolfgang Müller-Schauenburg
Abteilung für Nuklearmedizin
der Radiologischen Universitätsklinik
Ottfried-Müller-Str. 14
72076 Tübingen

Andreas Nagel
Diplomphysiker
Radiologische Universitätsklinik Heidelberg
Abteilung Nuklearmedizin
Im Neuenheimer Feld 400
69120 Heidelberg

Ute Reinel
ehem. Mitarbeiterin Radiopharmakologie
Radiologische Universitätsklinik Heidelberg
Abteilung Nuklearmedizin
Im Neuenheimer Feld 400
69120 Heidelberg

1 Einführung und Geschichte der Nuklearmedizin

H. Elser

1.1 Einführung

Unter Nuklearmedizin versteht man die Anwendung offener radioaktiver Substanzen am Menschen. Sie ist eine hilfreiche Ergänzung zur morphologischen Diagnostik. Im Gegensatz zur morphologischen Darstellung von Organen ermöglicht die Nuklearmedizin Aussagen über funktionelle Abläufe. Mit Hilfe von radioaktiv markierten Pharmazeutika können Transport-, Stoffwechsel- und Ausscheidungsvorgänge im Körper qualitativ und quantitativ verfolgt werden. Neben den „In-vivo"-Untersuchungen umfasst die nuklearmedizinische Diagnostik auch „In-vitro"-Untersuchungen. Beim Radioimmunoassay (RIA) dienen radioaktiv markierte Antikörper als Reaktionspartner für die zu messende Substanz. Der Radioimmunoassay hat sich als empfindliches Verfahren zur Bestimmung von Hormonen bewährt. Kommerzielle Testbestecke für zahlreiche Hormone ermöglichen eine einfache Durchführung der Analysen.

Die Therapie mit offenen Radionukliden ist eine Strahlenbehandlung. Der Unterschied zur „externen Strahlenbehandlung" besteht darin, dass die radioaktiven Strahler in das betroffene Organ oder unmittelbar an den zu bestrahlenden Herd gebracht werden. Die „interne Strahlentherapie" erreicht eine ausreichend hohe Herddosis im kranken Gewebe. Durch die geringe Reichweite der verwendeten Strahler kann zugleich das benachbarte gesunde Gewebe geschont werden. Möglichkeiten zur internen Strahlentherapie ergeben sich bei der Behandlung von gutartigen und bösartigen Schilddrüsenerkrankungen, ferner bei entzündlichen rheumatoiden Gelenkveränderungen und bei der palliativen Behandlung von metastasierenden Tumoren.

Die Nuklearmedizin stützt sich auf die Ergebnisse der physikalischen, biochemischen und medizinischen Grundlagenforschung. Es besteht daher eine enge Kooperation mit naturwissenschaftlichen Fächern. Durch den Einsatz von Computern zur Bildbearbeitung ergibt sich zwangsläufig auch ein enger Kontakt zur Informatik.

Die in der Nuklearmedizin benötigten Substanzmengen sind in der Regel trägerfrei und so gering, dass toxische Grenzen unterschritten werden und allergische Reaktionen äußerst selten vorkommen.

1.2 Geschichte der Nuklearmedizin

1895 Entdeckung der X-Strahlen durch W.C. Röntgen, die später Röntgenstrahlen genannt wurden.

1896 Becquerel entdeckt die natürliche Radioaktivität von Uranerzen.

1898 Nachweis von Radium durch das Ehepaar Curie.

1901 Planck führt das Wirkungsquantum (h) in die Theorie der elektromagnetischen Strahlung ein.

1903 Isolierung von Radium aus Pechblende durch M. Curie.

1911 Rutherford beschreibt das erste Atommodell.

1913 Bohr-Atommodell.

1919 Rutherford entdeckt die Alpha-Strahlung.

1923 Der Physikochemiker G. v. Hevesy führt die ersten biologischen Untersuchungen mit natürlichen radioaktiven Isotopen durch.

1928 Entwicklung des Geiger-Müller-Zählrohrs.

1928 Gründung der „Internationalen Strahlenschutzkommission" („International Commission of Radiation Protection", ICRP).

1931 Erste Herstellung künstlicher radioaktiver Isotope mit Hilfe eines Zyklotrons durch Laurence und Livingston.

1932 Chadwick entdeckt das Neutron.

1938 Entdeckung und Deutung der Uranspaltung durch O. Hahn.

1938 Studien der Schilddrüse mit radioaktivem Jod durch Hertz.

1940 Diagnostik von Schilddrüsenerkrankungen mit Radiojod durch Hamilton und Lawrence.

1942 Erste Radiojodbehandlung bei Schilddrüsenüberfunktion (Hertz).

1942 De Treadwell, Low-Beer, Friedell und Lawrence untersuchen den Knochenstoffwechsel mit ^{89}Sr.

1948 Erste Hirnszintigraphie (Moore).

1948 Natriumjodidkristall als Detektor für Gamma-Strahlung (Hofstaedter).

1950 Erste Blutvolumenbestimmung mit ^{51}Cr-markierten Erythrozyten.

1951 Erste Scanner zur Darstellung der Isotopenverteilung (Mayneford).

1952 Erste Lymphographie (Kinmonth).

1955 Einführung des Schilling-Tests zur Messung der Vitamin B_{12}-Resorption.

1958 Erste Szintillationskamera (Anger).

1962 Einführung von ^{99m}Tc in die In-vivo-Diagnostik (Harper).

1963 Erstes SPECT-System (Kuhl).

1963 Lymphoszintigraphie (zum Winkel).

1965 Inhalationsszintigraphie (Taplin).

1968 Clearancemessungen (Oberhausen).

1975 Erste PET-Geräte (PET-Positronenemissionstomographie).

1978 Erste kommerzielle PET.

1981 Metajodbenzylguanidin (MIBG) zur Darstellung von Tumoren des Nebennierenmarks (Wieland).

1986 Einführung von ^{99m}Tc-MAG$_3$ zur Nierenfunktionsmessung.

1986 Einführung von ^{131}I-Alpha-Amino-(4-hydroxybenzylidene)-diphosphonat (BDP$_3$) zur Therapie von Knochenmetastasen (Eisenhut).

1989 Nachweis von neuroendokrinen Tumoren mit ^{123}I-markiertem Octreotide (Krenning).

1991 Synthese von ^{111}In-markierbarem Somatostatinanalog: ^{111}In-DTPA-D-Phe-Octreotide (OctreoScan®).

2 Physikalische Grundlagen

J. Hafner-Grab

2.1 Aufbau der Materie

Die Materie ist aus Atomen zusammengesetzt. Bis Anfang des 19. Jahrhunderts glaubte man, Atome seien unteilbare Teilchen. Es wurde aber nachgewiesen, dass sie aus kleineren Bausteinen bestehen. Diese Bausteine gehören zu den Elementarteilchen.

2.1.1 Elementarteilchen

Zu den Elementarteilchen zählt man Protonen, Neutronen und Elektronen. Während sich Protonen und Neutronen im Atomkern befinden, halten sich die Elektronen auf elliptischen Bahnen in der Atomhülle auf.

Protonen

Protonen sind positiv geladene Teilchen. Sie besitzen eine relativ große Masse und sind daher zusammen mit den Neutronen Träger nahezu der gesamten Masse des Atomkerns. Die Zahl der Protonen bestimmt die positive Kernladungszahl und somit auch die Zahl der Elektronen auf der Hülle. Diese Zahl wird *Ordnungszahl (Z)* genannt.

Neutronen

Neutronen besitzen keine elektrische Ladung und sind somit elektrisch neutral. Die Masse eines Neutrons entspricht annähernd der Masse eines Protons. Wegen ihrer Neutralität werden Neutronen gerne für Kernumwandlungen verwendet. Ihr Einbau in stabile Atomkerne ist besonders einfach. Auf die Ordnungszahl und das chemische Verhalten eines Atoms üben Neutronen keinen Einfluss aus, sie tragen lediglich zur Atommasse bei. Die Anzahl der Protonen und Neutronen eines Atomkerns bildet die *Massenzahl (A)*.

Die Differenz von Massenzahl und Ordnungszahl ist die *Neutronenzahl*.

Beispiel:

Massenzahl → 12
Ordnungszahl → 6 C
Massenzahl − Ordnungszahl = Neutronenzahl
12 − 6 = 6

Elektronen

Die Elektronen sind negativ geladene Teilchen. Die Masse eines Elektrons ist wesentlich kleiner als die eines Protons oder eines Neutrons.

Bei Kernreaktionen können neben elektromagnetischer Strahlung kurzzeitig noch andere Elementarteilchen auftreten: Positronen, Neutrinos und Antineutrinos.

2.1.2 Atomkern

Der Atomkern besteht aus Protonen und Neutronen. Beide Elementarteilchen werden auch Nukleonen genannt (lateinisch *nucleus* = Kern). Der Atomkern enthält fast die gesamte Masse des Atoms. Er ist im Durchschnitt 4000-mal schwerer als die Atomhülle.

Tabelle 2.1. Elementarteilchen.

	Vorkommen	Symbol	Ladung	Masse [ME]*	Energie [keV]
Proton	Kern	p	positiv	1	934000
Neutron	Kern	n	neutral	~1	~934000
Elektron	Hülle	e^-	negativ	1/1836 des Protons	511

*ME = atomare Masseneinheit bezogen auf 1/12 der Masse von $^{12}C = 1{,}66 \times 10-24$ g.

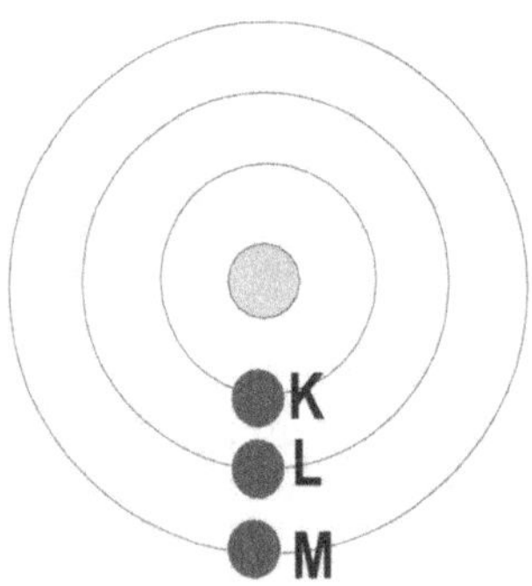

K-, L-, M-Schalen des Atoms

Abb. 2.1. Stark vereinfachtes Atommodell.

Tabelle 2.2. Elektronenplätze.

Schale	K	L	M	N	O	P	Q
Mögliche freie Elektronenplätze	2	8	18	32	50	72	98

2.1.3 Atomhülle

Die Atomhülle besteht aus Elektronen. Die Anzahl der Elektronen ist gleich der Anzahl der Protonen im Kern (im Normalzustand), somit ist das Atom nach außen ungeladen. Die Zahl der Elektronen ist für das chemische Verhalten des Atoms verantwortlich. Die Elektronen, die den Kern in einem elliptischen Radius umkreisen, bilden eine Schale.

Der Ort eines Elektrons in der Atomhülle kann nicht genau bestimmt werden. Für jeden Ort der Hülle lässt sich nur die Wahrscheinlichkeit angeben, mit der dort ein Elektron anzutreffen ist. Diese räumliche Verteilung eines Elektrons bzw. dessen Aufenthaltswahrscheinlichkeit wird oft als Elektronenhülle beschrieben. Die Hüllenelektronen können sich nicht nur auf Kreisbahnen befinden, sondern auch auf elliptischen Bahnen. Von innen nach außen werden diese Bahnen als K-, L-, M-, N-, O-, P- und Q-Schale benannt. Auf jeder dieser Schalen hat nur eine bestimmte Anzahl von Elektronen Platz.

Die Maximalfüllung der Schalen wird nur in den inneren Schalen erreicht, die 3 äußeren Schalen bleiben teilgefüllt.

2.1.4 Elemente

Als chemische Elemente bezeichnet man Atomarten, die sich durch ihre Ordnungszahl unterscheiden. Im Periodensystem sind die Elemente nach ihrer Ordnungszahl angeordnet. Da durch die Ordnungszahl die Zahl der Elektronen bestimmt wird bzw. die Anzahl der Elektronen auf der äußeren Schale, wird somit auch das chemische Verhalten des Atoms festgelegt.

2.1.5 Nuklide

Ein Nuklid ist ein Atomkern mit einer bestimmten Ordnungszahl Z und einer bestimmten Massenzahl A.

Beispiele: ^{131}I ^{99m}Tc

Nuklide können stabil oder auch radioaktiv sein; in letzterem Fall bezeichnet man sie als Radionuklide.

2.1.6 Isotope

Isotope sind die Nuklide mit gleicher Ordnungszahl, d. h. sie haben eine gleiche Anzahl von Protonen in ihrem Kern. Sie haben eine unterschiedliche Anzahl von Neutronen und daher eine ungleiche Massenzahl. Da die Ordnungszahl gleich ist, stehen diese Nuklide isotop, d.h. im Periodensystem an der gleichen Position. Es gibt künstliche und natürliche Isotope eines Elements. Sie besitzen die gleichen chemischen Eigenschaften.

Isotope eines Elements besitzen
- die gleiche Ordnungszahl,
- gleiche chemische Eigenschaften,
- eine ungleiche Neutronenzahl,
- ungleiche physikalische Eigenschaften.

2.1.7 Isobare

Isobare sind Elemente mit gleicher Massenzahl, aber unterschiedlicher Protonen- bzw. Neutronenzahl, d. h. bei zunehmender Protonenzahl nimmt gleichzeitig die Zahl der Neutronen im Atomkern ab oder umgekehrt.
Isobare eines Elements sind gekennzeichnet durch
- eine gleiche Massenzahl,
- eine ungleiche Protonenzahl,
- eine ungleiche Neutronenzahl.

2.1.8 Isotone

Isotone sind Nuklide mit der gleichen Anzahl von Neutronen. Sie haben keine weitere Bedeutung.

2.1.9 Isomere

Nach der Kernumwandlung kann sich ein Nuklid in einem angeregten Zustand befinden. Unter einem angeregten Zustand versteht man, dass sich ein Kern in einem Energiezustand befindet, der sich vom Grundzustand (kleinster Energiezustand) unterscheidet. Dieser angeregte Zustand wird „Isomer“ genannt. „Metastabil“ nennt man diesen Zustand, wenn er langlebig ist (>1 s oder mehrere Sekunde?). Beim Übergang vom angeregten Zustand in den Grundzustand wird Energie frei, diese wird meist in Form von Gamma-Strahlung abgegeben. Diese Eigenschaft macht man sich in der Nuklearmedizin zunutze.

Beispiel: ^{99m}Tc

2.2 Nuklidkarte

Die Nuklidkarte ist ein Verzeichnis der verschiedenen möglichen Nuklide bzw. der verschiedenen Atomkernsorten der jeweiligen Elemente. Die Protonenzahl ist in der Karte des Kernforschungszentrums Karlsruhe senkrecht angeordnet, die Neutronenzahl waagerecht. Stabile Nuklide sind durch schwarze Felder gekennzeichnet, die instabilen, radioaktiven Nuklide durch farbige.

Neutronenreiche stabile Kerne halten sich rechts der Winkelhalbierenden auf, protonenreiche stabile Kerne links. Radioaktive Kerne wandeln sich in Richtung stabile Kerne um.

Tabelle 2.3. Nuklide auf der Nuklidkarte (Kernforschungszentrum Karlsruhe)

blau	$Beta^{-}$-Strahler
rot	$Beta^{+}$- oder EC-Strahler
gelb	Alpha-Strahler

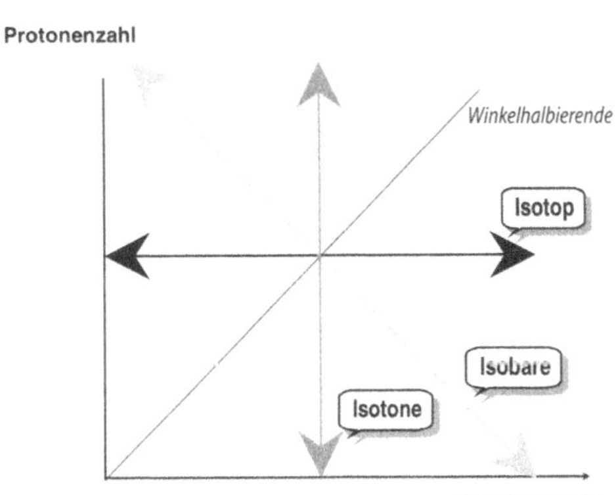

Isotope sind chemische Elemente mit gleicher Anzahl von Protonen, sie sind auf der Nuklidkarte waagerecht angeordnet.

Isobare haben die gleiche Massenzahl, aber unterschiedliche Neutronenzahlen bzw. Protonenzahlen. Die Isobarenlinie verläuft somit diagonal.

Isotone sind Elemente gleicher Anzahl an Neutronen. Sie sind daher senkrecht angeordnet.

Abb. 2.2. Schematischer Aufbau einer Nuklidkarte.

2.3 Äquivalenz von Masse und Energie

Das Elektronenvolt (eV) ist die Energieeinheit der Kernphysik. Es beschreibt die kinetische Energie eines elektrisch einfach geladenen Teilchens nach Durchlaufen eines Spannungsfeldes von 1 Volt im Vakuum. Die Masse eines Körpers ändert sich mit der Geschwindigkeit. Die Massenänderung kann aber erst dann bemerkt werden, wenn sich die Geschwindigkeit der Lichtgeschwindigkeit nähert. Da die Masse eines Elementarteilchens dadurch keine konstante Größe darstellt, sondern sich mit der Geschwindigkeit ändern kann, gibt man die Ruhemasse als charakteristische Größe an.

2.4 Strahlenarten

2.4.1 Wellen-Teilchen-Dualismus

Mit verschiedenen Experimenten konnte gezeigt werden, dass eine strikte Trennung in Teilchen- bzw. Welleneigenschaften nicht möglich ist. So können sich Teilchen wie eine Welle verhalten.

Elektronenstrahlen z.B. zeigen unter bestimmten Versuchsbedingungen Beugung und Interferenz (=charakteristische Wellenmerkmale). Untersucht

Tabelle 2.4. Ruhemassen von Elementarteilchen. Zu beachten ist die um den Faktor 1000 größere Ruhemasse von Proton und Neutron gegenüber dem Elektron.

	Ruhemasse [u]*	Energie
Elektron	0,000548	511 keV
Proton	1,007	938 MeV
Neutron	1,008665	940 MeV

* $u = 1{,}66054 \times 10^{-27}$ kg

Tabelle 2.5. Wellen-Teilchen-Dualismus.

Wellenstrahlen	Teilchenstrahlen
gehören zu den indirekt ionisierenden Strahlen	ionisieren direkt
bewegen sich mit Lichtgeschwindigkeit	bewegen sich langsamer als Lichtgeschwindigkeit
erfahren keine Ablenkung im elektrischen Feld, z.B.: – Röntgenstrahlung – Photonenstrahlung – Gamma-Strahlung	werden in elektrischen Feldern abgelenkt, z.B.: – Alpha-Strahlung (Heliumkerne) – Beta-Strahlung (Elektronen)

Tabelle 2.6. Übersicht über das Spektrum der elektromagnetischen Wellenstrahlung.

Strahlenart	Wellenlänge in cm
Radiowellen	3×10^{5}–1
Infrarotlicht	10^{-2}–10^{-4}
Sichtbares Licht	7×10^{-5}–4×10^{-5}
Ultraviolettes Licht	4×10^{-5}–10^{-6}
Weiche Röntgenstrahlen (Mammographie)	10^{-6}–10^{-8}
Konventionelle Röntgenstrahlen	10^{-8}–10^{-10}
Gamma-Strahlen	10^{-8}–10^{-10}
Ultraharte Röntgenstrahlen	10^{-10}–10^{-12}

man Wechselwirkungsprozesse von elektromagnetischer Strahlung mit Molekülen, so kann man feststellen, dass die Energie nicht, wie anzunehmen, kontinuierlich auf einer Welle verteilt ist, sondern sich diese an bestimmten Stellen als sog. „Paket“ konzentriert. Man nennt diese Energiepakete auch „Quanten“. Teilchen- bzw. Wellenstrahlung bezeichnet somit nur verschiedene Erscheinungsformen der Strahlungsenergie.

2.4.2 Wellenstrahlung

Die elektromagnetische Strahlung ist eine Wellenstrahlung, die durch Wellenlänge und Frequenz charakterisiert ist. Diese Strahlung hat eine konstante Fortbewegungsgeschwindigkeit (300 000 km/sec) und lässt sich weder von elektrischen noch von magnetischen Feldern ablenken. Das Spektrum reicht von Radio- bis ultraharte Bremsstrahlung. Für die Nuklearmedizin ist nur die Gamma-Strahlung von Interesse. Gamma-Strahlung entsteht beim Übergang von einem höheren Energiezustand eines Atoms in den Grundzustand. Röntgenstrahlung und Bremsstrahlung entstehen beim Abbremsen von schnellen Elektronen im Coulomb-Feld in der Nähe des Atomkerns oder als Ionisationsfolge in einer inneren Schale der Atomhülle. Elektromagnetische Strahlen setzen durch Wechselwirkungsprozesse mit der Materie direkt ionisierende Teilchen (Elektronen) frei. Sie gehören somit zur indirekt ionisierenden Strahlung.

2.4.3 Wechselwirkung von Strahlung und Materie

Man unterscheidet zwischen der Streuung und der Absorption. Bei der Streuung wird die Flugrichtung des Photons verändert, bei der Absorption wird das Photon vernichtet.

Elastische Streuung (Streuung ohne Energieabgabe)

Das Photon regt ein Atomelektron zu Schwingungen gleicher Frequenz an. Somit strahlt das Elektron die gleiche Photonenenergie in eine andere Richtung ab, wobei das Elektron an seinem Platz in der Schale verbleibt. Es kommt also nicht zur Ionisation, sondern nur zur Richtungsänderung des Photons. Die elastische Streuung tritt nur bei geringen Energien <10 keV auf. Sie hat somit keine Bedeutung in der Radiologie.

Compton-Streuung bzw. Compton-Effekt (Streuung mit Energieübertragung)

Das Photon stößt auf ein Elektron und gibt ihm einen Teil seiner Energie ab. Das gestreute Photon hat eine kleinere Energie und ändert seine Richtung. Das Elektron wird aus dem Atom gelöst (Ionisation), die überschüssige Energie, die vom Photon stammt, wird vom Elektron als kinetische Energie aus dem Atom wegtransportiert. Der Compton-Effekt findet entweder mit locker gebundenen Elektronen der äußeren Schalen oder mit freien Elektronen statt.

Photoeffekt (Absorption)

Beim Photoeffekt löst ein einfallendes Photon ein Elektron aus einer inneren Schale (Ionisation). Für dieses Herauslösen benötigt das Photon einen Teil seiner Energie. Die restliche Energie überträgt das Photon vollständig auf das Elektron als Bewegungsenergie.

Beim Photoeffekt werden die Löcher in den Schalen durch Elektronen aus der nächsthöheren Schale aufgefüllt. Dabei entsteht die für die jeweiligen Schalen, z.B. die für die K-Schale charakteristische K-(Photonen-)Strahlung.

Alle diese Wechselwirkungsprozesse finden in der Atomhülle statt. Sie werden deshalb manchmal als Wechselwirkungsprozesse von Photonen mit der Hülle bezeichnet.

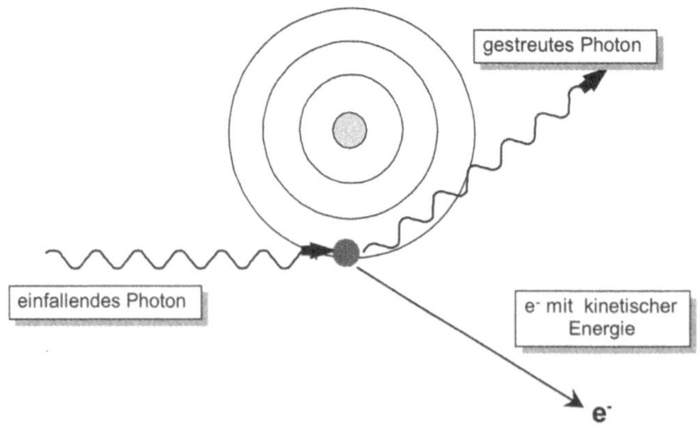

Abb. 2.3. Schema des Compton-Effekts.

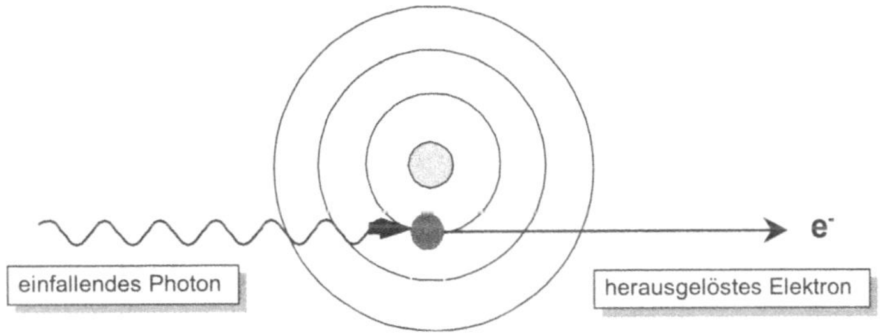

Abb. 2.4. Schema des Photoeffekts.

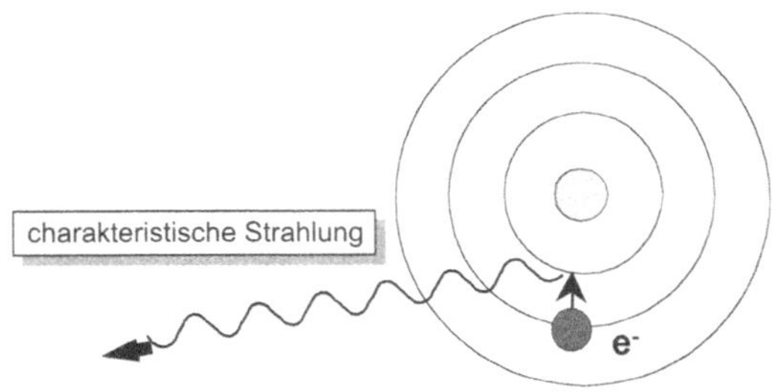

Abb. 2.5. Charakteristische Strahlung.

Paarbildung (Absorption)

Die Paarbildung findet in der Nähe des Atomkerns statt. Aus der einfallenden Photonenstrahlung entstehen 2 neue Teilchen: ein Elektron und ein Positron. Positronen sind Teilchen mit der Masse eines Elektrons, aber positiver Ladung. Das entstandene Positron vereinigt sich rasch mit einem Umgebungselektron, dabei entsteht Vernichtungsstrahlung mit 2 Quanten von je 511 keV. Die 2 Photonen breiten sich in entgegengesetzter Richtung, in einem Winkel von 180° aus. Die Paarbildung kann nur entstehen, wenn die Energie des einfallenden Photons mindestens doppelt so groß ist wie die Ruheenergie eines Elektrons. Die Paarbildung ist in der Nuklearmedizin ohne Bedeutung.

2.4.4 Abhängigkeit der Wechselwirkungsprozesse

Die Wahrscheinlichkeit, mit der einer der beschriebenen Wechselwirkungsprozesse stattfindet, ist abhängig von der Energie des Photons und der Dichte des durchstrahlten Materials. Die elastische Streuung findet nur bei niedrigen Energien statt. Der Photoeffekt tritt bei niedrigen Energien und hohen Ordnungszahlen auf. Der Compton-Effekt überwiegt bei mittleren Energien (>150 keV) und geringen Ordnungszahlen. Die Paarbildung zeigt sich bei hohen Energien und hohen Ordnungszahlen.

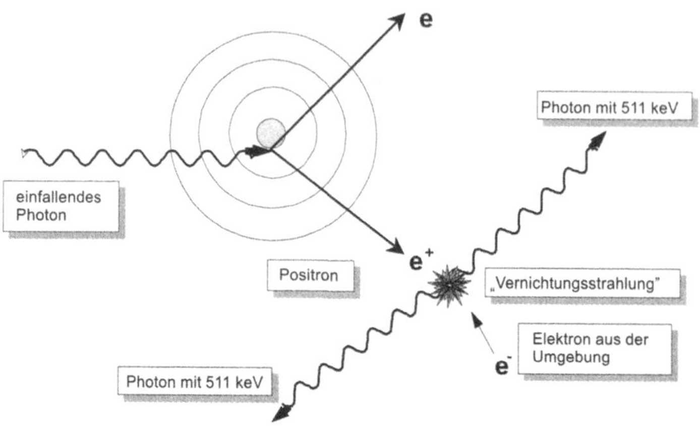

Abb. 2.6. Schema Paarbildung.

2.4.5 Schwächungsgesetz

Beim Durchdringen eines Photonenstrahls durch die Materie wird der Strahl geschwächt. Die Schwächung erfolgt sowohl durch die Photoabsorption als auch durch die Compton-Streuung.

$$n = n_0 \times X \times e^{\mu}$$

n = Anzahl der Quanten nach Durchdringen der Schichtdicke
n_0 = Primärintensität
X = Weglänge des Schwächungsweges
μ = linearer Schwächungskoeffizient für Photonen (Koeffizient ist abhängig von der Dichte des durchstrahlten Materials, von der Photonenenergie und der Ordnungszahl)

2.4.6 Wechselwirkung mit dem Atomkern (Kernphotoeffekt)

Durch Wechselwirkung mit einem Photon wird der Kern zur Emission eines oder mehrerer Nukleonen angeregt. Für das Herauslösen eines Nukleons aus dem Kern ist eine bestimmte Photonenenergie notwendig. Diese Mindestenergie bezeichnet man als Schwellenenergie, sie liegt bei den meisten Kernen im Bereich von 10 MeV, sodass die Wechselwirkungen mit dem Atomkern nur bei hochenergetischen Beschleunigern eine Rolle spielen.

2.4.7 Wechselwirkungsprozesse von Elektronen

Anregung

Durch Energiezufuhr von außen, z. B. durch einen Elektronenstoß, wird ein Elektron aus seinem Grundzustand in eine höher gelegene Schale gehoben. Das Elektron kehrt nach einer gewissen Zeit in seinen Grundzustand zurück. Die Energiedifferenz der Schalen wird meist in Form eines sichtbaren Photons (Lichtblitz) abgegeben.

Ionisation

Nach genügend großer Energiezufuhr, z. B. durch ein Elektron, verliert das Atom ein Elektron. Das Atom erscheint nun nach außen positiv geladen (Ion). Nach Einfangen eines freien Elektrons kann sich das Ion wieder in ein neutrales Atom verwandeln. Durch diese Ionisation können Moleküle zerstört oder verändert werden.

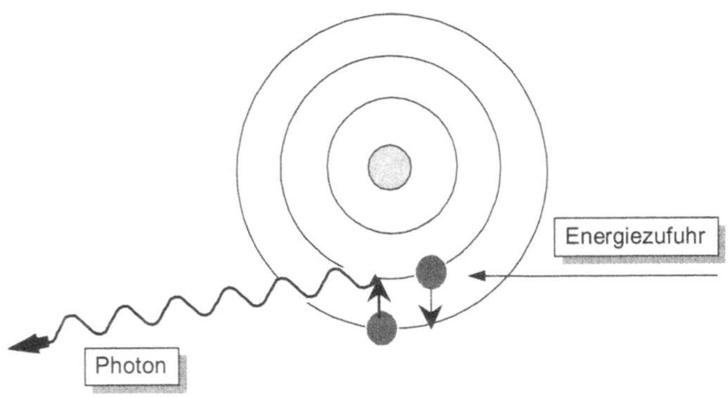

Abb. 2.7. Schematische Darstellung der Elektronenanregung.

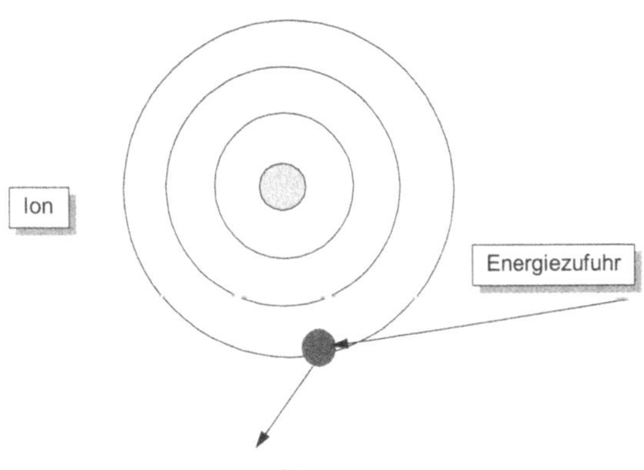

Abb. 2.8. Schema der Ionisation.

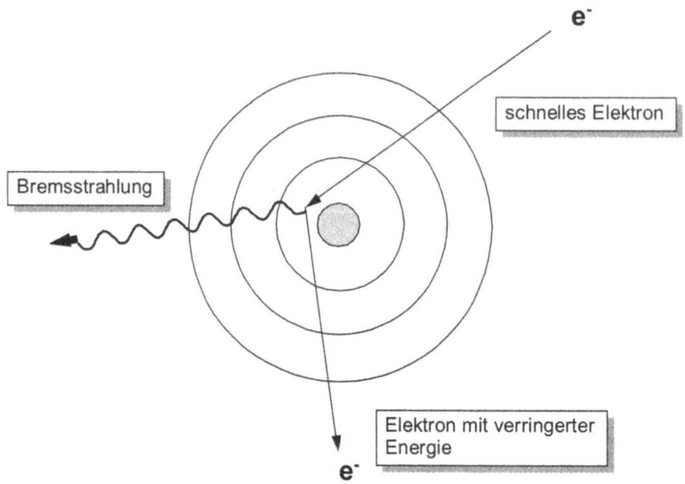

Abb. 2.9. Bremsstrahlung.

Bremsstrahlung

Schnell fliegende Elektronen treten mit dem elektrischen Feld des Atomkerns in Wechselwirkung, sie werden abgebremst und abgelenkt. Die durch das Abbremsen abgegebene Energie wird in Photonenenergie umgewandelt. Die so entstandene Photonenstrahlung wird „Bremsstrahlung" genannt und spielt in der Röntgendiagnostik sowie in der Strahlentherapie eine große Rolle.

2.5 Radioaktivität und radioaktive Kernzerfälle

Radioaktiv sind solche Nuklide, die sich spontan in ein anderes Nuklid umwandeln. Radioaktive Zerfälle finden spontan im Kern statt. Sie können von außen nicht beeinflusst werden.

2.5.1 Alpha-Zerfall

Beim Alpha-Zerfall wird ein Alpha-Teilchen (= Heliumkern) emittiert. Es besteht aus 2 Protonen und 2 Neutronen. Dadurch verringert sich die Massenzahl A um 4 und die Ordnungszahl Z um 2. Die beim Alpha-Zerfall direkt freiwerdende Energie bekommt das Alpha-Teilchen als kinetische Energie mit. Da das Alpha-Teilchen eine relativ große Masse besitzt, wird

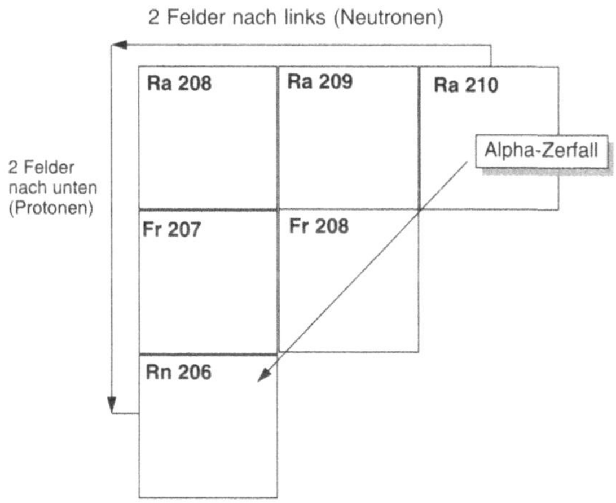

Abb. 2.10. Schematische Darstellung eines Alpha-Zerfalls in der Nuklidkarte.

es schnell in der Umgebung abgebremst und gibt seine gesamte Energie ab. Das Alpha-Teilchen gehört zur direkt ionisierenden Strahlung mit hoher biologischer Wirkung. Die mittlere Reichweite ist kleiner als 100 µm. Dadurch ist eine Abschirmung durch Papier möglich. Alpha-Strahler sind in der Nuklidkarte gelb dargestellt (Grundlage ist die Karlsruher Nuklidkarte). Sie sind bevorzugt bei schweren Elementen des Periodensystems anzutreffen ($Z > 83$), im Bereich der seltenen Erden. Die schweren Elemente sind meistens Zerfallsprodukt des Urans.

Beispiel: $^{209}_{84}\mathrm{Po} \rightarrow {}^{205}_{82}\mathrm{Pb} + {}^{4}_{2}\mathrm{He}$

$^{A}_{Z}\text{Mutternuklid} \rightarrow {}^{A-4}_{Z-2}\text{Tochternuklid}$

Da der Tochterkern im Vergleich zum Mutterkern um die Masse 4 und die Ladung 2 verringert ist, steht der Tochterkern in der Nuklidkarte nicht neben dem Mutterkern. Es müssen 3 Isobare übersprungen werden. Man kann auch 2 Felder nach links und anschließend 2 Felder nach unten gehen.

2.5.2 Beta$^-$-Zerfall

Beim Beta$^-$-Zerfall wandelt sich ein Neutron in ein Proton um. Die Umwandlungsenergie wird in Form eines Elektrons und eines Antineutrinos frei. Das austretende Elektron wird auch als Beta$^-$-Teilchen bezeichnet. Im Folgekern ist die Kernladungszahl um 1 erhöht, die Neutronenzahl um 1 erniedrigt, und die Massenzahl bleibt gleich. Der Beta$^-$-Zerfall findet längs der Isobaren statt. Das Tochternuklid steht diagonal zum Mutternuklid. Der Beta$^-$-Strahler ist in der Karlsruher Nuklidkarte blau verzeichnet.

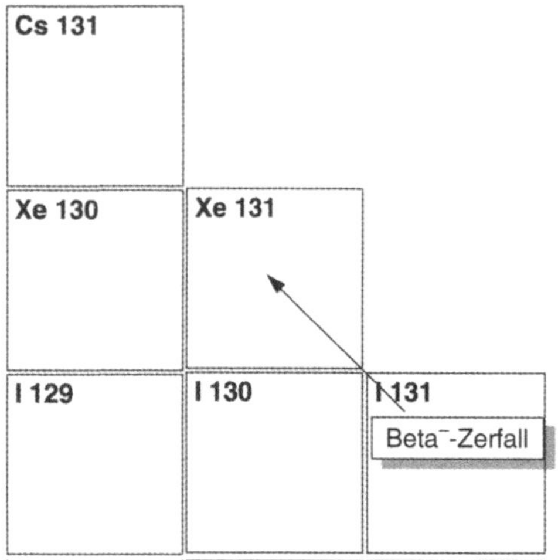

Abb. 2.11. Schema Beta⁻-Zerfall.

$$^{A}_{Z}\text{Mutternuklid} \rightarrow ^{A}_{Z+1} \text{Tochternuklid} + e^{-} + \Delta E_{kin}$$

2.5.3 Beta⁺-Zerfall

Bei der Umwandlung eines Protons in ein Neutron wird die Umwandlungsenergie in Form eines Positrons und eines Neutrinos frei. Diese Umwandlungsform kann nur bei protonenreichen Nukliden vorkommen. Im Folgekern ist die Ordnungszahl Z um 1 erniedrigt, die Neutronenzahl um 1 erhöht, und die Massenzahl bleibt gleich.

$$^{A}_{Z}\text{Mutternuklid} \rightarrow ^{A}_{Z-1} \text{Tochternuklid} + e^{-} + DE$$

Interessant ist das weitere Verhalten des Positrons. Es reagiert mit einem negativ geladenen Elektron aus der Umgebung. Beide Teilchen wandeln dabei ihre gesamte Masse in Energie um, und es entsteht Vernichtungsstrahlung. Die beiden entstehenden Gamma-Quanten haben dieselbe Energie (2×511 keV) und werden im Winkel von 180° emittiert. Der Beta⁺-Strahler ist in der Karlsruher Nuklidkarte rot verzeichnet.

2.5.4 EC – Electroncapture (Elektroneneinfang)

Aus einem Proton entsteht ein Neutron. Das für die Umwandlung notwendige Elektron stammt aus der Atomhülle. Bei dem EC-Zerfall wird ein Hüllenelektron eingefangen, am häufigsten aus der K-Schale. Dadurch ent-

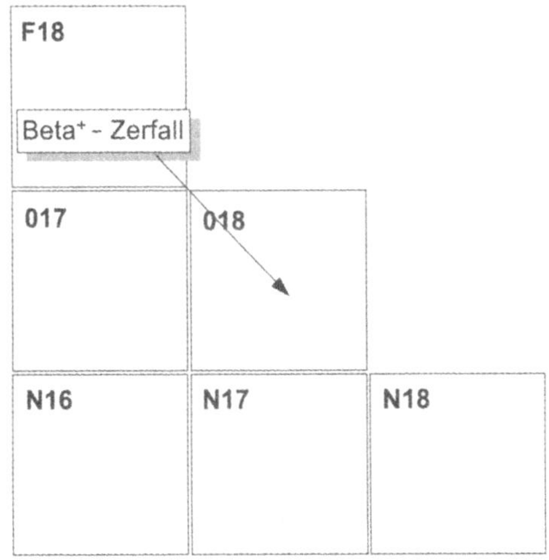

Abb. 2.12. Beta$^+$-Zerfallskette.

steht auf der K-Schale eine Lücke, diese wird durch ein Elektron aus der nächsthöheren Schale aufgefüllt. Die Differenz der Bindungsenergie wird als charakteristische Strahlung ausgestrahlt. EC-Strahler sind in der Karlsruher Nuklidkarte rot verzeichnet.

$$^{A}_{Z}\text{Mutternuklid} \rightarrow ^{A}_{Z-1} \text{Tochternuklid} + \text{Neutrino} + \text{DE}_{\text{kin}}$$

Der Kernumwandlungsprozess EC oder Beta$^+$ wird durch die Energiedifferenz zwischen Tochternuklid und Ausgangsnuklid festgelegt. Beim Beta$^+$-Zerfall muss die Energie $>1{,}022$ MeV betragen, da anschließend 1,022 MeV als Vernichtungsstrahlung frei werden. Ist die Energiedifferenz kleiner, findet nur der EC-Prozess statt.

2.5.5 Gamma-Strahlung

Bei einer Vielzahl von Kernzerfällen wird ein Teil der Zerfallsenergie als Gamma-Strahlung frei. Dies geschieht dadurch, dass bei der Kernumwandlung der Tochterkern einen angeregten Zustand erreicht. Beim anschließenden Übergang in den Grundzustand wird Energie frei. Solche Zustände bezeichnet man auch als „Isomere". Dauert der angeregte Zustand länger an, nennt man diesen „metastabil". Charakteristisches Beispiel ist der Zerfall von ^{99}Mo in ^{99m}Tc.

2.5.6 Halbwertszeit

Bei radioaktiven Substanzen versteht man unter „Halbwertszeit" (HWZ) die Zeit, die benötigt wird, um die ursprüngliche Strahlungsmenge (Ausgangsaktivität) auf die Hälfte zu reduzieren.

Der radioaktive Zerfall ist charakterisiert durch
- die physikalische Halbwertszeit des verwendeten Nuklids und
- den Bruchteil der Kerne, der im Mittel pro Zeiteinheit zerfällt, die *Zerfallskonstante λ*.

$$\text{Halbwertszeit} = \frac{\ln(2)}{\lambda} \qquad \lambda = \text{Zerfallskonstante, z. B. in } s^{-1} \text{ oder } d^{-1}$$

Man unterscheidet die physikalische Halbwertszeit von der biologischen Halbwertszeit.

Als *physikalische Halbwertszeit* T_{phys} bezeichnet man die Zeit, in der im Durchschnitt die Hälfte der vorhandenen Kerne zerfällt.

Die *biologische Halbwertszeit* T_{biol} ist die Zeit, die benötigt wird, um eine Substanz in einem Verteilungsraum auf die Hälfte zu reduzieren, z. B. durch Ausscheidung.

Für beide Halbwertszeiten gilt folgender Zusammenhang:

$$\frac{1}{T_{eff}} = \frac{1}{T_{biol}} + \frac{1}{T_{phys}} \qquad T_{eff} = \text{effektive Halbwertszeit}$$

Die *effektive Halbwertszeit* T_{eff} ist immer kleiner als die kleinere der beiden Halbwertszeiten. Ist die biologische Halbwertszeit sehr groß, gilt näherungsweise $T_{eff} \approx T_{phys}$. Ist die physikalische Halbwertszeit sehr groß, gilt $T_{eff} \approx T_{biol}$.

Zerfallsgesetz

Das Gesetz des radioaktiven Zerfalls dient zur Berechnung der Aktivität zu einem beliebigen Zeitpunkt.

$$N = N_0 \times e^{-\lambda \times t}$$

N = Zahl der aktuell vorhandenen Kerne
N_0 = Ausgangsaktivität
λ = Zerfallskonstante $\lambda = \frac{\ln 2}{HWZ} = \frac{0{,}693}{HWZ}$
t = Zeitdifferenz vom Startzeitpunkt mit N_0

Rechenbeispiele zur Bestimmung der Restaktivität nach beliebigen Halbwertszeiten

Für die praktische Berechnung von Zerfallskorrekturen/Zerfallsfaktoren ist die Formel

$$N = N_0 \times 0{,}5^{\left(\frac{t}{HWZ}\right)}$$

besonders geeignet, wobei der Exponent $\frac{t}{HWZ}$ die Anzahl der Halbwertszeiten darstellt

Rechenbeispiele:

- Zerfallsfaktor nach 10 HWZ, z. B. 60 h bei ^{99m}Tc:
  $$0{,}5^{\left(\frac{t}{HWZ}\right)} = 0{,}5^{\left(\frac{60\,h}{6\,h}\right)} = 0{,}5^{(10)} = \frac{1}{1024} \approx \frac{1}{1000}$$
- Zerfallsfaktor nach einer halben HWZ, 3 h bei ^{99m}Tc:
  $$0{,}5^{\left(\frac{t}{HWZ}\right)} = 0{,}5^{\left(\frac{3\,h}{6\,h}\right)} = 0{,}5^{(0{,}5)} = 0{,}707 \approx 70\%$$
- Zerfallsfaktor für ^{99m}Tc nach 5 min:
  $$0{,}5^{\left(\frac{t}{HWZ}\right)} = 0{,}5^{\left(\frac{5\,min}{360\,min}\right)} \approx 0{,}99 = 99\%$$

Technetium zerfällt also alle 5 min um 1%, was man direkt im Kopf weiterrechnen kann: 2% in 10 min, 5% in 25 min usw.

Aktivität

Unter „Aktivität“ versteht man die Zahl der im Durchschnitt pro Zeiteinheit zerfallenden Kerne. Die Einheit der Aktivität ist das Becquerel.

1 Bq = 1 Zerfall pro Sekunde

Die alte Einheit ist das Ci (Curie).

1 mCi = 37 MBq

2.6 Kerntechnische Anlagen zur Erzeugung radioaktiver Strahler

Die in der Nuklearmedizin verwendeten Radioisotope sind meist kurzlebig. Die künstliche Herstellung solcher Nuklide geschieht in Teilchenbeschleunigern (Zyklotron, Linearbeschleuniger) oder im Kernreaktor. Im Zyklotron werden Kernreaktionen durch Beschuss von geeigneten Targets mit Protonen, Deuteronen oder Heliumkernen eingeleitet; die Teilchen werden hierbei stufenweise in einer Kreisbahn beschleunigt und mit Hilfe eines Magnetfeldes auf das Target gelenkt (s. auch Kap. „Radiopharmakologie"). Im Kernreaktor werden stabile Elemente mit Neutronen aktiviert. Ein großer Vorteil dieser Methode ist, dass das beschossene stabile Element und das erzeugte Radionuklid das gleiche Element darstellen und dadurch eine anschließende Isotopentrennung nicht mehr erforderlich ist. Es handelt sich deshalb um ein sehr kostengünstiges Verfahren.

3 Strahlenmessung

A. Nagel, H. Elser

3.1 Nachweis ionisierender Strahlung

Alle Detektoren arbeiten nach dem Prinzip, Elektronen nachzuweisen, die entweder primär in das Messgerät eintreten, beispielsweise Beta$^-$-Strahlung, oder die im Gerät durch Wechselwirkung mit Photonen (Compton- und Photoelektronen) erzeugt werden. Bei den meisten Strahlenmessgeräten wird die im Detektor absorbierte Energie eines Teilchens oder eines Quants in einen elektrischen Impuls umgewandelt, der elektronisch verstärkt wird.

3.1.1 Filmdosimeter/amtliche Dosimeter

Filmdosimeter (amtliche Dosimeter) dienen zum Nachweis ionisierender Strahlung für den Strahlenschutz. Filmdosimeter sind empfindlich für Gamma-Strahlung, energiereiche Elektronen und Neutronen. Durch Gamma-Strahlung oder Teilchenstrahlen werden Elektronen aus den Halogenatomen des Films herausgelöst. Diese reduzieren Ag^+-Ionen zu metallischem Silber. Dadurch entstehen Angriffspunkte auf der Filmoberfläche für den Entwickler, der eine der Dosis proportionale weitere Schwärzung des Films bewirkt.

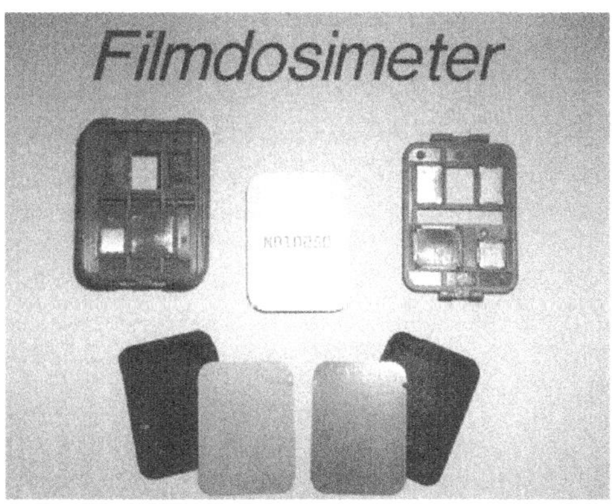

Abb. 3.1. Filmdosimeter.

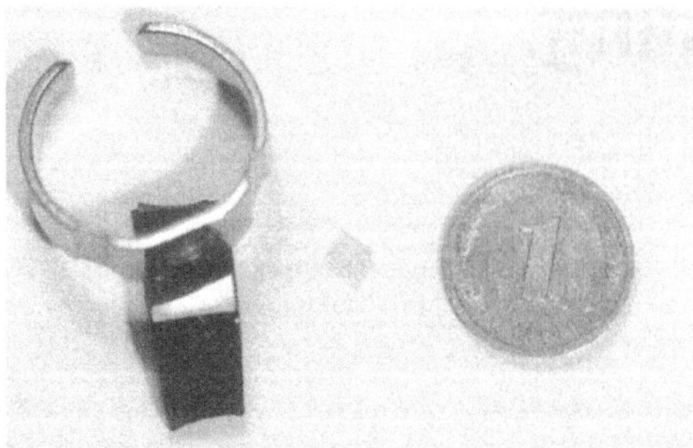

Abb. 3.2. Fingerringdosimeter.

3.1.2 Zählrohre

Gasionisationszähler sind z. B. gasgefüllte Zählrohre. Von außen ankommende Strahlung erzeugt im Gas oder in der Wand Elektronen. Diese wandern durch die angelegte Spannung in Richtung Zähldraht und erzeugen dort einen Strom.

3.1.3 Ionisationskammern

Ionisationskammern sind Zählrohre, die in einem Bereich einer spannungsunabhängigen Empfindlichkeit arbeiten (vgl. Abb. 3.4).

3.1.4 Proportionalzähler

Proportionalzähler arbeiten mit einer höheren Spannung als Ionisationskammern. Die sich bewegenden Elektronen werden so stark beschleunigt, dass sie ihrerseits ionisierend wirken. Durch diese Sekundärionisation wer-

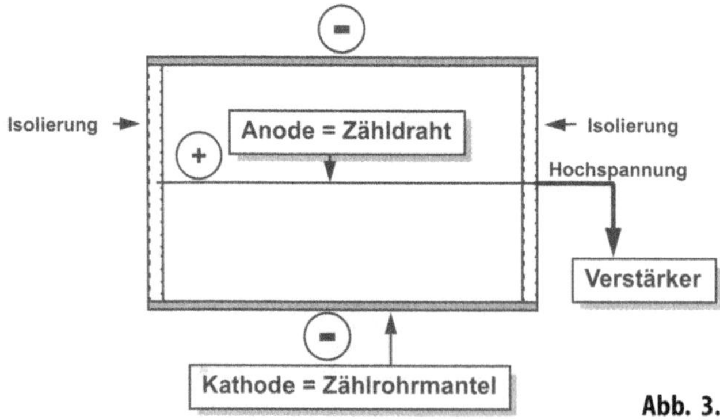

Abb. 3.3. Aufbau eines Zählrohrs.

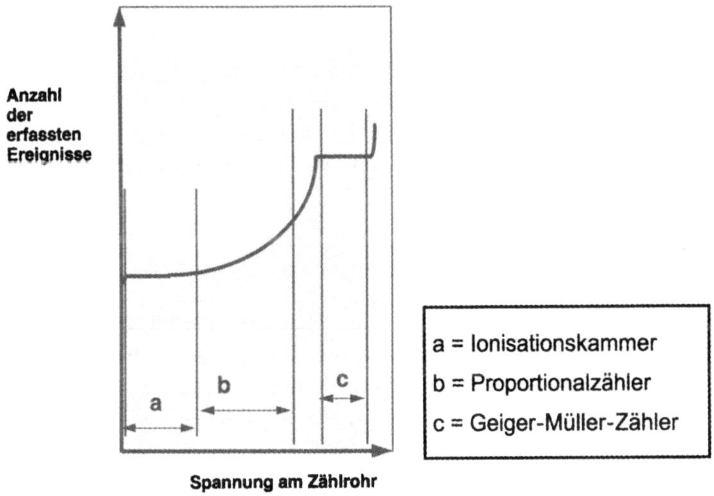

Abb. 3.4. Zählrohrcharakteristik.

den mehr Elektronen registriert als ursprünglich durch die Eingangsstrahlung erzeugt wurden. Die Größe des gemessenen Stroms ist proportional der Energie des ionisierenden Teilchens. Es ist eine grobe Diskriminierung zwischen den verschiedenen Teilchenarten und/oder Gamma-Strahlung und deren Strahlungsenergien möglich.

3.1.5 Geiger-Müller-Zählrohr

Geiger-Müller-Zählrohre dienen als Monitore zum Nachweis radioaktiver Strahlung und zum Nachweis von Kontaminationen. Geiger-Müller-Zähler sind Zählrohre, die unter hoher Spannung arbeiten. Im Auslösebereich kommt es zur Auslösung von Ionen-Elektronen-Lawinen. Während der Stoßionisation von ca. 0,1 ms bleibt das Zählrohr gegen zusätzliche Ionisation unempfindlich (Totzeit). Für die praktische Anwendung von Kontaminationsmessgeräten ist zu beachten, dass kleinste Materialschichten zwischen Kontamination und Zählrohr die Beta-Strahlung stark absorbieren, sodass vom Messgerät eine geringere Radioaktivität (Kontamination) vorgetäuscht wird.

3.1.6 Stabdosimeter

Stabdosimeter dienen zur Überwachung strahlenexponierter Personen. Stabdosimeter sind aufgebaut wie Ionisationskammern. Gegenüber dem Filmdosimeter haben sie den Vorteil, dass sie jederzeit ablesbar sind. Sie werden heute zunehmend ersetzt durch digital sofortanzeigende Messgeräte.

3.1.7 Aktivimeter

Aktivimeter dienen zur vereinfachten Messung der Aktivität z. B. vor der Patientenapplikation. Das sich in einer Spritze befindliche Radiopharmakon wird von einer zylindrischen Ionisationskammer umgeben. Der gemessene Strom ist der Aktivität der Probe proportional.

3.1.8 Halbleiterzähler

Halbleiterzähler werden in der Nuklearmedizin zum Nachweis, aber v. a. zur Spektroskopie von Beta- und Gamma-Strahlern eingesetzt (z. B. Ganzkörperretentionsmessungen mit Ganzkörperzähler). Gegenüber dem Szintillationszähler (3.1.9) besteht der Vorteil der sehr viel besseren Energieauflösung. Ein Nachteil ist aber die geringere Empfindlichkeit. Halbleiterdetektoren bestehen aus einem Germanium- oder Siliziumkristall, bei dem 2 gegenüberliegende Flächen als Elektroden dienen. Im Kristallinnern entwickelt sich nach Anlage einer Spannung ein elektrisches Feld. Die durch Ionisation erzeugten Ladungsträger wandern im Feld der angelegten Spannung durch das Material und werden als Strom registriert. Gegenüber dem Natriumjodidkristall ist die Zahl der wandernden Elektronen, bezogen auf ein absorbiertes Strahlungsquant gleicher Energie, sehr viel höher, deshalb ist die Energieauflösung beim Halbleiterzähler besser.

3.1.9 Szintillationszähler

Gamma-Kameras nützen das Prinzip des Szintillationszählers zum Nachweis von Gamma-Strahlung. Durch ionisierende Strahlung kommt es im Szintillationskristall zur Anregung von Szintillationen (Lichtblitze). Diese Photonen befreien aus einer lichtempfindlichen Schicht im Photomultiplier, der sog. Photokathode, Elektronen, welche über einen Sekundärelektronenvervielfacher (Multiplier) in elektrische Spannungsimpulse umgewandelt werden. Die Amplitude des Spannungsabfalls an der Anode ist proportional zur absorbierten einstrahlenden Strahlungsenergie.

Mit Hilfe von Impulshöhenanalysatoren können über ein Potenziometer ein oberer und ein unterer Schwellenwert (Energiefenster) eingegeben werden, sodass jeweils nur in einem bestimmten Bereich des gesamten Impulsspektrums Impulse ausgewertet werden.

Photopeak

Die Höhe des Photopeak ist proportional zur Energie der einfallenden Photonen. Das Energieauflösungsvermögen eines Szintillationszählers wird bestimmt durch die Halbwertsbreite (Breite des Photopeak in halber Höhe des Photopeak), bezogen auf die Energie der Gamma-Linie. Das Energieauflösungsvermögen von Gamma-Kameras beträgt ca. 11% für ^{99m}Tc.

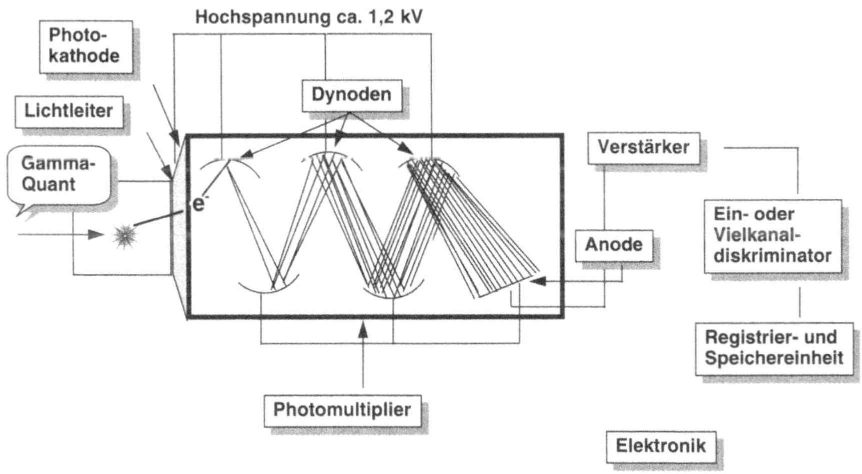

Abb. 3.5. Szintillationszähler.

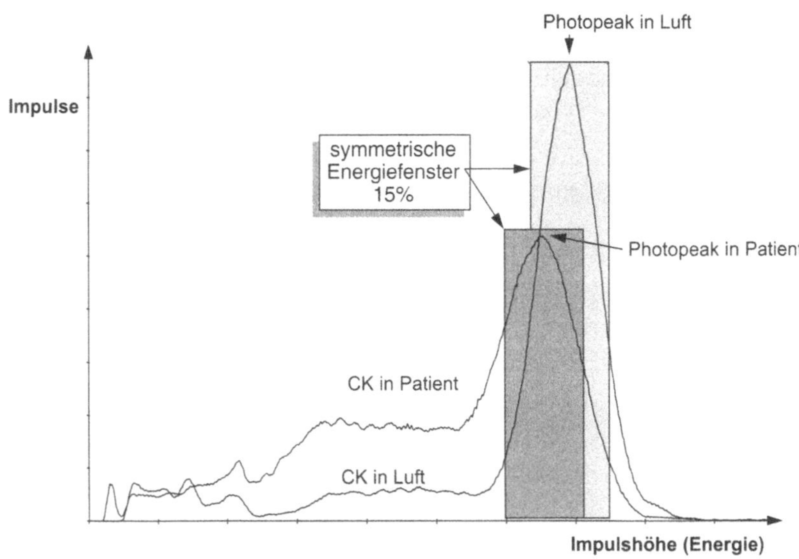

Abb. 3.6. Impulsspektrum eines Szintillationszählers. Die Höhe des Compton-Kontinuums (CK) hängt stark vom Streumedium ab. In einem dichten Streumedium (Patient) ist der Compton-Anteil höher als in Luft. Der Energieschwerpunkt des Photopeak verschiebt sich dadurch in Richtung kleinerer Energien.

Compton-Kontinuum

Es besteht überwiegend aus sekundären Streuquanten aus dem Patienten (dieser Anteil nimmt mit der Dicke des Patienten zu). Streustrahlung wirkt sich negativ auf den Bildkontrast aus und muss deshalb mit Hilfe des Impulshöhendiskriminators eliminiert werden.

3.1.10 Kollimatoren

Kollimatoren dienen der Richtungsanalyse einfallender Photonen an der Gamma-Kamera. Sie bestehen aus Öffnungen, die durch Wände (Septen) voneinander getrennt sind. Die Septen absorbieren quer einfallende Photonen.

Energieabhängigkeit

Wegen der unterschiedlichen Strahlungsenergien der in der Nuklearmedizin verwendeten Nuklide und der daraus resultierenden unterschiedlichen Durchdringungsfähigkeit der eingesetzten Gamma-Strahler muss die Septendicke mit ansteigender Gamma-Energie zunehmen (Tabelle 3.1).

Falls ein niederenergetischer Kollimator bei Gamma-Quanten mit hoher Energie angewandt wird, kommt es zur sog. *Septenpenetration*, d.h. Punkt-

Tabelle 3.1. Septendicke des Kollimators in Abhängigkeit von der Gamma-Energie.

Kollimator	Septendicke
▮ Hochenergiekollimator	3,4 mm
▮ Niederenergiekollimator	0,25 mm

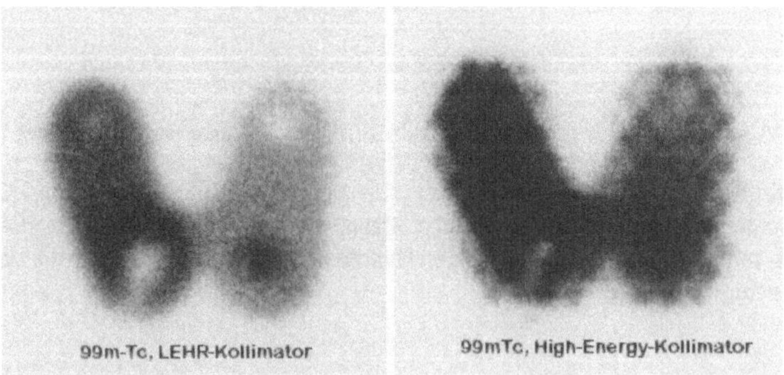

Abb. 3.7. Beispiel für eine falsche Kollimatorwahl: Unschärfe durch Septendarstellung des hochenergetischen Kollimators.

quellen werden sternförmig abgebildet. Umgekehrt kommt es bei Verwendung eines Hochenergiekollimators bei einem Nuklid mit niedriger Energie zur Abbildung der Kollimatorsepten (Abb. 3.7).

Man teilt die Kollimatoren nach der Energie ein in

- Low-energy-Kollimatoren bis 180 keV,
- Medium-energy-Kollimatoren bis 300 keV,
- High-energy-Kollimatoren bis 400 keV,
- Ultra-high-energy-Kollimatoren bis 511 keV.

Empfindlichkeit

Die Empfindlichkeit einer Gamma-Kamera hängt ab von

- dem Kollimator,
- dem NaJ-Kristall,
- der Breite des Energiefensters.

Die Empfindlichkeit wird definiert als das Verhältnis der Anzahl durchgelassener Photonen zur Anzahl einfallender Photonen.

Beim Kollimator ist die Empfindlichkeit abhängig von

- dem Durchmesser der Einzelbohrung,
- der Anzahl der Bohrungen,
- der Länge der Septen.

Mit Zunahme der Lochzahl und des Lochdurchmessers und abnehmender Septenlänge steigt die Empfindlichkeit.

In bestimmten Grenzen ist die Empfindlichkeit des Kollimators unabhängig vom Abstand zur Quelle, dies gilt speziell für Parallellochkollimatoren. Bei einem geringen Abstand der Quelle projiziert sich diese auf eine kleine Kollimatoroberfläche. Mit Vergrößerung des Quellenabstands vom Kollimator vergrößert sich auch die Zahl der durchlässigen Bohrungen, dadurch wird die Abnahme der Anzahl der Photonen, die durch *eine* Bohrung fliegen, kompensiert. Erst wenn die Abbildung der Quelle den Kollimatordurchmesser übertrifft, nimmt die Empfindlichkeit wieder ab.

Tabelle 3.2. Gegensätzliches Verhalten eines Kollimators in Bezug auf Empfindlichkeit und Ortsauflösungsvermögen.

	Empfindlichkeit gut	Ortsauflösung gut
Lochdurchmesser	groß	klein
Septenlänge	klein	groß

Ortsauflösungsvermögen eines Kollimators

Das Ortsauflösungsvermögen ist abhängig von
- dem Lochdurchmesser,
- der Septenlänge.

Je kleiner der Lochdurchmesser und je größer die Septenlänge ist, desto besser ist die Ortsauflösung. Das Verhältnis von Lochlänge zu Lochdurchmesser bezeichnet man auch als *Schachtverhältnis*.

Kollimatorarten

Nach Öffnungswinkel unterscheidet man Parallelloch-, konvergierende u. divergierende Kollimatoren.

Parallellochkollimatoren
- sind die am häufigsten verwendeten Kollimatoren,
- besitzen parallel ausgerichtete Bohrungen.

Konvergierende Kollimatoren
- vergrößern das abzubildende Objekt,
- verzerren das abgebildete Objekt,
- besitzen eine gute Ortsauflösung,
- wurden früher bei Szintigraphen (Scannern) eingesetzt.

Extrembeispiel eines konvergierenden Kollimators ist der *Pinhole-Kollimator.* Es handelt sich um einen Kollimator mit nur einer Bohrung, er beruht auf dem Prinzip der „Camera obscura“. Das Objekt wird umgekehrt und vergrößert abgebildet.

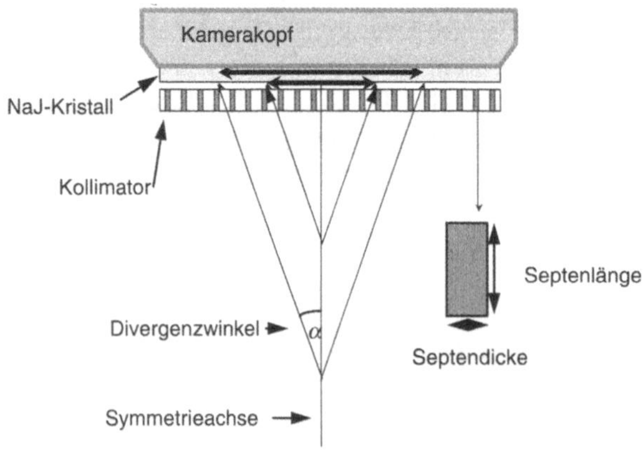

Abb. 3.8. Parallellochkollimator. Mit Zunahme des Abstands der Punktquelle vom Kollimator wird das abgebildete Objekt größer und die Auflösung schlechter. Durch die Geometrie des Kollimators ist der maximal mögliche Divergenzwinkel α vorgegeben.

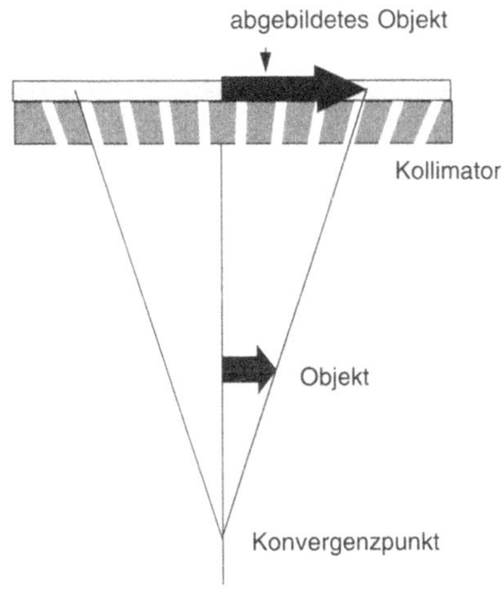

Abb. 3.9. Konvergierender Kollimator. Objekte werden vergrößert abgebildet, falls sie sich außerhalb der Symmetrieachse befinden, werden die Objekte verzerrt abgebildet.

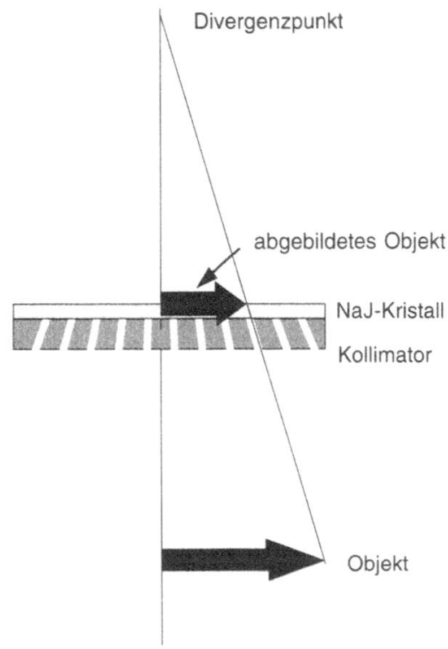

Abb. 3.10. Divergierender Kollimator. Objekte werden verkleinert und abhängig vom Objektabstand auch verzerrt abgebildet.

Divergierende Kollimatoren

- verkleinern das abzubildende Objekt,
- verzerren das abgebildete Objekt,
- werden heute nicht mehr verwendet.

3.1.11 Gamma-Kamera

Eine Gamma-Kamera ist ein Detektorsystem zur Messung der zeitlichen und räumlichen Aktivitätsverteilung im Patienten. Im Unterschied zum Scanner ist es möglich, einen größeren Objektbereich gleichzeitig zu erfassen.

Eine Gamma-Kamera ist nach dem schon 1958 beschriebenen Anger-Prinzip aufgebaut. Der Messkopf besteht aus einem Kollimator, einem großen Natriumjodidkristall, einem speziellen Lichtleitsystem und einer großen Anzahl von Photomultipliern (z. B. über 60 bei Großfeldkamerasystemen). Die vom Patienten emittierten Gamma-Quanten erzeugen im NaJ-Kristall Lichtblitze, die über die Photomultiplier in elektrische Impulse umgewandelt werden. Die Höhe des Ausgangssignals ist abhängig von der empfangenen Lichtmenge. Die Impulshöhe ist am höchsten am Entstehungsort des Lichtblitzes im Kristall und nimmt mit der Entfernung vom Absorptionsort ab. Über eine Widerstandsmatrix kann der Entstehungsort elektronisch adressiert werden (x- und y-Signal). Die Widerstandsmatrix kodiert den Entstehungsort und wichtet die Signale der beteiligten Photomultiplier. Gleichzeitig werden alle Ausgangssignale der einzelnen Photomultiplier aufsummiert und einem Impulshöhenanalysator zugeführt (Energiesummensignal). Das Energiesummensignal ist proportional zur Energie der absorbierten Gamma-Quanten. Liegt das Summensignal innerhalb eines zuvor eingestellten Energieintervalls, werden die entsprechenden x- und y-Signale der Widerstandsmatrix übernommen. Die analogen x- und y-Signale aus der Widerstandsmatrix werden durch einen Analog-Digital-

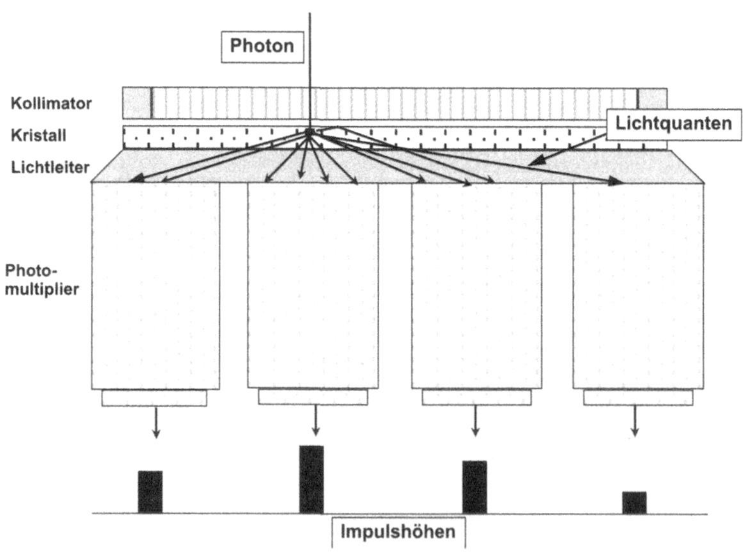

Abb. 3.11. Schematischer Aufbau einer Gamma-Kamera.

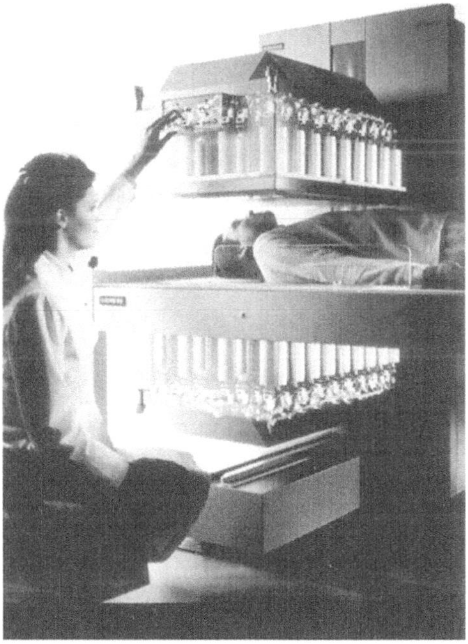

Abb. 3.12. Doppelkopfkamera (mit freundlicher Genehmigung der Fa. Siemens).

Wandler in digitale Zahlenpaare umgeformt, die digitale Speicheradresse. Der Inhalt der zugeordneten Speicherzelle wird um 1 erhöht. Jede Speicherzelle repräsentiert ein quadratisches Bildelement (Pixel). Die Summe der Impulse einer Speicherzelle (Impulszahl) korreliert mit der Aktivitätsmenge im entsprechenden Objektvolumenelement. Die Einzelsignale, die innerhalb einer bestimmten Messzeit innerhalb des definierten Energieintervalls akquiriert werden, ergeben das Szintigramm. Der Aufbau eines Bildes kann durch ein Persistance-Scope beobachtet werden. Der Impulszahl jedes Pixels wird ein bestimmter Farbwert zugeordnet. Das Bild wird aus den einzelnen Pixeln aufgebaut. Die Bildmatrix kann individuell gewählt werden. Üblich sind 64×64 bzw. 128×128 Pixel bei SPECT-Aufnahmen, 256×256 Pixel für Einzelaufnahmen und 256×1024 Pixel für Ganzkörperaufnahmen. Das vorläufige Bild im Arbeitsspeicher wird zur späteren Bearbeitung in den Massenspeicher (Festplatte, optische Platte) übertragen. Die endgültige Dokumentation geschieht in der Regel über einen Röntgenfilm oder einen Farbausdruck. Für Ganzkörperaufnahmen ist das Gesichtsfeld einer Gamma-Kamera zu klein, deshalb bewegt sich entweder die Kamera über den liegenden Patienten oder der Patient wird über den feststehenden Kamerakopf gefahren. SPECT-fähige Kameras sind mit rotierenden Kameraköpfen ausgestattet. Um den Abstand des Kamerakopfes zum Patienten während der Aufnahme möglichst gering zu halten, sind moderne Kameras mit Autokonturprogrammen ausgestattet, die es ermöglichen, den Kamerakopf entlang der Patientenkontur zu bewegen.

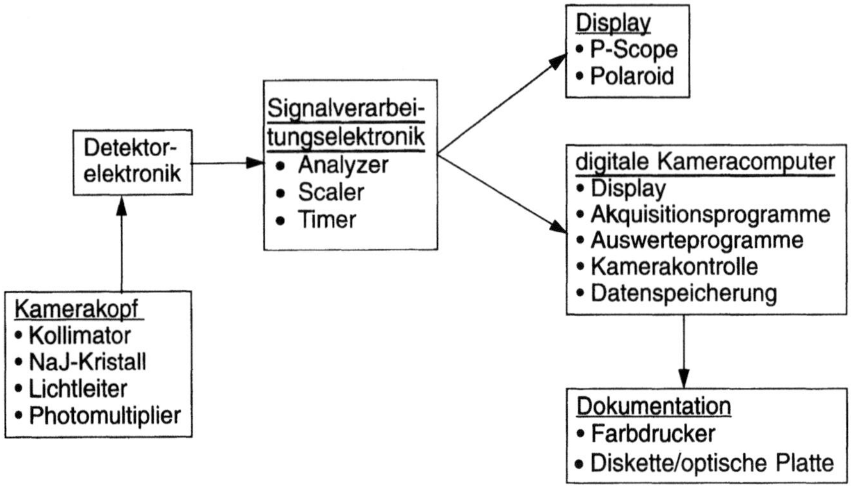

Abb. 3.13. Schematischer Aufbau eines Kamera-Aufnahme- und Auswertesystems.

3.1.12 Asymmetrische Fenster

Bei modernen Kameras ist es möglich, ein asymmetrisches Fenster einzustellen. Dies führt zur Kontrastverbesserung bei statischen Bildern, da weniger Compton-Anteil mitgemessen wird.

Falls man asymmetrische Fenster verwendet, sollte zusätzlich eine Kontrolle auf stabile Homogenität durchgeführt werden. Dies kann mit Hilfe einer statischen Aufnahme ohne Kollimator bei einer stark asymmetrischen Fensterlage geprüft werden.

3.1.13 Schichtbildverfahren

In der Nuklearmedizin lassen sich die Schichtbildverfahren gliedern in

- Schichtbildverfahren mit konventionellen Gamma-Strahlern (SPECT = Single-photon-Emissionscomputertomographie),
- Schichtbildverfahren mit Positronenstrahlern (PET = Positronenemissionstomographie).

Single-photon-Emissionscomputertomographie (SPECT)

SPECT ist eine spezielle nuklearmedizinische Technik zur Schichtbilddarstellung mittels Gamma-Strahlern. Dazu bewegt sich der Kamerakopf kreisförmig oder elliptisch um den Patienten. Es können bis zu 128 Bilder in einem Vollkreis oder einem Halbkreis akquiriert werden. Aus den Einzelprojektionen werden transversale, sagittale oder koronale Schnittbilder rekonstruiert.

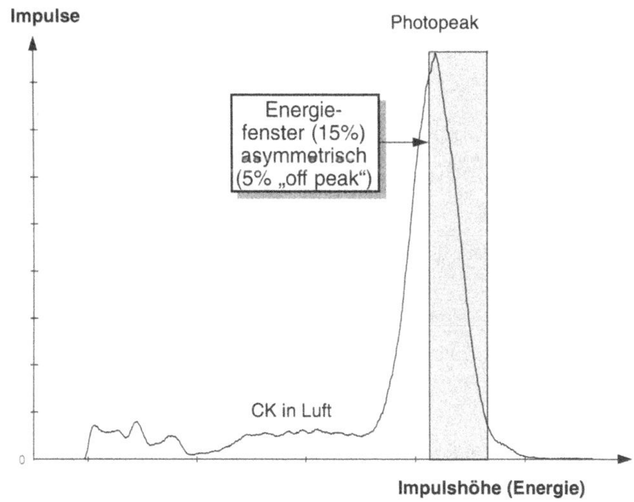

Abb. 3.14. Asymmetrische Energiefenstereinstellung. CK = Compton-Kontinuum.

Positronenemissionstomographie (PET)

Die Positronenemissionstomographie ist ein nuklearmedizinisches Verfahren zur Schichtbilddarstellung mittels Positronenstrahlern.

Zahlreiche biologisch wichtige Stoffwechselprozesse, wie der Glukose- oder der Fettstoffwechsel, können nur mit Positronenstrahlern dargestellt und quantifiziert werden. Positronen haben eine geringe Reichweite, deshalb können sie durch eine externe Messung nicht erfasst werden. Bei Kontakt mit einem Umgebungselektron wird die gesamte Masse des Positrons und des Elektrons in Energie umgewandelt. Es entsteht die sog. „Vernichtungsstrahlung". Diese wird im Winkel von 180° in Form von 2 Gamma-Quanten mit einer charakteristischen Energie von 2×511 keV emittiert. Der ganze Vorgang von der Emission des Positrons bis zur Vernichtung dauert ca. 10^{-10} s. Der Positronenzerfall wird durch Messung der Vernichtungsstrahlung mit Hilfe der Koinzidenzdetektoren nachgewiesen. Das gleichzeitige Auftreten zweier entgegengesetzt emittierter Gamma-Quanten dient dem Nachweis des Positronenzerfalls.

Für eine externe Messung ist nicht der Ort des Positronenzerfalls, sondern nur der Ort der Positronenvernichtung zugänglich. Der dadurch entstehende Fehler für die Zuordnung liegt in einer Größenordnung von ca. 1–2 mm für die Ortsbestimmung.

Grundlagen der Messtechnik

Für die Positronenemissionstomographie wird ein Paardetektor eingesetzt. Er besteht aus 2 gegenüberliegenden Gamma-Detektoren, die „in Koinzidenz" geschaltet werden. Das bedeutet, ein Ereignis wird nur dann gewertet, wenn beide Detektoren innerhalb kurzer Zeit (10^{-9} s) je ein Quant von

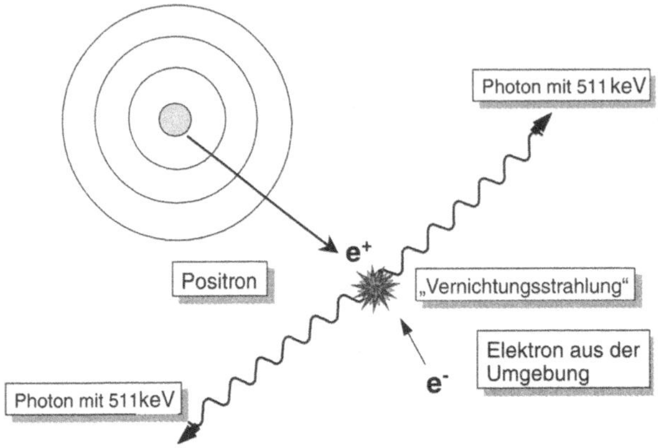

Abb. 3.15. Schema eines Positronenzerfalls.

jeweils 511 keV registrieren. Da Paardetektoren in Koinzidenz nur empfindlich für zwischen den beiden Detektoren auftretende Vernichtungsstrahlung sind, spricht man auch von elektronischer Kollimierung.

Aufbau eines Positronentomographen

In der Praxis sind zahlreiche kleine Detektoren in einer Ebene ringförmig angeordnet. Jeder einzelne Detektor im Ring ist nicht nur mit dem gegenüberliegenden Detektor, sondern fächerförmig mit vielen Detektoren in Koinzidenz geschaltet. Dadurch sind homogene Abbildungseigenschaften garantiert. Ganzkörpertomographen enthalten z.B. 512 Detektorkristalle von 6 mm Dicke, die ringförmig angeordnet sind. Der Detektorringdurchmesser beträgt ca. 1 m. Jeweils parallele Koinzidenzlinien werden zu Projektionen zusammengefasst. Aus den Projektionen wird die Aktivitätsverteilung in der Regel über Computer durch iterative Rekonstruktion errechnet. Die räumliche Auflösung von Positronentomographen beträgt ca. 5 mm. Die PET erlaubt eine quantitative Analyse der Aktivitätskonzentrationen sowohl bei Ganzkörperaufnahmen als auch bei Schnittbildern.

Anwendung

Hauptindikation der PET-Anwendung sind derzeit noch klinisch-experimentelle Forschungsvorhaben.

Beispiele für die PET-Anwendung:

- Bestimmung der Gehirnaktivität.
- Messung des Glukosetransports in Tumorzellen mit ^{18}FDG (=2-Deoxy-2-Fluoro-D-Glukose). Die Anreicherung von FDG zeigt die Glukoseaufnahme und indirekt den Glukoseverbrauch der aktiven Tumorzelle.
- FDG dient auch zur Darstellung von vitalem Herzmuskelgewebe. Der Herzmuskel erzeugt seine Energie unter normalen Voraussetzungen

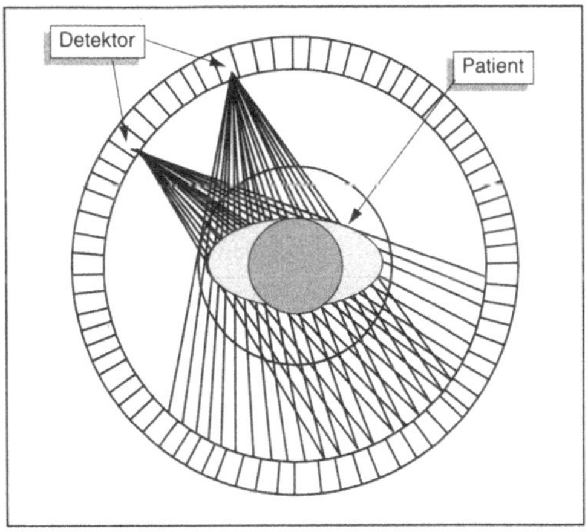

Abb. 3.16. Aufbau eines Ringpositronentomographen. Einringtomograph. Die in Koinzidenz geschalteten Detektoren sind durch Linien verbunden.

durch Verbrennung von Fettsäuren. Bei einer Mangeldurchblutung des Myokards schaltet es auf Glukose um. Die Glukoseaufnahme weist somit noch vitales Herzgewebe nach.

Durchführung

Voraussetzung für jede quantitative PET-Untersuchung ist die Leermessung der Ausgangsaktivität einer langlebigen Quelle (^{68}Ge/^{68}Ga). Mit der gleichen Quelle wird anschließend die Schwächung der Strahlung durch den Patienten gemessen (Transmissionsmessung). Zuletzt erfolgt nach der Injektion des Radiopharmakons die Emissionsmessung.

Die Messzeiten betragen 5–10 min, jeweils für Trans- und Emissionsmessungen. Appliziert werden Aktivitätsmengen zwischen ca. 200 MBq bei ^{18}FDG und ca. 2 GBq bei $H_2{}^{15}O$. Bei der Transmissionsmessung erhält man ca. 20 Mio. Impulse, bei der Emissionsmessung ca. 1 Mio. Ereignisse. Zwischen Transmissionsmessung und Emissionsmessung darf sich der Patient nicht mehr bewegen.

Tabelle 3.3. Übersicht über die wichtigsten verwendeten Radionuklide bei der PET-Szintigraphie.

Radionuklid	HWZ des Positronenzerfalls [min]	E_{max} des Beta$^+$-Zerfalls [keV]
^{18}F	110	633
^{15}O	2	1732
^{11}C	20	960
^{13}N	10	1199

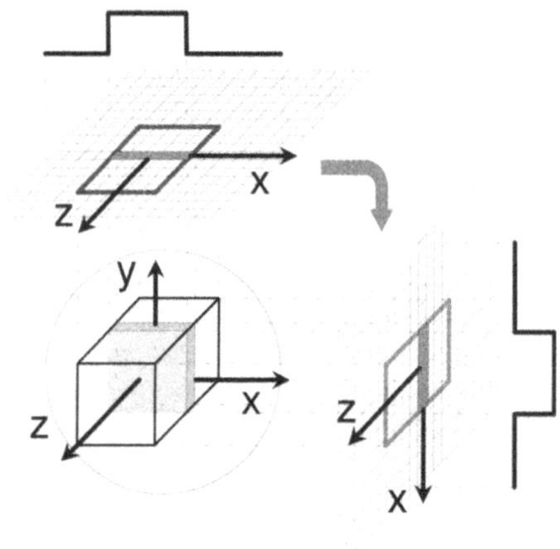

a Projektion einer 3-dimensionalen Aktivitätsquelle in eine Projektionsmatrix, abhängig vom Rotationswinkel der rotierenden Gamma-Kamera

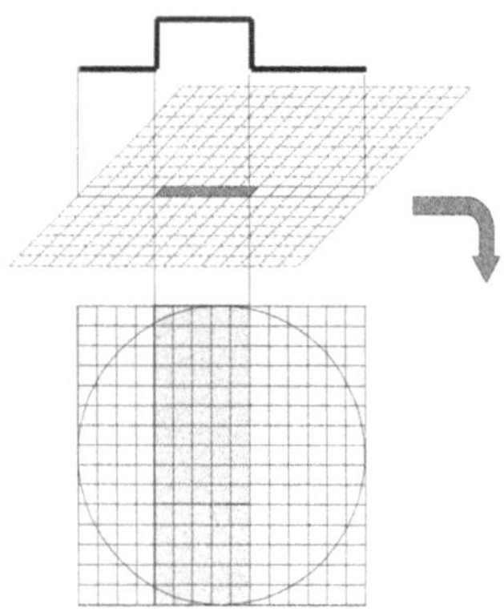

b gleichmäßige Rückprojektion der gemessenen Pixelinhalte auf die rekonstruierte Bildmatrix

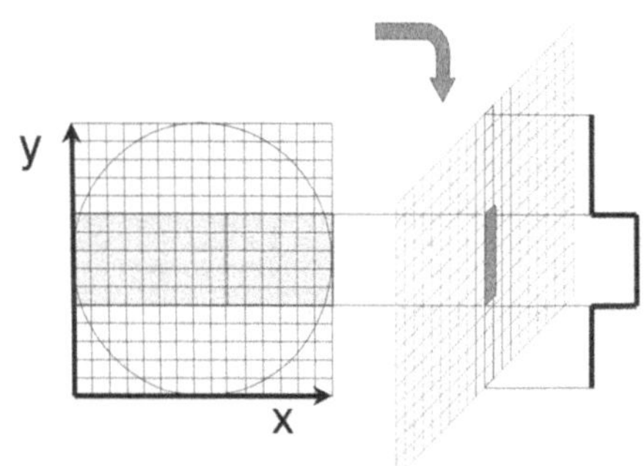

c aus allen Winkelpositionen entsteht jeweils ein Projektionsstrahl

d rekonstruiertes Objekt ohne Filterung **e** rekonstruiertes Bild nach Filterung

Abb. 3.17. Schema der gefilterten Rückprojektion.

Strahlenexposition

Die Strahlenexposition ist bei ^{18}FDG wegen der langen HWZ von ^{18}F am höchsten. Bei einer applizierten Dosis von 185 MBq beträgt die effektive Ganzkörperdosis 5 mSv. Im Vergleich dazu liegt die natürliche Strahlenbelastung in Deutschland bei ca. 2,2 mSv/Jahr.

Schichtbildrekonstruktionsverfahren

Gefilterte Rückprojektion

Das am meisten verwendete Verfahren zur Rekonstruktion eines Objekts aus seinen Projektionen ist die gefilterte Rückprojektion. Dabei werden die einzelnen Projektionen gleichmäßig auf die rekonstruierte Bildebene rückprojiziert (Abb. 3.17). Die Intensität einer Rückprojektionslinie ist proportional zur gemessenen Impulszahl des Messpunktes, d.h. der gemessene Pixelinhalt wird gleichmäßig auf alle Pixel in der rekonstruierten Bildebene, die in Richtung des Projektionsstrahls liegen, verteilt. Aus der additiven Überlagerung der Einzelprojektionen ergibt sich die Bildverteilung. Ein Maximum entsteht am Ort des Objekts. Am Objektrand kommt es durch die Rückprojektionslinien zu Artefakten, da fälschlicherweise durch die Rückprojektion Pixel in der rekonstruierten Matrix mit Impulsen belegt werden, die keinem Objekt entsprechen. Um diese Artefakte zu vermeiden, benötigt man eine Filterung, die die an den Objekträndern liegenden erhöhten Impulswerte aufhebt.

Rückprojektionsfilter

Im Vergleich zur planaren Szintigraphie ist bei der SPECT-Szintigraphie die statistische Genauigkeit pro Pixel deutlich schlechter. Ein Maß dafür ist der Signal-Rausch-Abstand. Zum Beispiel beträgt bei einer 64×64-Matrix das Signal-zu-Rausch-Verhältnis pro Pixel ein Achtel dessen einer planaren Szintigraphie gleicher Zählrate. Hauptursache ist das Rauschen. Darunter versteht man die statistischen Schwankungen der gemessenen Pixelinhalte, wie sie durch den radioaktiven Zerfall entstehen. Bei der Rekonstruktion der SPECT-Bilder werden zusätzlich kontinuierliche Werte durch den Abtastprozess in diskrete Werte umgewandelt (quantifiziert). Dies führt zur

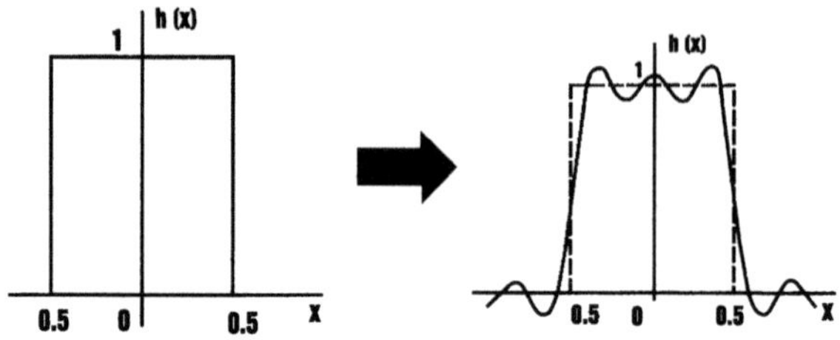

Abb. 3.18. Schematische Zerlegung eines eindimensionalen Aktivitätsprofils in eine Summe aus 7 Cosinus-Schwingungen.

Entstehung von sog. „Quantifizierungsrauschen". Das Rauschen würde ohne Filterung die Bilder teilweise uninterpretierbar machen. Der Anteil des Rauschens ist abhängig von der verwendeten Rekonstruktionsmatrix und den registrierten Zählraten. Bei Verringerung der Zählrate pro Pixel nimmt das Rauschen exponenziell zu.

Bei der SPECT-Rekonstruktion wird das gemessene eindimensionale Aktivitätsprofil in eine Summe verschiedener Einzelfrequenzen zerlegt. Dieses Vorgehen entspricht der Analyse von Klängen in der Akustik in Grund- und Obertöne. Stark vereinfacht gilt, dass große Objekte durch niedrige Frequenzen, kleine Objekte durch hohe Frequenzen repräsentiert werden. Somit enthalten bei der Rekonstruktion niedrige Frequenzen die wesentliche Bildinformation, die hohen Frequenzen repräsentieren v.a. Rauschen. Ein Rekonstruktionsfilter ist dadurch gekennzeichnet, dass er im Bereich niedriger Frequenzen linear ansteigt und im Bereich hoher Frequenzen im Bild die hohen Frequenzen unterdrückt bzw. dämpft. Die höchste ohne Informationsverlust darstellbare Frequenz wird *Nyquist-Frequenz* genannt. Ein Nachteil des Rekonstruktionsverfahrens ist, dass durch das Abschwächen der hohen Frequenzen gleichzeitig auch das Auflösungsvermögen und der Bildkontrast für kleine Objekte abnehmen. Die Wahl des Rekonstruktionsfilters geschieht bei der Auswertung. Grundsätzlich gibt es keinen idealen Filter, sondern die Wahl der Filterung ist abhängig von

- der Aktivitätsverteilung im rekonstruierten Bild,
- dem untersuchten Organ,
- der verwendeten Matrix,
- der akquirierten Zählrate.

Zur Rekonstruktion von Herzmuskel und Gehirn werden glättende Filter empfohlen. Bei der Rekonstruktion von Knochenstrukturen sind weniger glättende Filter für die Bildrekonstruktion vorteilhafter, um eine höhere Detailauflösung zu erhalten. Um Rekonstruktionsartefakte zu verringern, ist es außerdem ratsam, die Anzahl der Aufnahmewinkelschritte bei Organen in Randlagen, z. B. bei der Leber, von 64 auf 128 zu erhöhen.

Iterative Rekonstruktion

Bei der iterativen Rekonstruktion wird aus den gemessenen Aktivitätsprofilen die räumliche Aktivitätsverteilung geschätzt. Die einzelnen Projektionszeilen werden aus der Schätzung rückwärts berechnet. Das berechnete Bild wird immer wieder neu mit den gemessenen Aktivitätsprofilen verglichen, bis die Abweichungen zwischen gemessenen und errechneten Profilen minimal sind. Die Bildqualität ist bei den iterativen Verfahren besser als bei der gefilterten Rückprojektion. Ein Nachteil ist der hohe Rechenaufwand, der eine hohe Rechnerkapazität erfordert.

1. Anfangsannahme: Es wird eine erste Version des Schnittbildes angenommen, die glatt sein muss, typischerweise eine homogene Scheibe, die gerade noch in die Bildmatrix hineinpasst.
2. Projektion: Aus der ersten Annahme oder dem bis zu einer Iterationsstufe angenäherten Bild werden durch Projektion für alle Winkelrichtungen zugehörige Messwertprofile errechnet, gewissermaßen simuliert.
3. Vergleich und Korrektur: Die simulierten Messwerte werden mit den tatsächlichen verglichen und daraus werden für alle Pixel des Schnittbildes Korrekturen errechnet. Das so korrigierte Bild wird wieder in den obigen Projektionsprozess eingespeist, sodass es im Wechsel von Projektion einerseits und Vergleich und Korrektur andererseits zu einem nach den Kriterien der Korrektur immer besseren Bild kommt. Das so wiederholte Durchlaufen eines Algorithmus nennt man Iteration.

Die Beschleunigung der iterativen Rekonstruktion durch OSEM. Ursprünglich war das iterative Rekonstruktionsprinzip wegen der wiederholten Prozeduren durch hohe Rechenzeiten belastet. Mit zunehmender Rechnerleistung und mehr noch durch moderne beschleunigte Algorithmen vom Typ des OSEM („ordered subsets-expectation maximum“) wurde die iterative Rekonstruktion praxistaugliche Konkurrenz zur gefilterten Rückprojektion. Besonders hinter den beiden Zeichen OS = „ordered subsets“ verbirgt sich ein mächtiges Beschleunigungsprinzip: Berechnet man einen Korrekturschritt nicht aus allen Projektionswinkeln auf einmal, sondern verwendet z. B. eine Unterteilung von 128 Projektionen in 16 Untermengen („subsets“) zu je 8 äquidistanten Winkeln („ordered subsets“), so kann man jeweils eine Korrektur so durchführen, als gäbe es nur diese 8 Projektionen. Dann geht jede dieser Richtungen mit einem viel stärkeren Gewicht ein. Wendet man auf das Korrekturergebnis den nächsten der 16 „subsets“ an, dann wieder den nächsten usw., dann ist man nach einem Durchgang, bei dem jeder Winkel einmal verwendet wurde, sehr viel näher am „Endergebnis“ als wenn man eine einzige Korrektur mit 128 Winkeln durchgeführt hätte.

Eigenschaften

- Bewältigung hoher Kontraste: Bei einem kleinen, schwachen Herd neben einem großen, intensiven (Lymphknoten oder kleines, schwach speicherndes Tumorrezidiv neben einer „heißen“ Harnblase) zerstören bei der gefilterten Rückprojektion die Sternartefakte um die heiße Blase die

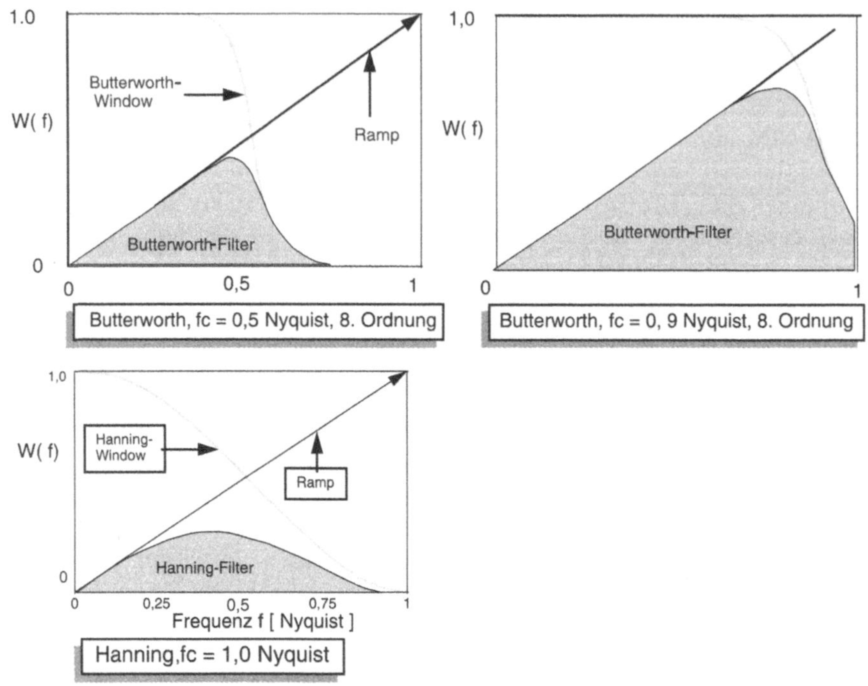

Abb. 3.19. Bild verschiedener Rückprojektionsfilter. Bei allen dargestellten Filtern wird der Rampenfilter durch Multiplikation im Frequenzbereich mit der Window-Funktion modifiziert, dadurch entsteht der endgültige Rekonstruktionsfilter. Die Ordnung des Filters gibt Auskunft über die Steilheit des Abfallens; je höher die Ordnung eines Filters, desto steiler der Abfall seiner Amplitude auf Null.

Erkennbarkeit schwacher Herde in der Nachbarschaft, während die iterative Rekonstruktion noch bewertbare Bilder liefert (alternativ kann das „Blasenproblem" auch durch Erhöhung des Harnflusses, z. B. durch Gabe von Lasix, gemildert werden).

Schönere (glatte) Bilder.

- Quantitative Eigenschaften: Für Löcher wird eine gute quantitative Annäherung erst nach vielen Iterationen erreicht. Ein Vorgehen, das schöne glatte Bilder liefert, braucht für die Errechnung der Intensität in eingeschlossenen kalten Läsionen (kalte Leberherde, leerer Innenraum im positiven Myokard) noch längst nicht geeignet zu sein.
- Flexibilität: Man kann Eigenschaften des Messprozesses, wie Schwächung, eine abstandsabhängige Auflösung oder Abweichungen von einem Datensatz kreisförmiger äquidistanter Projektionen, in die Projektion einbauen und so eine Schwächungskorrektur für SPECT, eine Auflösungsverbesserung oder die Bewältigung besonderer Aufnahmegeometrien erreichen.

3.2 Grundlagen der Datenverarbeitung

Der Einsatz von Computern in der Medizin hat im Laufe der Zeit zunehmend an Bedeutung gewonnen. Das Anwendungsspektrum reicht von der Steuerung einfacher Messgeräte bis zur Berechnung von tomographischen Bildern aus komplexen Messdaten. Im Mittelpunkt der nuklearmedizinischen Computeranwendung stehen die Aufnahme und Bearbeitung von szintigraphischen Bildern. Computer erlauben einen hohen Grad an Flexibilität bei der Auswahl von Methoden zur Bildaufnahme, -bearbeitung und -darstellung. Es ist darum notwendig, zu verstehen, in welchem Sinne die Messdaten (Bilder) von diesen Techniken beeinflusst werden.

3.2.1 Hardware

Ein typisches Rechnersystem umfasst neben der Zentraleinheit (CPU= „central processing unit“) mit Arbeitsspeicher auch Gerätegruppen für die Dateneingabe (Tastatur, Maus usw.), für die Datenausgabe (Bildschirm, Drucker) sowie für die Datenspeicherung (z.B. Festplatten, optische Platten). Alle diese Gerätekomponenten werden unter dem Begriff „Hardware“ zusammengefasst.

Zentraleinheit

Der Kern eines Computers ist die Zentraleinheit oder CPU. Die CPU für nuklearmedizinische Rechner und andere Kleinrechner besteht aus einem Mikroprozessor. Die Leistungsfähigkeit eines Computers wird im Wesentlichen von der Art des Mikroprozessors bestimmt. Der Mikroprozessor steuert Eingabe-/Ausgabeoperationen, liest und speichert Daten im Arbeitsspeicher und führt arithmetische Berechnungen durch.

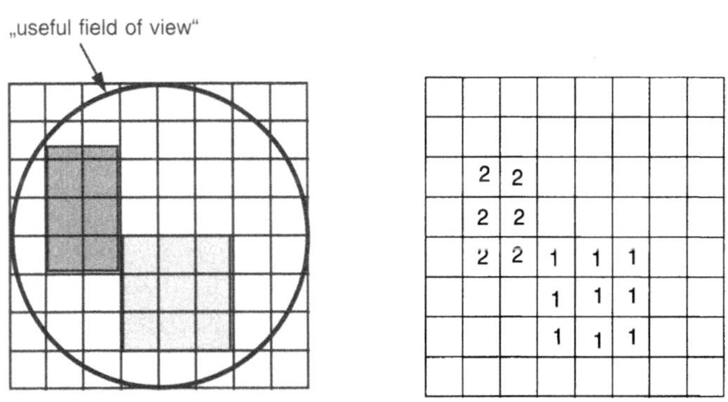

Abb. 3.20. Schema der Digitalisierung zweier Objekte.

Arbeitsspeicher

Eng verbunden mit der Zentraleinheit ist der Arbeitsspeicher. Der Arbeitsspeicher heißt auch Hauptspeicher oder RAM (von „random access memory“ = Speicher mit wahlfreiem Zugriff). Der Arbeitsspeicher ist in diskrete Speicherplätze aufgeteilt, in die nummerische Daten geschrieben und von dort wieder abgerufen werden können. Im Arbeitsspeicher können digitalisierte Bilder, Programme oder andere Daten temporär gespeichert werden. Beim Ausschalten des Rechners gehen alle Daten, die sich momentan im Arbeitsspeicher befinden, allerdings verloren.

Massenspeicher

Die Festplatte („harddisk“) ist das gängige Speichermedium zum dauerhaften Aufbewahren großer Datenmengen. Festplatten lassen sich nach dem Löschen wieder beschreiben.

„Interface"

Der Anschluss der Kamera an den Digitalrechner erfolgt über ein „Interface“. Dies ist eine elektronische Schnittstelle, die die Kameradaten in computergerechter Form aufbereitet. Zentraler Baustein des „Interface“ ist der Analog-Digital-Wandler (A-D-Wandler), der die Aufgabe hat, die analogen Adressensignale der Kamera in nummerische Daten zu konvertieren. Zusätzliche Schnittstellen dienen bei modernen Systemen der Kommunikation zwischen Kamera und Rechner, wie sie z. B. für die Steuerung der Detektorbewegung bei SPECT-Untersuchungen erforderlich ist oder zur Vernetzung von Rechnern untereinander.

Gamma-Kameras der neuesten Generation arbeiten echt digital, d. h. jedes Signal der Photomultiplier wird digitalisiert und danach ausschließlich digital weiterverarbeitet.

Waren die Rechner bisher mehr oder weniger Eigenentwicklungen der Kamerahersteller, so ist in neuerer Zeit ein Trend dahingehend festzustellen, dass immer häufiger leistungsfähige Rechner, die auf Industriestandards, wie z. B. Apple Macintosh, IBM-PC oder UNIX-Workstation, basieren, Verwendung finden.

3.2.2 „Software"

Ein Programm ist eine Liste von Anweisungen, die der Computer selbstständig schrittweise abarbeiten kann. Die Programme, die auf einem Computer ablaufen können, werden auch als „software“ bezeichnet. Man kann die „software“ in 2 Gruppen einteilen: Die Systemsoftware (Betriebssystem) besteht aus Programmen, die für den Betrieb des Computers notwendig sind und die unmittelbar nach Einschalten des Computers gestartet werden. Unter Anwendungssoftware versteht man alle Programme für nutzerspezifische Aufgaben.

Nuklearmedizinische Anwendungssoftware zur Akquisitionssteuerung und Bildbearbeitung wird in der Regel von den Kameraherstellern geliefert. Darüber hinaus besteht für den Anwender auch die Möglichkeit, eigene Programme zu entwickeln. Voraussetzung hierfür ist jedoch die Kenntnis einer Programmiersprache (BASIC, Fortran, Pascal usw.). Um auch „Nicht-Programmierer" in die Lage zu versetzen, immer wiederkehrende Arbeitsabläufe etwas zu automatisieren, enthalten die Softwarepakete der Hersteller auch sog. Makrosprachen. Mit Hilfe dieser Makrosprachen können z.B. mehrere Arbeitsschritte in kleinen Routinen zusammengefasst werden, die dann auf Tastendruck ablaufen.

3.2.3 Datenerfassung/Akquisition

Digitalisierung/Bildmatrix

Ein digitales Bild setzt sich aus einem Gitter von rechteckigen oder quadratischen Rasterflächenstücken zusammen, wobei jeder Rasterfläche eindeutig eine Zahl zugeordnet ist. Das digitale Bild kann somit als ein 2-dimensionales Zahlenmuster interpretiert werden. Diese rechteckige Anordnung der Bildelemente wird auch als Bildmatrix bezeichnet. Die Bildelemente selbst nennt man Pixel, ein aus den englischen Begriffen „picture" und „element" gebildetes Kunstwort. Die Position eines Pixels wird durch Angabe von Spalte und Zeile bestimmt.

Im digitalen nuklearmedizinischen Bild korrespondiert jedes Pixel der Bildmatrix mit einem entsprechenden Flächenstück aus dem Sichtfeld der Kamera. Die Anzahl der in diesem Bereich registrierten Gamma-Quanten wird als Zahlenwert im zugehörigen Pixel gespeichert. Die Umwandlung der analogen Ortsinformation in ein Zahlenpaar zur Adressierung eines Pixels in der Bildmatrix heißt Digitalisierung.

Im Arbeitsspeicher des Computers ist für jedes Pixel eine Speicherstelle reserviert, die den Pixelinhalt aufnehmen kann. Je nach Breite des Speicherplatzes – man spricht auch von Speichertiefe – können unterschiedlich große Zahlen abgelegt werden. In einer Speicherzelle, die 8 Bit oder 1 Byte breit ist, können die Zahlen von 0–255 gespeichert werden. Eine doppelt so große Speicherzelle, die auch als „word" bezeichnet wird und 2 Byte umfasst, kann max. die Zahl 65535 enthalten. Daraus folgt, dass die größte Impulszahl, die in einem einzelnen Pixel eingezählt werden kann, durch diesen Wert begrenzt ist. Entsprechend der Aufteilung der Speichertiefe in Byte und „word" gibt es bei der Aufnahme 2 Modi: Bytemode und Wordmode. Da im Bytemode der maximale Pixelinhalt 255 nicht überschreiten kann, kann es bei der Abbildung von kleinen Objekten, die hohe Konzentrationen von Aktivität enthalten, zu Problemen kommen. In diesem Fall werden nämlich in einem kleinen Bereich, der nur relativ wenige Pixel enthält, viele Impulse registriert, und die Speichergrenze von 255 Impulsen ist dann schnell erreicht. Man spricht dann von Überlauf oder Overflow. Die Aufnahmeparameter sind vor Beginn der Untersuchung so einzustellen, dass kein Überlauf auftreten kann.

Digitale Auflösung

Bevor die Aufnahme eines digitalen Bildes gestartet werden kann, muss der Anwender eine geeignete Matrixgröße auswählen. Die Matrixgröße und die Größe des Sichtfeldes der Gamma-Kamera bestimmen zusammen die digitale Auflösung. Ein Bild, das z.B. aus einer Matrix mit 64×64 Pixeln besteht, repräsentiert unterschiedliche digitale Auflösungen für Kameras mit unterschiedlich großem Sichtfeld. Die digitale Auflösung wird für beide Koordinatenrichtungen in Pixel pro cm gemessen.

Ein 64×64-Bild besteht aus 4096 Pixeln und belegt daher im Bytemode 4096 Byte oder 4 KByte. Ein 128×128-Bild, das sich aus 16384 Pixeln zusammensetzt, benötigt den 4fachen Speicherplatz, nämlich 16 KByte. Um Speicherplatz zu sparen, sollte die Aufnahmematrix daher nicht größer gewählt werden als unbedingt notwendig. Oft muss ein Kompromiss zwischen guter räumlicher Auflösung und hoher Zählstatistik eingegangen werden. Für eine gegebene integrale Impulszahl führt eine Vergrößerung der digitalen Auflösung zu einer Verminderung der Impulse für jedes einzelne Pixel.

Bei der Bestimmung der Akquisitionsmatrix muss das räumliche Auflösungsvermögen der Kamera-Kollimator-Kombination beachtet werden. Die Auflösung gibt den minimalen Abstand an, den 2 Punktquellen voneinander haben können, um noch getrennt dargestellt zu werden. Um einen Verlust an Auflösung durch den Digitalisierungsprozess zu vermeiden, muss dieser Abstand (nach dem Abtasttheorem) von mindestens 2 Pixeln überdeckt werden. Für eine Gamma-Kamera mit einer räumlichen Auflösung von 1,2 cm (unter Einbeziehung von Streuung und Objektabstand) bedeutet dies eine digitale Auflösung von 1,6 Pixel/cm. Beträgt das Sichtfeld 38 cm im Durchmesser, folgt hieraus als adäquate Akquisitionsmatrix eine 64×64-Matrix. Eine größere Matrix liefert in diesem Fall keinen Informationsgewinn, belegt aber mehr Arbeitsspeicher und Speicherplatz bei der Langzeitarchivierung und führt zu einer Verschlechterung der Zählstatistik für jedes Pixel.

Analoger „Zoom"

Eine Verbesserung der digitalen Auflösung ohne Veränderung der Matrixgröße wird durch die Funktion des Analogzoom erreicht. Der Analogzoom wird vor Beginn der Aufnahme eingestellt und bewirkt eine Vergrößerung eines kleinen Teils des Bildes. Dadurch wird allerdings das effektive Sichtfeld der Kamera verkleinert, was bei kleinen Organen aber akzeptabel ist. Der Analogzoom wird normalerweise als Faktor angegeben, mit dem die beiden Achsen des Bildes multipliziert werden. Ein Zoomfak-

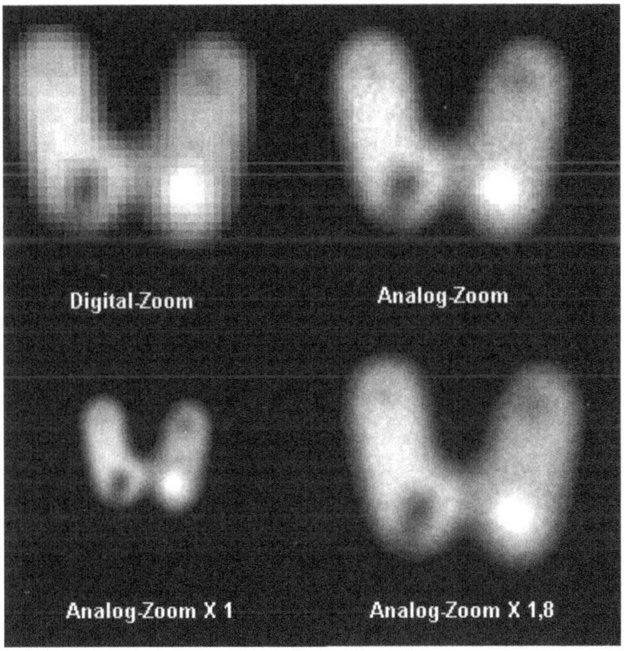

Abb. 3.21. Vergleich von analogem und digitalem Zoom.

tor von 2 und eine 64×64-Matrix ergeben die gleiche digitale Auflösung wie eine 128×128-Matrix.

Statische Aufnahmen

Bei nuklearmedizinischen Untersuchungen, bei denen die zeitliche Änderung der Aktivitätsverteilung keine große Rolle spielt, werden statische Aufnahmen (Einzelbilder) angefertigt. Nachdem der Anwender eine geeignete digitale Auflösung (Matrixgröße und Analogzoom) gewählt hat, stellt der Rechner im Arbeitsspeicher Platz für diese Matrix zur Verfügung. Nach Start der Akquisition werden die Pixelinhalte entsprechend den registrierten Ereignissen hochgezählt. Der Computer oder die Kamera beenden die Akquisition, wenn die voreingestellte Zeit oder die gewählte Gesamtimpulszahl erreicht wird.

Das Sortieren der Kameradaten in eine Bildmatrix („frame") wird als „framing" der Daten bezeichnet.

Dynamische Aufnahmen

Um den zeitlichen Verlauf einer Organaktivität zu erfassen, ist es erforderlich, eine Folge von Bildern nacheinander aufzunehmen. Dazu muss man die Aufnahmedauer für die einzelnen Bilder und die Anzahl der Bilder angeben.

3.2.4 Bildbearbeitung und -darstellung

Der Vorteil digitalisierter Bilder liegt in der Möglichkeit der nachträglichen Bildbearbeitung. Die Bildbearbeitung dient der Verbesserung des visuellen Erscheinungsbildes und damit der klinischen Beurteilbarkeit. Zusätzlich können quantitative Informationen aus den Bildern gewonnen werden. Es besteht aber auch die Gefahr, dass durch das Erzeugen von vielen unterschiedlichen Bildern aus ein und derselben Grunddatenmenge die Interpretation des Untersuchungsergebnisses eher wieder erschwert wird.

Skalierung („Scaling")

Bei der Darstellung digitaler Bilder auf einem Computerbildschirm besteht ein definierter Zusammenhang zwischen Pixelinhalt und Intensität der Helligkeit. Im einfachsten Fall einer linearen Beziehung ist die Helligkeit eines angezeigten Pixels direkt proportional zur Anzahl der Zählimpulse im Pixel. Das Pixel mit dem größten Impulsinhalt wird mit der maximalen Helligkeit (z. B. weiß) und das Pixel mit dem kleinsten Impulsinhalt mit der minimalen Helligkeit (z. B. schwarz) dargestellt. Pixel mit dazwischen liegenden Werten werden mit entsprechenden Grauabstufungen angezeigt. Die Zuordnung von Pixelinhalten zu den darstellbaren Grauwerten wird als Skalierung bezeichnet. Für die Darstellung nuklearmedizinischer Bilder werden 256 unterschiedliche Grauwerte als ausreichend erachtet. Neben der monochromen Abbildung von Pixelinhalten ist auch eine farbige Darstellung möglich. Die Farbe auf dem Bildschirm wird durch eine Mischung der 3 Farbsignale für Rot, Grün und Blau (RGB-Signale) erzeugt.

Schwellwert („Threshold")

Um die Bereiche eines Bildes, die von diagnostischem Interesse sind, hervorzuheben, kann man alle Pixel mit Inhalten kleiner als einem gewählten Wert auf Null setzen. Das Setzen eines Schwellwertes verbessert den Bildkontrast nicht.

Oft ist es bei der Betrachtung eines Organs wünschenswert, den Beitrag an Impulsen, der vom umliegenden Gewebe herrührt, zu vermindern. Unter der Annahme, dass der Untergrund überall im Bild konstant ist, wird dieser Wert von allen Pixeln im Bild abgezogen. Die Untergrundsubtraktion verstärkt den Bildkontrast und bringt die Organkonturen besser zur Darstellung.

Manchmal enthält ein Bild sowohl Bereiche mit hohen Impulszahlen, die klinisch bedeutsame Informationen enthalten, als auch Bereiche mit geringen Impulszahlen, die aber ebenfalls klinisch bedeutsame Informationen enthalten. Bei der üblichen linearen Zuordnung von Pixelinhalt zu Helligkeit kann es vorkommen, dass Details in einem der beiden oder in beiden Bereichen verloren gehen. Um klinische Strukturen in beiden Bereichen in einem Bild simultan darzustellen, wählt man eine logarithmische Grauwertskala.

Glättung („Smoothing")

Jedes nuklearmedizinische Bild enthält neben der eigentlichen Information auch Rauschen, das auf statistische Schwankungen der einzelnen Pixelinhalte zurückzuführen ist. Sind diese Fluktuationen groß, wie z. B. bei Bildern mit wenigen Impulsen pro Pixel, dann kann die klinische Auswertbarkeit eines Bildes beeinträchtigt sein. Die beste Methode zur Verminderung der Bildunruhe besteht darin, mehr Impulse einzuzählen. Ist dies nicht möglich, so kann mit einer Bildbearbeitungsoperation, die als Glättung bezeichnet wird, versucht werden, eine Verbesserung der Bilddarstellung zu erreichen. Durch die Glättung des Bildes wird das statistische Rauschen durch Mittelwertbildung zwischen benachbarten Pixeln reduziert, allerdings auf Kosten der räumlichen Auflösung. Das Glätten eines Bildes dient im Wesentlichen der qualitativen visuellen Beurteilung. Quantitative Auswertungen sollten daher nur mit Originaldaten durchgeführt werden. Das Glätten von Bildern mit einer großen Zahl von Impulsen pro Pixel führt kaum zu einer Verbesserung der visuellen Darstellung, aber zu der erwähnten Verschlechterung der Ortsauflösung. Die Ränder von Organen werden verschmiert.

„Region-of-Interest"-Technik

Die quantitative Auswertung von Szintigrammen erfolgt mit der „region-of-interest"-Technik. Die „region of interest" (ROI) ist ein am Bildschirm markierter Bildbereich. Die ROI kann in beliebiger Form im Bild eingezeichnet werden (Maus, Tastatur). Bei statischen Szintigrammen können die Impulsinhalte verschiedener ROI miteinander verglichen werden. Die Impulsinhalte innerhalb der ROI entsprechen der Aktivitätsanreicherung zum Zeitpunkt der Aufnahme.

Bei dynamischen Studien ist die zeitliche Änderung der Impulszahlen in einem Organ (z. B. Niere) von Interesse. Wird das betreffende Organ als ROI markiert, dann kann der Rechner die ROI-Inhalte für jedes Bild gegen die Bildnummer auftragen. Jede Bildnummer repräsentiert ein bestimmtes Zeitintervall und man erhält eine Funktionskurve. Auf diese Funktionskurven können im Rahmen der weiteren Auswertung (wie bei Bildern) alle arithmetischen Operationen, wie Addition, Subtraktion, Multiplikation (Glättung) usw., angewendet werden.

4 Radiopharmakologie

U. REINEL

4.1 Radionuklide

Es wird unterteilt in:
- natürliche Radionuklide,
- Reaktorradionuklide,
- Zyklotronradionuklide,
- Generatorradionuklide.

4.1.1 Natürliche Radionuklide

Die natürliche Strahlenexposition entstammt dem Weltall (kosmische Strahlung), andererseits terrestrische Strahlung aus den Zerfallsvorgängen der in der Erde natürlich vorkommenden Radionuklide. Diese sind meistens Spaltprodukte aus 3 Zerfallsreihen: ^{238}Uran, ^{235}Uran und ^{232}Thorium. Aus ^{238}Uran entsteht u.a. das von Frau Curie entdeckte ^{226}Radium. Den größten Anteil an der natürlichen Strahlenexposition haben ^{40}Kalium, ^{226}Radium, ^{222}Radon und ^{220}Radon, welche aus zahlreichen natürlichen Gesteinen entstehen. Sie kommen u.a. auch in Baumaterialien vor. Die Toxizität für den Organismus beruht bei ^{40}Kalium auf dem Einbau in die Muskelzellen, bei ^{226}Radium, ^{222}Radon und ^{220}Radon wird die Toxizität durch Zerfallsprodukte, z.B. ^{218}Pulonium und ^{214}Wismut, hervorgerufen, die sich im bronchoalveolären System der Lunge anreichern und ihrerseits durch Alpha-Strahlung die benachbarten Zellen schädigen können.

4.1.2 Reaktorradionuklide

Der Kernreaktor ist eine Neutronenquelle. Viele künstliche Radionuklide werden durch Beschuss von langsamen Neutronen erzeugt, z.B.

^{50}Cr (n, gamma) ^{51}Cr	^{98}Mo(n, gamma) ^{99}Mo

Radionuklide können auch durch Verwendung von schnellen Neutronen entstehen. Dieser (n,p) Prozess ist mit einer Änderung der Ordnungszahl verbunden. Die Neutronenzahl wird bei beiden Kernreaktionen größer. Bei dieser Kernreaktion entstehen Beta$^-$-Strahler (Neutronenüberschuss), z. B.

^{32}S (n, p) ^{32}P	^{59}Co (n, p) ^{59}Fe

Außerdem können durch Bestrahlung mit Neutronen auch künstliche Spaltprodukte einer Kernreaktion gewonnen werden, z. B.

^{235}U (n, f) ^{131}I	^{235}U (n, f) ^{99}Mo

4.1.3 Zyklotronradionuklide

Das Zyklotron ist ein Teilchenbeschleuniger, in dem geladene Teilchen immer wieder ein elektrisches Beschleunigungsfeld durchlaufen, während sie sich spiralenförmig von der Quelle im Zentrum nach außen bewegen. Die Teilchen werden dabei von einem starken Magneten in der Spiralebene gehalten. Im Zyklotron werden Teilchen beschleunigt. Die Protonen, Deutronen und Alpha-Teilchen werden auf die erforderliche Energie gebracht, die notwendig ist, um eine Kernreaktion auszulösen. Hierbei kommt es zur Änderung der Ordnungszahl. Es entstehen Kerne mit Protonenüberschuss, die durch Positronenzerfall oder durch Elektroneneinfang zerfallen. Die Zyklotronradionuklide besitzen den Vorteil der kurzen Halbwertszeit. Die Strahlenbelastung der Patienten ist niedrig, außerdem kann man die Untersuchungen schnell wiederholen.

4.1.4 Generatorradionuklide

Beim Generatorsystem werden kurzlebige Radionuklide erhalten. Die geringe Halbwertszeit hat den Vorteil, dass die Strahlenbelastung für den Patienten und das Personal gering ist. Die Radionuklide sind kostengünstig und immer verfügbar.

Tabelle 4.1. Beispiele für Zyklotronradionuklide.

Produktion	Phys. HWZ	Strahlung
^{10}B (d,n) ^{13}N	20,3 min	Beta$^+$
^{12}C (d,n) ^{13}N	9,9 min	Beta$^+$
^{121}Sb (d,n) ^{123}I	13,3 h	Gamma, EC

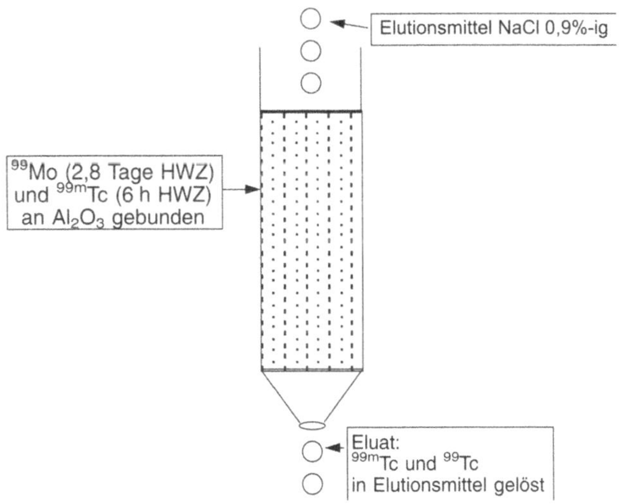

Abb. 4.1. Schema eines ^{99}Mo-/^{99m}Tc-Generators.

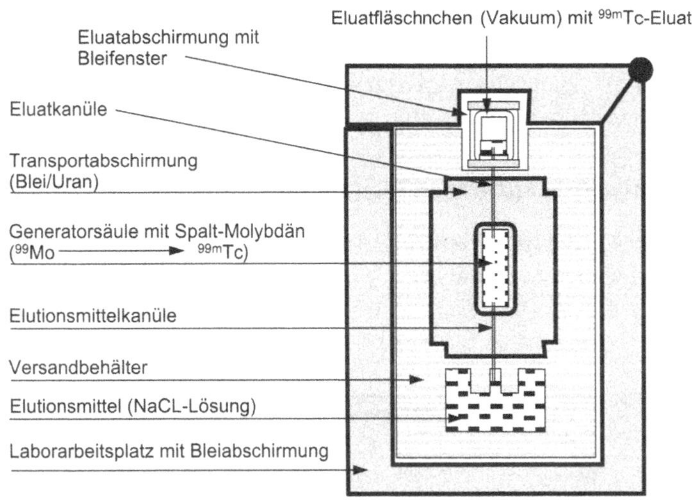

Abb. 4.2. Aufbau eines Molybdän-Technetium-Generators. Prinzip: Das Mutternuklid ist fest an das Ionenaustauschermaterial adsorbiert. Durch den Zerfall des Mutternuklids entsteht das Tochternuklid. Dieses wird mit einem geeigneten Lösungsmittel abgetrennt. Am unteren Ende der Generatorsäule befindet sich ein Filter, der das Mitreißen des Adsorbens verhindert. Von einem Durchbruch spricht man, wenn das Mutternuklid in das Eluat gelangt. Gleichzeitig ist dies verbunden mit einer erhöhten Strahlenbelastung für den Patienten. Um dies auszuschließen, muss regelmäßig eine Qualitätskontrolle vorgenommen werden (s. Kap. 4.2.4, „Qualitätskontrolle").

Tabelle 4.2. Beispiele für Generatorradionuklide.

Mutternuklid	HWZ	Tochternuklid	HWZ
^{99}Mo	2,8 Tage	^{99m}Tc	6,0 h
^{81}Rb	4,7 Tage	^{81m}Kr	13,0 s

Elutionsausbeute, radioaktives Gleichgewicht

Der Generator kann theoretisch immer eluiert werden. Zwischen den einzelnen Elutionen benötigt der Generator jedoch Zeit, um neues Tochternuklid zu bilden. Vom radioaktiven Gleichgewicht spricht man, wenn das Verhältnis der Zahl der Atomkerne des Tochternuklids zur Zahl der Atomkerne des Mutternuklids konstant ist. Die Zeit bis zum Erreichen des radioaktiven Gleichgewichts ist durch die kürzere der beiden Halbwertszeiten bestimmt. Beim ^{99}Mo-/^{99m}Tc-Generator ist die Halbwertszeit des Mutternuklids größer als die des Tochternuklids, der Zerfall der Mutter muss deshalb berücksichtigt werden. Es handelt sich um ein sog. transientes oder fortschreitendes Gleichgewicht. Aus Abb. 4.3 geht hervor, dass die maximale Aktivität des Tochternuklids nach 23 h erreicht wird (optimaler Zeitpunkt zur Elution). Im Bedarfsfall sollte frühestens ein erneutes Eluieren nach 3–4 h erfolgen. Die Aktivität des Mutternuklids nimmt mit der Halbwertszeit des Mutternuklids ab.

Aktivitätskonzentration

Unter Aktivitätskonzentration C_A versteht man die in einer Volumeneinheit V enthaltene Aktivität A.

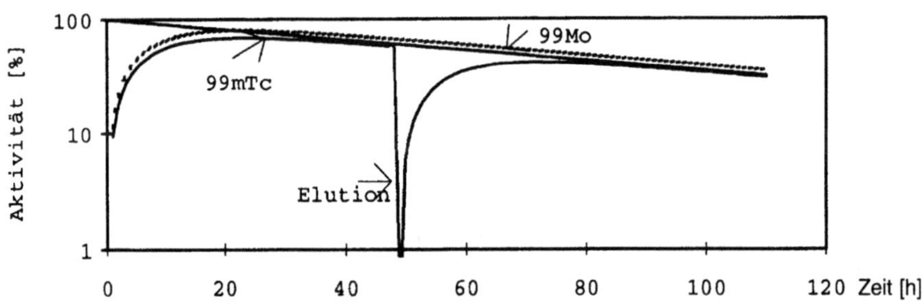

Abb. 4.3. Zeitaktivitätskurve eines ^{99}Mo-/^{99m}Tc-Generators ($Lambda_{99Mo} > Lambda_{99mTc}$). Die Abbildung zeigt den Aufbau und das transiente Gleichgewicht von ^{99m}Tc und ^{99}Mo. Die gepunktete Linie entspricht der hypothetischen ^{99m}Tc-Aktivität bei einem 100%igen Zerfall, dann könnte die Tochteraktivität die Aktivität der Muttersubstanz um ca. 11% übersteigen, anstatt des 87%-Übergangs in Realität. Die maximale Aktivität des Tochternuklids wird nach 23 h erreicht, bei fehlender Elution kann die Aktivität der Muttersubstanz nahezu erreicht werden.

$$C_A = \frac{A}{V}$$

Spezifische Aktivität

Die spezifische Aktivität a eines Radionuklids ist der Quotient aus der in einer Menge der Masse m enthaltenen Aktivität A und der Masse m.

$$a = \frac{A}{m}$$

4.2 Radiopharmazeutika

Radiopharmazeutika sind radioaktive Arzneimittel. Es sind Zubereitungen, die ein Radionuklid enthalten.

4.2.1 Herstellung von Radiopharmazeutika

Markierungsprinzipien sind:
- Austauschmarkierungen,
- chemische Synthese,
- Biosynthese,
- Fremdmarkierung.

Austauschmarkierung

Bei der Austauschmarkierung wird ein Atom einer fertigen Verbindung durch ein radioaktives Isotop ausgetauscht.

Die Markierung hängt von folgenden Reaktionsbedingungen ab:
- Temperatur,
- Katalysator,
- Lösungsmittel,
- pH-Wert.

Das Radionuklid wird trägerfrei und die inaktive Verbindung in messbaren Mengen eingesetzt. So können viele markierte Jodverbindungen hergestellt werden, z.B.

$$^{123}\mathrm{I} - \mathrm{OIH}$$

Chemische Synthese

Bei der chemischen Synthese werden die Verbindungen aus kleinen radioaktiven Molekülen hergestellt.

Biosynthese

Das Radionuklid wird einem Kulturmedium zugesetzt. Über den Stoffwechselprozess des Mikroorganismus gelangt die radioaktive Substanz in die Metabolite, die dann chemisch isoliert werden:

- ^{57}Co-Vitamin B_{12} kann mittels Bakterienkulturen und
- ^{75}Se-Selen-Methionin aus Hefekulturen gewonnen werden.

Fremdmarkierung

Ein Radionuklid wird in eine Verbindung eingebaut. Hierbei entstehen Komplexverbindungen. In der Nuklearmedizin werden viele ^{99m}Tc-markierte Radiopharmazeutika als Komplexverbindungen verwendet. Die meisten Tc-Markierungskits beruhen auf dem Prinzip der Reduzierung von 7-wertigem Technetium auf 4-wertiges Technetium durch Zinn(II)-Verbindungen.

$$2TcO^{4-} + 3Sn_{2+} + 16H + 2Tc^{4+} + 3Sn_{4+} + 8H_2O$$

$$\text{Reduziertes } ^{99m}Tc + \text{Ligand} \rightarrow {}^{99m}\text{Tc-Radiopharmakon}$$

4.2.2 Bestecke („Kits")

Unter Bestecken, sog. „kits", versteht man 2 oder mehrere vorgefertigte und geprüfte Substanzen, die vor Ort, durch Zusatz eines entsprechenden Radionuklids, zum fertigen Radiopharmakon synthetisiert werden. Die vorgefertigten Einzelsubstanzen eines „kits" liegen als sterile, pyrogenfreie Lösungen vor, z. B. in Form von Ampullen oder Fläschchen. Der Inhalt kann in der Regel mit geringem Aufwand (pharmakaspezifisch) mit dem Generatoreluat vereinigt werden.

4.2.3 Eigenschaften von Radiopharmaka

Für den parenteralen Einsatz sind Radiopharmazeutika in sterilen Lösungen erhältlich. Sie sind durch folgende chemische und physikalische Eigenschaften charakterisiert:

- Strukturformel,
- Stabilität,
- Sterilität,
- Pyrogenfreiheit,

- radioaktiver Zerfall,
- Strahlenart und -energie,
- Halbwertszeit des Radionuklids,
- Radionuklidreinheit,
- Radiotoxizität.

4.2.4 Qualitätskontrolle

Folgende Prüfungen sind durchzuführen:
- radionuklidische Reinheit,
- radiochemische Reinheit,
- Stabilität,
- pharmazeutische Reinheit (Sterilität, Pyrogenfreiheit).

Radionuklidreinheit

Bei der Herstellung können außer dem gewünschten Radionuklid noch andere Radionuklide entstehen. Dies kann zu einer Verschlechterung der Bildqualität und zu einer Erhöhung der Strahlenbelastung für den Patienten führen. Die Radionuklidreinheit wird geprüft, indem man das Energiespektrum der emittierten Strahlung bestimmt.

Radiochemische Reinheit

Die radiochemische Reinheit bezieht sich auf die gewünschte chemische Verbindung des Markierungsisotops. Bei der Markierung können auch Nebenprodukte entstehen, die als radiochemische Verunreinigung bezeichnet werden. So können beispielsweise bei der Reduktion von Pertechnetat verschiedene Oxidationsstufen des Technetiums auftreten. Hierbei können unterschiedlichste Komplexe mit den einzelnen Liganden entstehen. Die chemische Reinheit kann durch chromatographische Methoden geprüft werden.

Dünnschichtchromatographie (DC)
Die DC ist im Wesentlichen eine analytische Methode, d.h. die getrennten Substanzen werden in der Regel nicht isoliert, sondern Substanzgemische werden auf ihre Zusammensetzung hin untersucht. In der DC befindet sich das Absorbens als dünne Schicht auf einer Trägerfolie. Mit einer feinen Kapillare wird das Substanzgemisch 15 mm vom unteren Rand der DC-Karte entfernt punktförmig aufgetragen. Nach der Herstellung des Laufmittels wird die DC-Karte so in die Kammer gestellt, dass der Substanzfleck nicht vom Laufmittel benetzt wird. Nach Verschließen der Kammer wird das Chromatogramm so lange entwickelt, bis die Laufmittelfront noch ca. 5 mm von der Oberkante der DC-Karte entfernt ist. Der Zeitbedarf für die DC ist gering und beträgt durchschnittlich ca. 10–60 min. Nach der Ent-

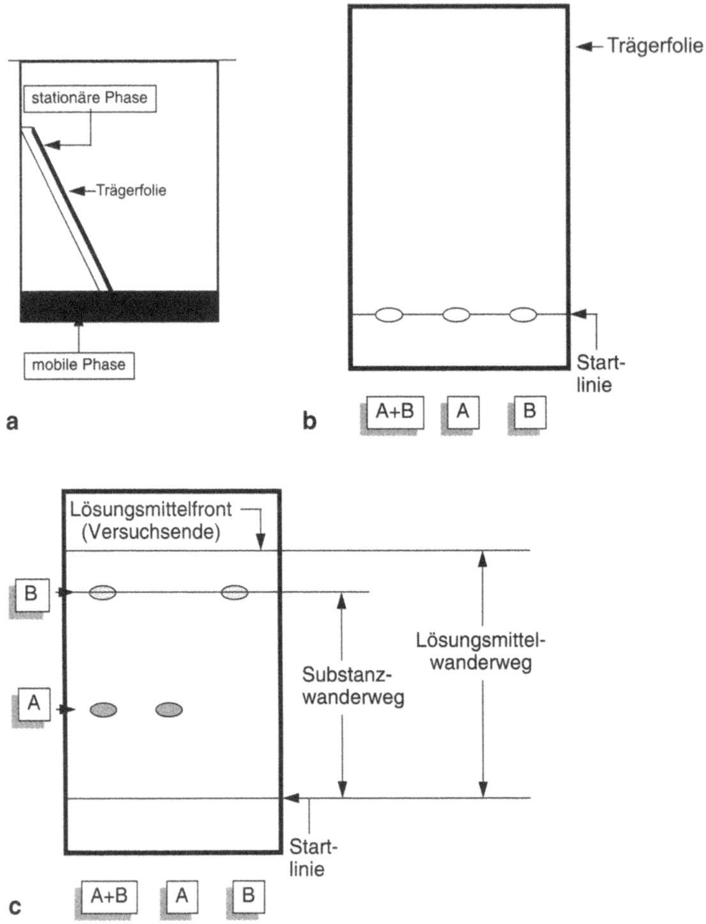

Abb. 4.4. Dünnschichtchromatographie. Bei der Dünnschichtchromatographie wird das Substanzgemisch auf der Dünnschichtchromatographiekarte (Trägerfolie) aufgetragen und durch unterschiedliche Bindung an das Laufmittel getrennt.

wicklung werden die Chromatogramme getrocknet, gewöhnlich bei 60–80 °C, empfindliche Substanzen im kalten Luftstrom. Danach werden die Chromatogramme ausgewertet.

„High Performance Liquid Chromatography" *(HPLC)*
Die HPLC (Hochleistungsflüssigkeitschromatographie) hat sich neben den bewährten chromatographischen Methoden, wie konventionelle Säulenchromatographie (SC), Dünnschichtchromatographie und Gaschromatographie, in wenigen Jahren zu einem leistungsfähigen Standardverfahren der modernen Analytik entwickelt. Im Unterschied zur konventionellen SC wird bei der HPLC die mobile Phase unter hohem Druck durch die Säule mit der

stationären Phase gepumpt. Hierbei wird das Substanzgemisch getrennt und isoliert. Im Anschluss daran muss dann die Qualitätskontrolle durchgeführt werden.

Stabilität

Bei Radiopharmazeutika, die sowohl in fester Form als auch in Lösung vorkommen, nehmen die chemische und die radiochemische Reinheit durch Radiolyse ab. Darunter versteht man die Abtrennung des Markierungsnuklids vom Molekül.

Dies beruht auf physikochemischen Faktoren:
- pH-Wert,
- Temperaturen,
- Sauerstoffzufuhr,
- Strahlenart und -energie,
- spezifischer Radioaktivität,
- physikalischer Halbwertszeit,
- Molekülzerstörung durch Strahlung, Ionisation.

Pharmazeutische Reinheit (Sterilität und Pyrogenfreiheit)

Pyrogene sind chemisch nicht definierte Stoffe, die beim Menschen oder bei Tieren nach der Injektion Fieber erzeugen. Bei der parenteralen Anwendung von Radiopharmazeutika am Menschen wird Sterilität und Pyrogenfreiheit gefordert. Um sicher zu gehen, dass die Herstellung von Radio-

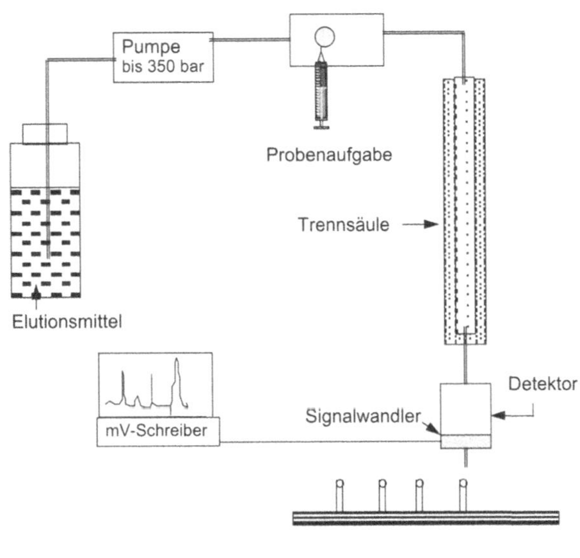

Abb. 4.5. Schema einer „High Performance Liquid Chromatography" (HPLC).

pharmaka steril erfolgt, müssen Sterilitätstests durchgeführt werden. Manche Radiopharmazeutika können nicht hitzesterilisiert werden, diese werden dann steril filtriert. Ist auch dies nicht möglich, muss die Synthese aus sterilen und pyrogenfreien Ausgangsstoffen erfolgen. Es gibt 2 Methoden zur Prüfung auf Pyrogenfreiheit:

- Kaninchentest,
- Limulustest.

4.2.5 Radionuklidkinetik

Die Verteilung eines Pharmakons im Körper kann mit dem „LADME-Modell“ dargestellt werden:

- Liberation (Freisetzung),
- Absorption (Aufnahme),
- Distribution (Verteilung),
- Metabolismus (Stoffwechsel),
- Exkretion (Ausscheidung).

Unter der Liberation versteht man die Freigabe des Wirkstoffs. Die Absorption ist die folgende Aufnahme des Wirkstoffs durch biologische Membra-

C_1 = zentrales Kompartiment
C_2 = peripheres Kompartiment
k_{10} = Eliminationsgeschwindigkeitskonstante (gesprochen „k eins-null“)
k_{12} = Transferkonstante für den Transport von C_1 nach C_2
k_{21} = Transferkonstante für den Transport von C_2 nach C_1

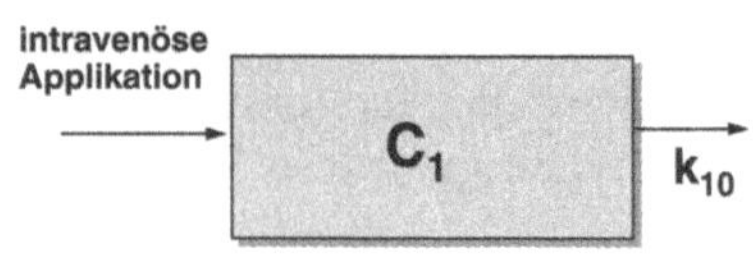

Abb. 4.6. Einkompartimentmodell.

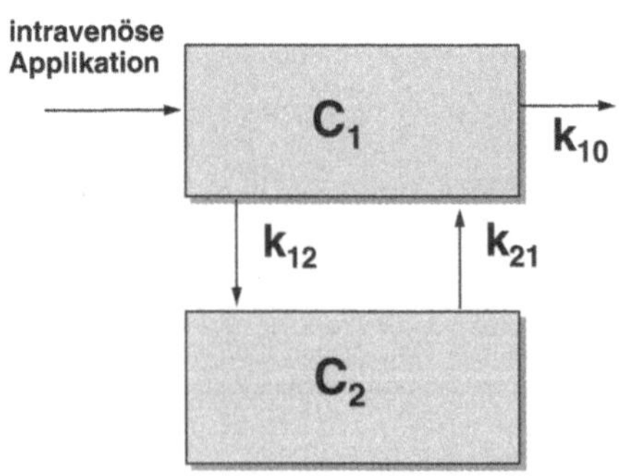

Abb. 4.7. Zweikompartimentmodell (Erläuterungen s. Abb. 4.6).

Tabelle 4.3. Übersicht über Radiopharmazeutika.

Radionuklid	Verbindung	Klinische Anwendung	Pharmakologie
^{99m}Tc	Pertechnetat	Schilddrüsen, Speicheldrüsen, ektope Magenschleimhaut (Meckel-Divertikel)	Rasche Verteilung und Anreicherung in der Schilddrüse und in den Speicheldrüsen. Exkretion: ca. 30% über den Urin, Rest mit dem Fäzes
^{99m}Tc	Albuminmakroaggregate (MAA) oder Mikrosphären	Lungenperfusion	Embolisierung in der Lunge; Exkretion über Phagozytosezellen der Lunge
^{99m}Tc	Chlorodimethylazetat (HIDA)	Gallenwege, hepatobiliäre Funktion	Rasche Anreicherung in der Leber, rasche Blut- und Leberclearance über Gallenwege
^{99m}Tc	Diäthylentriaminpentaessigsäure (DTPA)	Nierenfunktion	Glomeruläre Filtration, Urinexkretion 90%
^{99m}Tc	Mercaptoacetyltriglyzin (MAG3)	Nierenperfusion und -funktion, Transplantatabstoßung	Hohe tubuläre Sekretion, geringe glomeruläre Filtration
^{99m}Tc	Hexakismethoxyisobutylisonitril (MIBI)	Myokardperfusion, Metastasensuche bei Schilddrüsentumoren	Anreicherung in Mitochondrienmembranen und Plasmamembranen, Ausscheidung überwiegend über die Leber
^{99m}Tc	Hexamethylpropylenaminooxim (HMPAO)	Hirnperfusion	Passiert intakte Blut-Hirn-Schranke
^{99m}Tc	Methylendiphosphonat (MDP)	Knochenszintigraphie	Rasche Blutclearance, nahezu ausschließliche Anreicherung im Skelett, Ausscheidung über den Urin
^{123}I	I-Orthojodhippurat	Nierenfunktion und -clearance	Tubuläre Sekretion, geringe glomeruläre Filtration
^{131}I	I-Orthojodhippurat	Nierenfunktion und -clearance	Tubuläre Sekretion, geringe glomeruläre Filtration
^{123}I	Natriumjodid	Schilddrüsenfunktion, Nachweis von atopem Schilddrüsengewebe, jodspeichernde Metastasen	Orale oder intravenöse Applikation, maximaler Schilddrüsenuptake innerhalb von 24 h
^{131}I	Metajodbenzylguanidin (MIBG)	Neuroblastom- und Phäochromozytomdiagnostik und -therapie	Anreicherung in Nebennierenmarktumoren, daneben in sympathikotonen Geweben wie Myokard und Speicheldrüsen
^{131}I	Iodmethylnorcholesterol	M. Cushing Hyperaldosteronismus	Anreicherung in Nebennierenrinde

Tabelle 4.3 (Fortsetzung)

Radionuklid	Verbindung	Klinische Anwendung	Pharmakologie
^{67}Ga	Zitrat	Hodgkin- und Non-Hodgkin-Tumoren, Entzündungsszintigraphie	Neben der Speicherung in befallenen Lymphknoten auch starke Osteotropie, Ausscheidung über den Darm
^{111}In	DTPA	Liquorszintigraphie	Intrathekale Applikation
^{111}In	Blutzellen	Thrombozyten- oder Erythrozytenüberlebenszeit und Hauptabbauort	Markierung von Blutzellen
^{111}In	Octreotide	Neuroendokrine Tumoren	Rezeptorszintigraphie, Bindung an Somatostatinrezeptoren
^{201}Tl	Chlorid	Myokardperfusion	K-Analog, max. Uptake im Myokard 2–4%, Redistribution in der Ruhephase

nen, wie Magen-Darm-Schleimhaut oder Muskelgewebe, in die Blutbahn oder in das Lymphgefäßsystem. Die Distribution beschreibt die Wirkstoffverteilung zwischen Blutkreislauf und anderen Körperbereichen oder Räumen, wie Geweben und Organen. Die Verteilung erfolgt vorwiegend durch Diffusion. Bei der Überführung lipophiler Moleküle in wasserlösliche Stoffe bzw. dem Ab- und Aufbau von Molekülen (z.B. Fettsäuren, Glukose) spricht man von Metabolismus. Ein wesentliches Organ hierfür ist die Leber. Unter der Exkretion versteht man die Ausscheidung von unverändertem Wirkstoff und von Metaboliten. Dies kann über die Nieren, die Leber, den Darm, die Lunge oder die Haut erfolgen.

4.2.6 Kompartimentenmodelle

Das pharmakokinetische Verhalten von Wirkstoffen wird mit Modellen beschrieben. Diese setzen die Verteilung des Wirkstoffs in Kompartimenten voraus, die miteinander in Verbindung stehen. Kompartimente sind reale oder virtuelle Verteilungsräume, in denen sich das Radiopharmakon homogen verteilt. Bei den Kompartimenten des Organismus handelt es sich um offene Modelle, da der Wirkstoff normalerweise in irgendeiner Form den Körper verlässt. Bei dem einfachsten Modell, dem offenen Einkompartimentmodell, verteilt sich der Wirkstoff nach der Verabreichung sehr schnell im Blutkompartiment und im Gewebe und wird über die Nieren ausgeschieden. Bei den Zwei- und Mehrkompartimentmodellen erfolgt eine Distribution zwischen dem Blutkompartiment C1 und den zugänglichen Geweben C2 mit unterschiedlichen Geschwindigkeiten.

5 Dosisbegriffe, Dosiseinheiten und Strahlenschutz

Th. Knoch

5.1 Biologische Strahlenwirkung

Der Einsatz von radioaktiven Isotopen ist in der Medizin von großer Bedeutung. Die Anwendung führt sowohl beim Patienten als auch beim Personal zu einer direkten oder indirekten zusätzlichen Strahlenbelastung. Die Wirkung einer energiereichen Strahlung auf den Organismus ist von der Dosis, der Art und der Intensität abhängig sowie von der räumlichen und zeitlichen Verteilung der Strahlenenergie im Körper. Aufgrund der geringen Eindringtiefe bestimmter Radionuklide in die Körperoberfläche, z.B. von Alpha-Strahlern, kann i.Allg. deren Einwirkung vernachlässigt werden. Die mittlere Reichweite beträgt bei 5 MeV nur 35 µm im biologischen Gewebe. Eine Schädigung der Haut und der oberflächlich gelegenen Organe durch energiereichere Beta-Strahlung ist durch die Reichweite von 22 mm bei 4 MeV im Gewebe höher. Dadurch, dass die Röntgen- bzw. energiereiche Gamma-Strahlung den ganzen Organismus durchdringen kann, ist hierbei jedoch die Wahrscheinlichkeit einer strahleninduzierten Schädigung der Zelle größer. Durch die Absorption der energiereichen Strahlung im Körper tritt diese in Wechselwirkung mit den Atomen und Molekülen, die zunächst zu einer physikalischen Primärreaktion (Anregung und Ionisation) führt. Bei direkter Strahlenwirkung treten die organischen Moleküle in einer Zelle direkt in Wechselwirkung und bilden sofort Radikale. Es besteht jedoch auch die Möglichkeit, dass durch chemische Veränderungen der Wassermoleküle chemische Sekundärprozesse mit dem Zellplasma und dem Zellwasser stattfinden und dadurch die Desoxyribonukleinsäure (DNS) und andere Biomoleküle beeinflusst werden. Aufgrund des hohen Wasseranteils in einer Zelle stehen hauptsächlich diese Moleküle in Wechselwirkung mit der ionisierenden Strahlung (Radiolyse). Der sich anschließende thermodynamische Ausgleich (lokale Verteilung der absorbierten Energie) führt zur molekularen Veränderung der in der Zelle vorhandenen Biomoleküle. Diese Veränderungen beeinflussen den Stoffwechsel der Zelle und die Proteinsynthese. Können die Chromosomenbrüche und die veränderten Basensequenzen der Desoxyribonukleinsäure nicht durch die möglichen Repairmechanismen behoben werden, sind folgenden Reaktionen möglich:

- Erbgut- und Chromosomenveränderungen,
- Mitosehemmung,

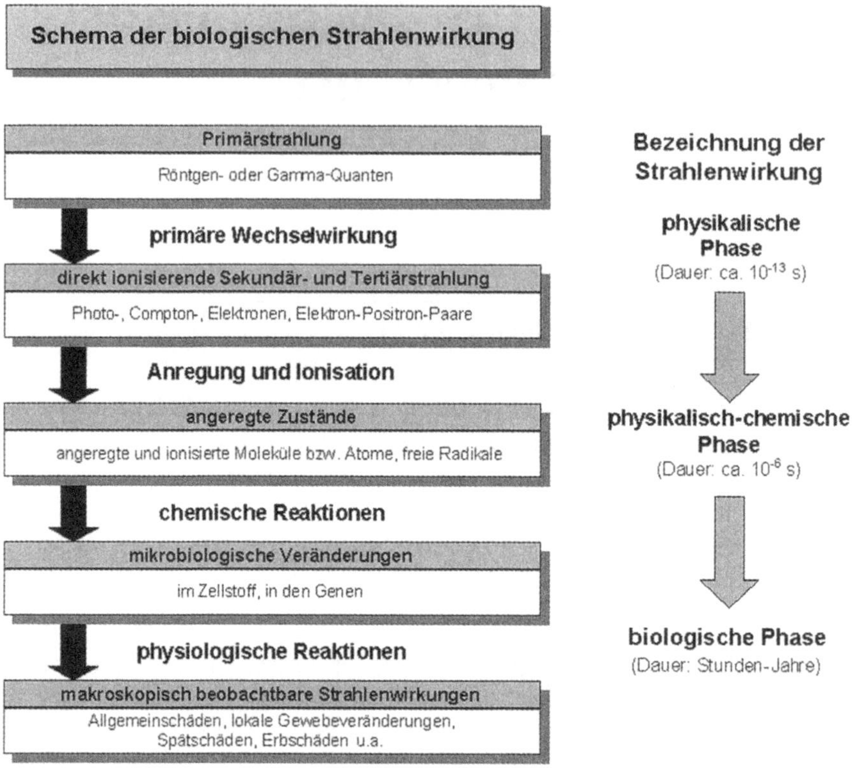

Abb. 5.1. Strahlenbiologische Reaktionskette.

- Stoffwechselveränderungen in der Zelle,
- Zerstörung oder Veränderungen von Membranen,
- Zelltod.

Die relative biologische Wirksamkeit (RBW) einer Strahlung ist jedoch vorwiegend von den Energieverlusten im durchstrahlten Material (z. B. Gewebe) abhängig. Als Maß für die Ionisierungsdichte gilt der lineare Energietransfer (LET), er kann bei Alpha-Strahlen im menschlichen Gewebe bei ca. 200 keV/µm liegen und bei Elektronen oberhalb von 10 keV bei <3 keV/µm.

5.2 Deterministische Strahlenwirkung

Die Wirkung einer Strahlenexposition ist nicht nur von der Höhe der Dosis abhängig, sondern auch von deren zeitlicher Verteilung. Grundsätzlich gilt, dass der Strahlenschaden mit der Dosis zunimmt. Dabei führt die io-

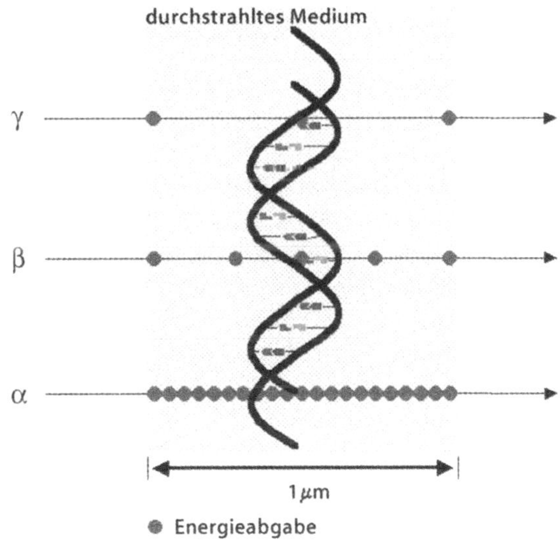

Abb. 5.2. Schematische Darstellung der linearen Energieübertragung.

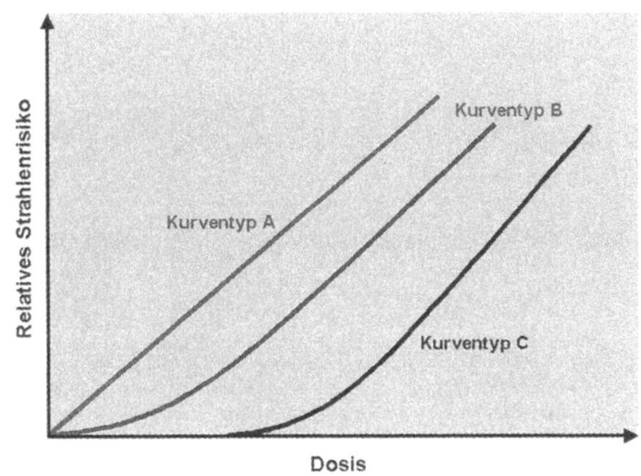

Abb. 5.3. Beziehung zwischen Dosis und Strahlenrisiko.

nisierende Strahlung zu einem Funktionsverlust des bestrahlten Organs oder Gewebes, wenn durch die Strahlung eine genügende Anzahl Zellen getötet oder an der Vermehrung und der normalen Funktion gehindert werden. Dieser Organfunktionsverlust wird umso schwerwiegender, je größer die Anzahl der betroffenen Zellen ist. Da viele Organe und Gewebe bei einer geringen Verminderung der Zahl der funktionsfähigen Zellen in ihrer Funktion nicht beeinträchtigt werden, besteht für deterministische Strahlenwirkungen eine Schwellendosis, die überschritten sein muss, damit eine Wirkung eintritt. Bei Strahlendosen oberhalb dieser Schwelle steigt der Schweregrad der Erkrankung (z.B. Trübung der Augenlinse, Rötung der Haut) steil an.

5.3 Stochastische Strahlenwirkung

Darunter versteht man die Wirkungen ionisierender Strahlung, bei denen die Eintrittswahrscheinlichkeit, jedoch nicht ihr Schweregrad, eine Funktion der Dosis ist, ohne dass ein Schwellenwert besteht. In dem für Strahlenschutzzwecke relevanten Dosisbereich gehören vererbbare Schäden, Krebs und Leukämie zu den stochastischen Strahlenwirkungen. Die Wahrscheinlichkeit, dass stochastische Strahlenschäden auftreten, ist bei einer Bestrahlung für die einzelnen Organe oder Gewebe sehr verschieden. Die „Internationale Strahlenschutzkommission" gibt für eine Ganzkörperbestrahlung einen Wert von 5% pro Sievert (Sv) an. Die natürliche Strahlenexposition von 2,4 mSv/Jahr in Deutschland führt bei den rund 80 Mio. Einwohnern zu einer Gesamtdosis von 192000 Sv. Wird dieser Wert mit dem genannten Risikofaktor für Krebsmortalität von 5%/Sv multipliziert, so ergeben sich rechnerisch durch die natürliche Strahlung jährlich 9600 Krebssterbefälle.

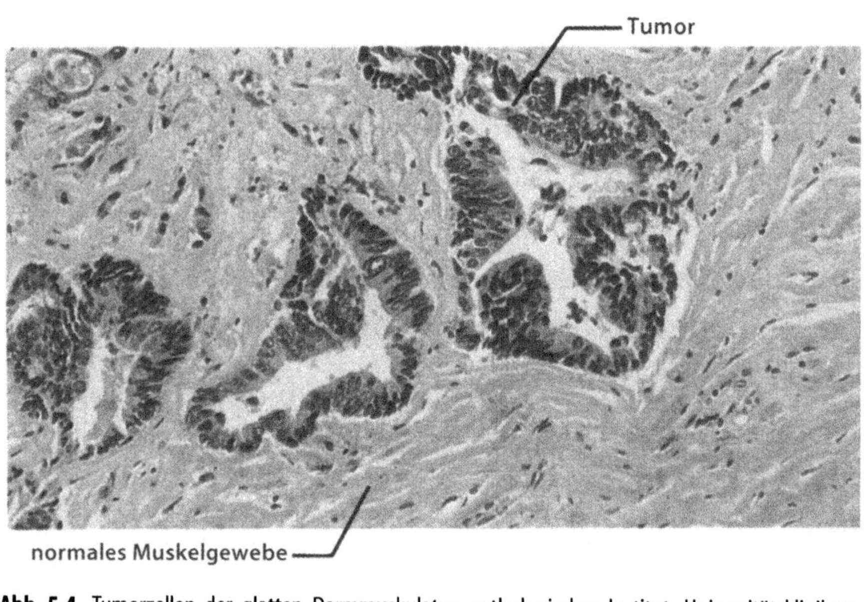

Abb. 5.4. Tumorzellen der glatten Darmmuskulatur, pathologisches Institut, Universitätsklinikum Heidelberg.

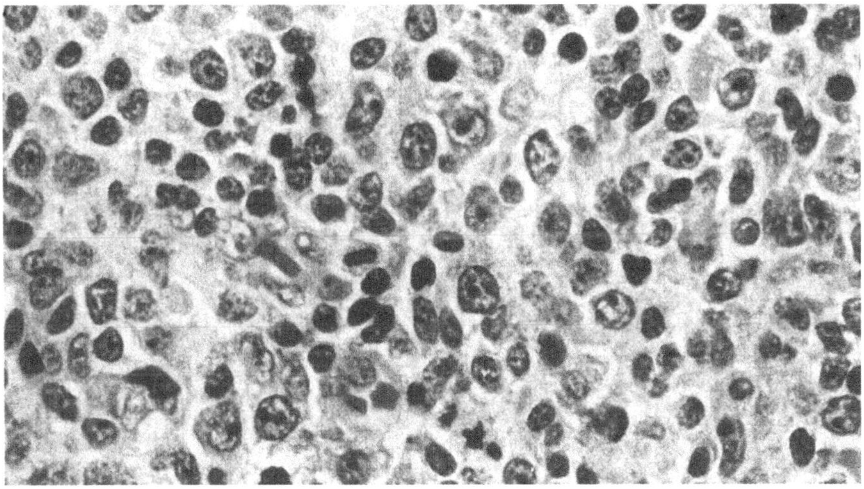

Abb. 5.5. Leukämiezellen, pathologisches Institut, Universitätsklinikum Heidelberg.

5.4 Repairmechanismus

Im Gegensatz zu Doppelstrangbrüchen gegenüberliegender Strangabschnitte oder Doppelbasenschäden sind Einzelstrangbrüche bzw. -schäden an den DNS-Molekülen viel häufiger und reparabel. Dabei trennt das Zellenzym Endonuklease die geschädigte Base mit dessen Randbereichen heraus und eliminiert die defekte Stelle. Die DNS-Polymerase verbindet anschließend den komplementären Gegenstrang mit dem geöffneten Strang. Durch die Ligase wird der Strang verbunden. Es gibt 3 verschiedene biologische Repairmechanismen:

- Photorepair (hauptsächlich bei UV-Schäden): lichtabhängige enzymatische Zerlegung des DNA-Moleküls;
- Exzisionsreparatur (Ausschnittsreparatur): Behebung des Schadens durch Herausschneiden der beschädigten Teile mit anschließender Neusynthetisierung;
- Postreplikationsrepair: beschädigte Teile werden durch ein verwandtes System ausgetauscht.

5.5 Mutationen

Durch Bestrahlung der Fortpflanzungsorgane können Mutationen ausgelöst werden. Die Folgen der bleibenden Veränderungen des Erbguts einzelner Körper- oder Keimzellen können genetische Schäden, Tumorbildung oder

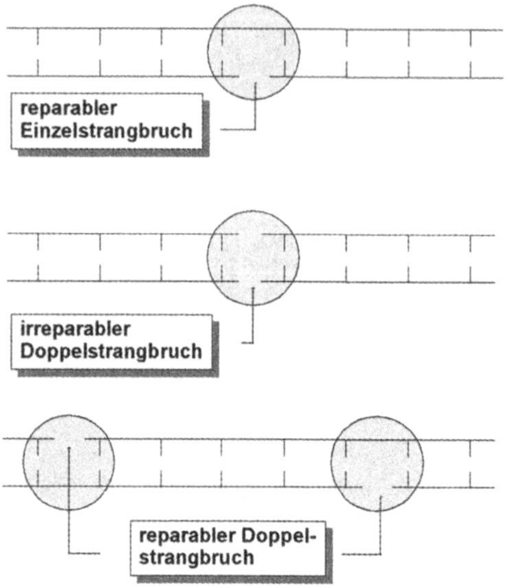

Abb. 5.6. Darstellung der biologischen Reparationsmechanismen.

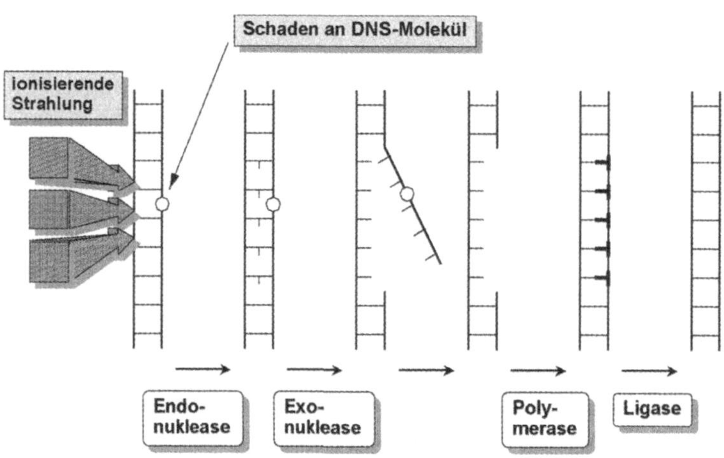

Abb. 5.7. Reparable und irreparable Strangbrüche.

Leukämie sein. Sie entstehen spontan oder werden durch chemische oder physikalische Reaktionen ausgelöst. Allgemein unterscheidet man 2 Arten von Strahlenschäden:

- somatische Effekte (Modifikation): diese Mutation vererbt sich nur auf die Tochterzellen, dadurch bleiben die folgenden Generationen unbeeinflusst;
- genetische Effekte (Mutation): diese Erbänderungen an den weiblichen bzw. männlichen Geschlechtszellen (Eizellen/Spermien) werden auf die Nachkommen übertragen.

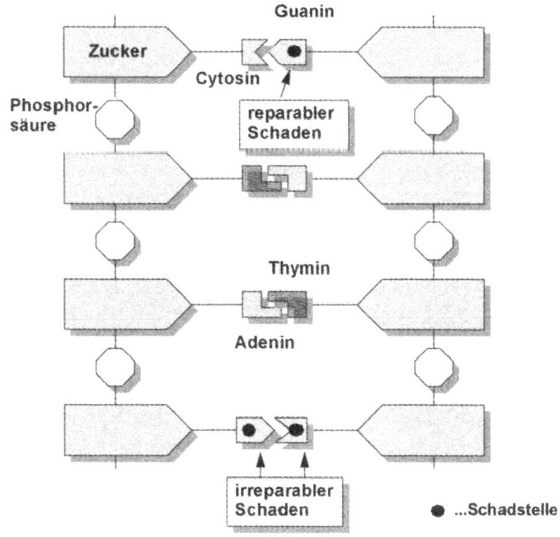

Abb. 5.8. Reparable und irreparable DNS-Basenschäden.

5.5.1 Mutationstypen

Genommutationen

Darunter versteht man die nummerische Änderung des Chromosomensatzes (Polyploidisierung).

Nummerische Chromosomenmutationen

Dieser irreversible Mutationstyp entsteht durch eine verminderte bzw. erhöhte Chromosomenzahl in der Zelle (Aberration; Beispiel: Mongolismus).

Strukturelle Chromosomenmutationen

Durch Doppelstrangbrüche bzw. Vernetzungen von Chromosomen entsteht dieser Mutationstyp, bei dem Chromosomenstücke

- ausfallen (Deletion),
- durch ungleichen Austausch verdoppelt werden (Duplikation),
- zwischen nicht homologen Chromosomen ausgetauscht werden (Translokation),
- innerhalb eines Chromosoms umgedreht werden (Inversion).

Genmutation

Darunter versteht man punktuelle Änderungen in der Basensequenz der DNA eines einzelnen Gens (z. B. Punktmutation).

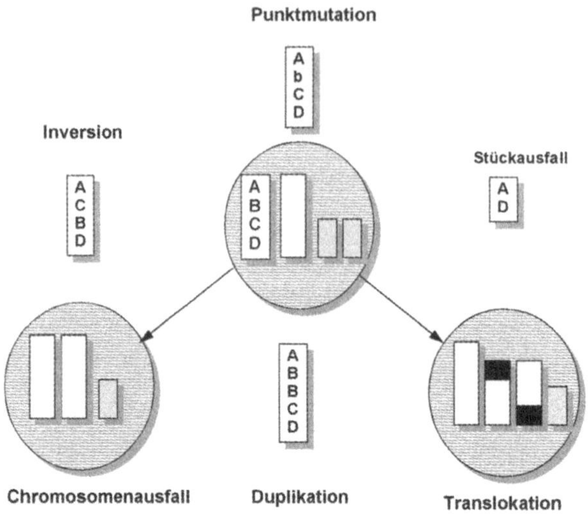

Abb. 5.9. Schematische Darstellung der Mutationsarten.

5.6 Strahlenschäden beim Menschen

Im Allgemeinen werden die Strahleneffekte beim Menschen in akute und chronische Schäden eingeteilt:

5.6.1 Strahlenkater

Dies ist die klinisch leichteste Form der Strahlenkrankheit nach Ganz- oder Teilkörperbestrahlungen. Die uncharakteristischen Allgemeinbeschwerden klingen nach kurzer Zeit wieder ab.

Krankheitssymptome sind:
- Kopfschmerzen,
- Übelkeit,
- Durchfall,
- Kreislaufschwäche.

5.7 Akute Strahlenkrankheit

Die Schwellenwertdosis liegt bei etwa 200 mSv. Das akute Strahlensyndrom beginnt mit den Symptomen des Strahlenkaters, wobei die Länge der Latenzzeit bis zum Auftreten der ersten Krankheitsanzeichen der Dosis umgekehrt proportional und die Schwere aller nachfolgenden Symptome der Dosis direkt proportional ist. Die Schwellenwertdosis von >5000 mSv ist für die Hälfte der bestrahlten Individuen tödlich.

Krankheitssymptome sind:
- Kopfschmerzen,
- Übelkeit,
- Durchfall,
- Kreislaufschwäche.

Symptome ca. 2 Wochen nach der Bestrahlung sind:
- Haarausfall,
- Fieber,
- innere Blutungen,
- Abnahme der Zahl aller Blutzellen,
- Abwehrschwäche gegenüber Infektionen.

5.7.1 Strahlenspätschäden

Mögliche Strahlenspätschäden sind:
- aplastische Anämie,
- charakteristische Abnahme der Zahl der Erythrozyten,
- Trübung der Augenlinse,
- grauer Star,
- Sterilität,
- Tumorbildung der Haut und innerer Organe,
- vorzeitiges Altern,
- Verkürzung der Lebenserwartung ohne Krankheitssymptome,
- Schädigung des Erbguts,
- Verkürzung der normalen Lebenserwartung.

5.8 Dosisbegriffe im Strahlenschutz

Beim Umgang mit ionisierender Strahlung besteht für das Individuum die Möglichkeit einer Strahlenexposition durch äußere Strahlenquellen oder durch Inkorporation radioaktiver Stoffe. Dabei kann eine Kontamination der Haut, der Kleidung oder von Gegenständen sowohl eine äußere als auch eine innere Strahlenexposition zur Folge haben, die den ganzen Körper oder Teile des Körpers betreffen. Im Strahlenschutz werden physikalische Messgrößen verwendet, die auf der Basis von Risikoüberlegungen zur Bestimmung der Orts- bzw. Personendosis geeignet sind. Dieser Messwert muss mit den biologischen Effekten korrelieren.

Die primären Aufgaben der modellhaften Beschreibung der Dosis sind:
- die deterministischen Schäden zu verhindern (Schwellenenergie),
- das Risiko für stochastische Schäden (lange Latenzzeit) auf einen akzeptablen Wert zu begrenzen.

Daraus resultieren nun:
- Schutzgrößen (aus primärer Aufgabe),
- operationelle Größen (Messtechnik),
- physikalische Basisgröße (Energiedosis).

5.8.1 Kerma

Tritt die Strahlung in Wechselwirkung mit der durchstrahlten Materie, dann geben die Strahlen ihre Energie zunächst teilweise oder ganz an geladene Sekundärteilchen ab, bevor diese wiederum ihre übertragene Energie bei weiteren Wechselwirkungen an die Materie übertragen. Die Summe der beim ersten Stoß übertragenen Bewegungsenergie E in der Materie m entspricht der Kerma K („kinetic energy released in matter")

$$\text{Kerma } K = \Delta E/\Delta m\,; \qquad \text{Einheit: } 1\,\text{Gray}\,[\text{Gy}] = 1\,\text{J/kg}\,.$$

5.8.2 Energiedosis

Die durch ionisierende Strahlung auf das Bezugsmaterial m (Gewebe, Luft, Wasser usw.) übertragene Energie W_D ist die Summe W_{in} der Energien (ohne Ruheenergien) aller direkt und indirekt ionisierenden Teilchen (Ionisation, Anregung, Änderung chemischer Bindungsenergien usw.), die in das Volumen eintreten, vermindert um die Summe W_{ex} der Energien (ohne Ruheenergien) aller ionisierenden Teilchen, die aus dem Volumen austreten, vermehrt um die Summe W_Q der Reaktions- und Umwandlungsenergien aller Kern- und Elementarteilchenprozesse, die in diesem Volumen stattfinden (Gleichung: $W_D = W_{in} - W_{ex} + W_Q$).

Die dabei abgegebene Energie im betroffenen Material nennt man Energiedosis D:

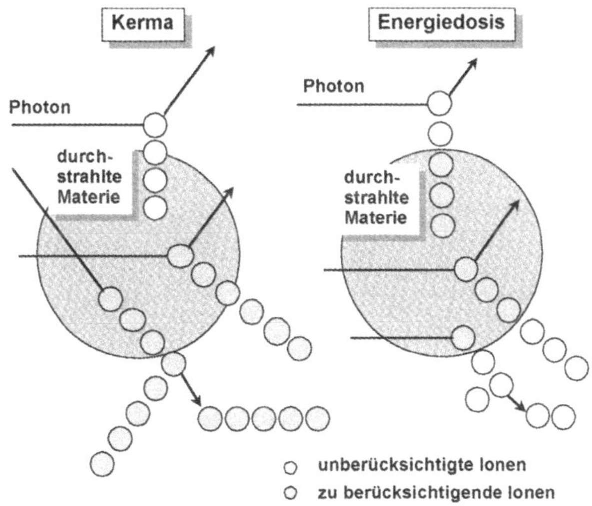

Abb. 5.10. Grafische Erläuterung der Dosisbegriffe Kerma und Energiedosis.

Energiedosis $D = \Delta W_D / \Delta m$; Einheit: 1 Gray [Gy] = 1 J/kg .

Die Energiedosis lässt sich nur rechnerisch erfassen und nicht direkt messen. Bei allen Angaben einer Energiedosis muss das Bezugsmaterial bekannt sein, da die Energieabgabe von der Art des durchstrahlten Stoffes abhängig ist.

5.8.3 Ionendosis

Es ist messtechnisch einfacher, die durch ionisierende Strahlung erzeugten elektrischen Ladungen in einem definierten Volumen eines Mediums (z.B. Gase) zu messen. Daher wurde eine der Energiedosis entsprechende, auf die Ionisation in Luft bezogene Messgröße, die Ionendosis J, eingeführt. Darunter versteht man die in Luft gebildeten Ionenpaare pro Masseeinheit, wenn Röntgen- oder Gamma-Strahlen absorbiert werden (Einheit: 1 C/kg= 1 Röntgen [R]).

1 Röntgen ist jene Dosis einer Röntgen- oder Gamma-Strahlung, bei der pro 0,001293 g Luft (entspricht 1 cm^3 Luft unter Normalbedingungen) $1{,}61 \times 10^{12}$ Ionenpaare/g Luft bzw. $2{,}082 \times 10^9$ Ionenpaare/cm^3 Luft gebildet werden. Die notwendige Energie zur Erzeugung eines Ionenpaars beträgt in Luft 33,7 eV, wobei 1 eV = $1{,}61 \times 10^{-19}$ J. Daraus folgt, dass die Ionendosis J von 1 R in Luft einer Energiedosis D von 8,77 mGy entspricht.

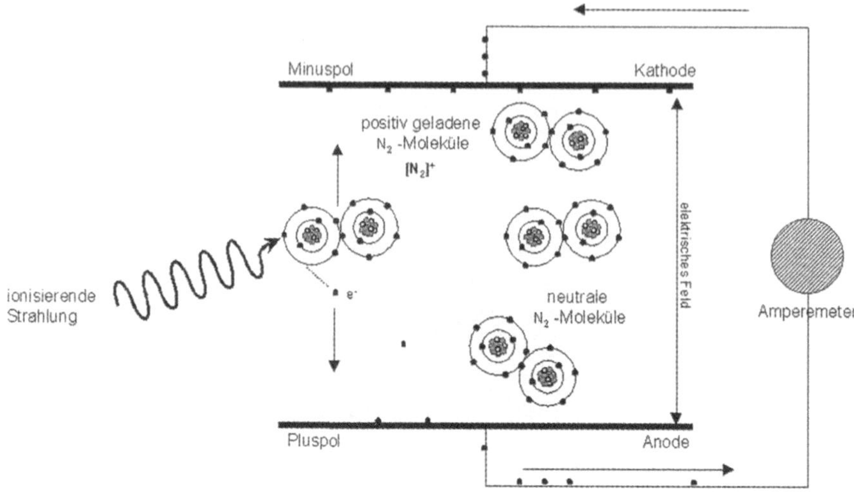

Abb. 5.11. Grafische Darstellung der Ionendosis.

5.9 Gliederung der Dosisgrößen

Auf der Grundlage der Energiedosis D werden die Dosisgrößen im Strahlenschutz in 2 Anwendungsbereiche gegliedert:

- Körperdosis,
- Äquivalentdosis.

Bei diesen Schutzgrößen bzw. operativen Messgrößen werden die biologischen Wirkungen der ionisierenden Strahlung auf das durchstrahlte Material mit berücksichtigt. Die gemeinsame Einheit aller Strahlenschutzgrößen lautet:

$$1 \text{ Sievert } [\text{Sv}] = 1 \text{ J/kg} .$$

5.9.1 Körperdosis

Die Körperdosis ist der Sammelbegriff für Organdosis H_T und effektive Dosis E. Sie ergibt sich aus der Summe der durch äußere Strahlenexposition während dieses Zeitraums (Monat, Kalenderjahr) erhaltenen Dosis und der Folgedosis, die durch eine während dieses Zeitraums stattfindende Strahlenexposition bedingt ist.

Organdosis

Zur Beurteilung der biologischen Wirkung durch ionisierende Strahlung im Körpergewebe wird die Energiedosis D mit einem Strahlungswichtungsfaktor w_R multipliziert. Dieser Faktor berücksichtigt die unterschiedliche Ionisierungsdichte, das lineare Energieübertragungsvermögen und die relative biologische Wirksamkeit der jeweiligen Strahlenart. Somit lässt sich die Strahlenwirkung, die durch unterschiedliche Energien und Strahlenarten eine bestimmte Energiedosis verursacht, vergleichen:

$$\text{Organdosis HT [Sv]} = \text{Strahlungswichtungsfaktor } w_R \times \text{Gewebeenergiedosis DT [Gy].}$$

Tabelle 5.1. Qualitätsfaktoren w_R nach ICRP 60.

Strahlenart			Strahlungswichtungsfaktor w_R
Photonen, Röntgenstrahlung			1
Elektronen			1
Neutronen	E_n	< 10 keV	5
	E_n	10 keV–100 keV	10
	E_n	> 100 keV–2 MeV	20
	E_n	> 2 MeV–20 MeV	10
	E_n	> 20 MeV	5
Protonen	E_P	> 2 MeV	5
Alpha-Teilchen und schwere Teilchen			20

Tabelle 5.2. Gewebewichtungsfaktoren w_T nach ICRP 60.

Organ oder Gewebe	Gewebewichtungsfaktor w_T
Keimdrüsen	0,20
Rotes Knochenmark	0,12
Dickdarm	0,12
Lunge	0,12
Magen	0,12
Blase	0,05
Brust	0,05
Leber	0,05
Speiseröhre	0,05
Schilddrüse	0,05
Haut	0,01
Knochenoberfläche	0,01

Effektive Dosis

Um das Risiko einer Strahlenwirkung bei einer Ganzkörperexposition in den Organen und im Körpergewebe zu berücksichtigen, wird ein weiterer Faktor - *Gewebewichtungsfaktor* w_T - zur Berechnung der effektiven Dosis E eingeführt. Dieser Faktor berücksichtigt die unterschiedliche stochastische Wirkung und deren Eintrittswahrscheinlichkeit in den verschiedenen Organen und Körpergeweben:

$$\text{Effektive Dosis E [Sv]} = \Sigma \text{ Gewebewichtungsfaktor } w_T \times \text{Organdosis } H_T \text{ [Sv]}.$$

Äquivalentdosis

Die Körperdosen (Organdosis, effektive Dosis) können im Regelfall nicht direkt ermittelt werden. Daher wird in der Praxis die Äquivalentdosis nur im Zusammenhang mit der Orts- bzw. Personendosis verwendet, die als Messgröße eine hinreichende Genauigkeit als Schätzwert der Körperdosis besitzt. Die Einheit der Äquivalentdosis ist Sievert (Sv).

Personendosis

Diese Äquivalentdosis $H_P(d)$ in Weichteilgewebe ist ein individuelles Maß für die Exposition einer einzelnen Person durch externe Strahlung, die an einer repräsentativen Stelle der Körperoberfläche gemessen wird. Die mit einem Messsystem (z.B. Flachglas-, Filmdosimeter) ermittelte Tiefenpersonendosis $H_P(10)$ ist ein Schätzwert für die effektive Dosis, hingegen die mit einem Thermolumineszenzdosimeter gemessene Oberflächenpersonendosis $H_P(0{,}07)$ einen Schätzwert für die lokale Hautdosis darstellt. Die Zahlen in der Klammer geben die Gewebetiefe d [mm] an.

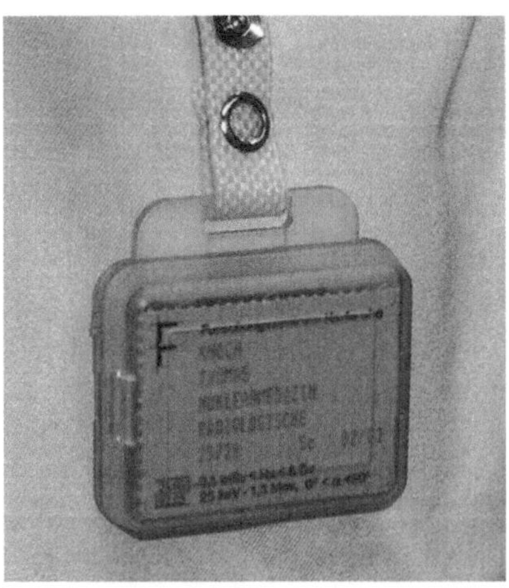

Abb. 5.12. Bestimmung der Tiefenpersonendosis.

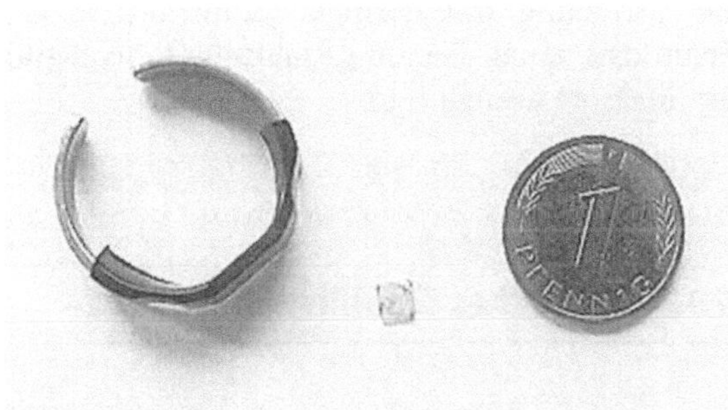

Abb. 5.13. Bestimmung der Oberflächenpersonendosis.

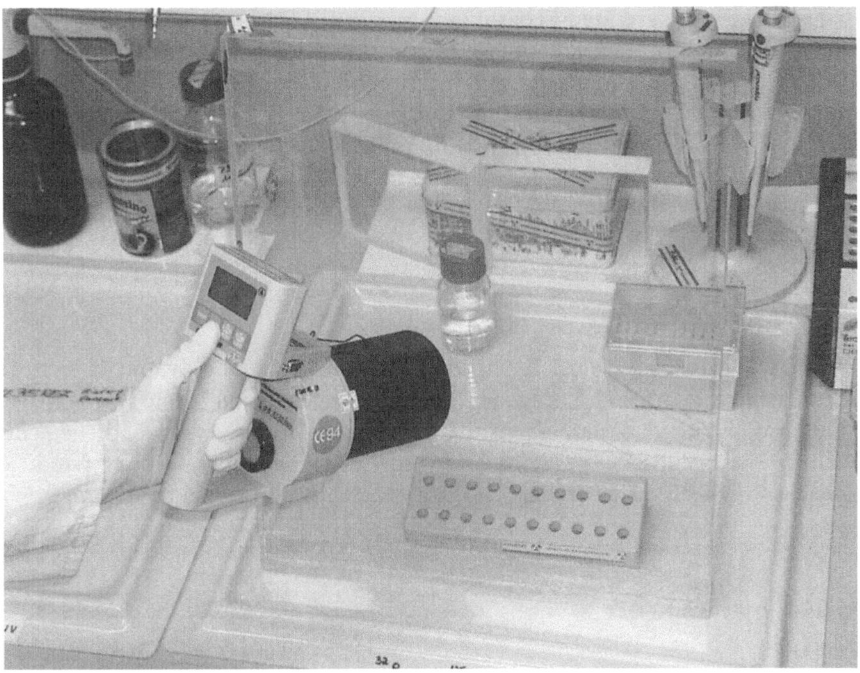

Abb. 5.14. Bestimmung der Umgebungsäquivalentdosis.

Ortsdosis

Im praktischen Strahlenschutz versteht man unter Ortsdosis die Äquivalentdosis an einem Punkt eines Strahlenfeldes. Sie dient u.a. zur Festlegung und Kontrolle von Überwachungs-, Kontroll- und Sperrbereichen und ermöglicht eine konservative Abschätzung der effektiven Dosis, die eine Person an diesem Messort erhalten kann. Die Ortsdosis ist damit bei durchdringender Strahlung ein Schätzwert für die effektive Dosis und die Organdosis tiefer liegender Organe [Umgebungsäquivalentdosis H*(10)].

Bei Strahlung mit geringer Eindringtiefe ist sie ein Schätzwert für die Hautdosis einer Person [Richtungsäquivalentdosis $H'(0{,}07, \Omega)$], die sich am Messort aufhält.

5.10 Deutsches Strahlenschutzrecht

Der stetig wachsende Umgang mit radioaktiven Stoffen veranlasste die Bundesrepublik, spezielle Gesetze und Verordnungen zum Schutz vor Gefahren der ionisierenden Strahlen zu erlassen. Diese staatlichen Regelungen basieren auf den Empfehlungen der „Internationalen Strahlenschutzkommission" (ICRP), die für die Bundesrepublik als Mitgliedsland bindend sind. Durch die Umsetzung in nationales Recht werden die strahlenschutzrechtlichen Vereinheitlichungsbemühungen aller staatlichen Organisationen verstärkt.

5.10.1 Grundgesetz

Artikel 74 Abs. a. Dieses Sachgebiet der Gesetzgebung erstreckt sich auf die Erzeugung und Nutzung der Kernenergie zu friedlichen Zwecken, die Errichtung und den Betrieb von Anlagen, die diesen Zwecken dienen, den Schutz vor Gefahren, die beim Freiwerden von Kernenergie oder durch ionisierende Strahlen entstehen, und die Beseitigung radioaktiver Stoffe.

5.10.2 Bundesgesetz

Atomgesetz

Auf der Grundlage der Gesetzgebungskompetenz des Bundes nach dem Grundgesetz, Artikel 74 Abs. a regelt es die Verwendung und Nutzung der Atomenergie zu friedlichen Zwecken. Zweck des Atomgesetzes (AtG) ist neben der Förderung der Erforschung, Entwicklung und Nutzung der Kernenergie, das Leben, die Gesundheit und Sachgüter vor den Gefahren der Kernenergie oder ionisierender Strahlen zu schützen und die dadurch verursachten Schäden auszugleichen. Ebenso soll verhindert werden, dass durch die Anwendung oder das Freiwerden der Kernenergie die innere und äußere Sicherheit der Bundesrepublik gefährdet werden. Durch das Atomgesetz werden die internationalen Verpflichtungen der Bundesrepublik und des Strahlenschutzes gewährleistet. Für den praktischen Strahlenschutz ist das Atomgesetz jedoch nicht von Bedeutung.

5.10.3 Bundesverordnung

Diese beinhaltet:
- Strahlenschutzverordnung (StrlSchV),
- Röntgenverordnung (RöV),
- Gefahrgutverordnung Straße (GGVS),
- Gefahrgutverordnung Eisenbahn (GGVE),
- Postordnung (PostO),
- Eichordnung (EO).

5.10.4 Durchführungsbestimmungen des Bundes

Richtlinie

Es existiert eine Richtlinie:
- für die physikalische Strahlenschutzkontrolle zur Ermittlung der Körperdosen für den Strahlenschutz bei Verwendung radioaktiver Stoffe und beim Betrieb von Anlagen zur Erzeugung ionisierender Strahlen und Bestrahlungseinrichtungen mit radioaktiven Quellen in der Medizin (Richtlinie Strahlenschutz in der Medizin);
- über die Fachkunde und Kenntnisse im Strahlenschutz für den Betrieb von Röntgeneinrichtungen in der Medizin, Zahnmedizin und bei der Anwendung von Röntgenstrahlen auf Tiere;
- über Prüffristen bei Dichtheitsprüfungen an umschlossenen radioaktiven Stoffen;
- für Sachverständigenprüfungen nach Röntgenverordnung.

Empfehlungen und Publikationen

Empfehlenswert sind:
- Deutsches Institut für Normung (DIN),
- Berufsgenossenschaft Chemie (BG Chemie),
- Gemeindeunfallversicherungsverband (GUV).

Fachverbände

Es existieren folgende Fachverbände:
- Deutsche Gesellschaft für Nuklearmedizin (DGN) (www.nuklearmedizin.de),
- Deutsche Gesellschaft für Medizinische Physik (DGMP),
- Verein Deutscher Ingenieure (VDI),
- Verband Deutscher Elektrotechniker (VDE),
- Fachverband für Strahlenschutz (FS).

5.11 Strahlenschutzverordnung

Mit der Novellierung der Strahlenschutzverordnung (BGBl. I S. 1714 vom 20. Juli 2001) wurde nun die EU-Richtlinie 96/29/Euratom vom 13. 05. 1996 umgesetzt. Dieser formale Änderungsgrund hatte die einheitliche Anwendung der grundlegenden Sicherheitsnormen für den Schutz der Gesundheit der Arbeitskräfte und der Bevölkerung gegen Gefahren durch ionisierende Strahlung innerhalb der Europäischen Union zum Ziel. Außerdem konnten nun die Empfehlungen der „Internationalen Strahlenschutzkommission" von 1990 und die Neubewertung des Strahlenrisikos (ICRP 60) aufgrund aller zugrunde liegenden epidemiologischen Daten der Hiroshima-/Nagasaki-Bevölkerung in die Verordnung eingearbeitet werden.

Somit erfuhr die Strahlenschutzverordnung (StrlSchV) eine vollständige Neustrukturierung und eine Erweiterung ihres Geltungsbereiches:

- Teil 1: Allgemeine Vorschriften.
- Teil 2: Schutz von Mensch und Umwelt bei der zielgerichteten Nutzung radioaktiver Stoffe oder ionisierender Strahlung aus zielgerichteter Nutzung bei Tätigkeiten:
  Kapitel 1: Strahlenschutzgrundsätze, Grundpflichten und allgemeine Grenzwerte;
  Kapitel 2: Genehmigungen, Zulassungen, Freigabe;
  Kapitel 3: Anforderungen bei der Nutzung radioaktiver Stoffe und ionisierender Strahlung;
  Kapitel 4: Besondere Anforderungen bei der medizinischen Anwendung radioaktiver Stoffe und ionisierender Strahlung.
- Teil 3: Schutz von Mensch und Umwelt vor natürlichen Strahlungsquellen bei Arbeiten:
  Kapitel 1: Grundpflichten;
  Kapitel 2: Anforderungen bei terrestrischer Strahlung an Arbeitsplätzen;
  Kapitel 3: Schutz der Bevölkerung bei natürlich vorkommenden radioaktiven Stoffen;
  Kapitel 4: Kosmische Strahlung;
  Kapitel 5: Betriebsorganisation.
- Teil 4: Schutz des Verbrauchers beim Zusatz radioaktiver Stoffe zu Produkten.
- Teil 5: Gemeinsame Vorschriften:
  Kapitel 1: Berücksichtigung von Strahlenexpositionen;
  Kapitel 2: Befugnisse der Behörde;
  Kapitel 3: Formvorschriften;

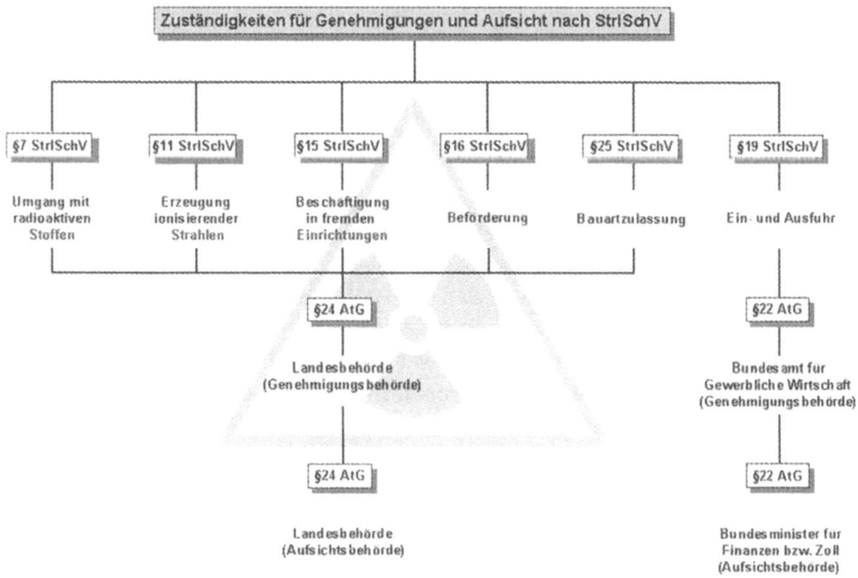

Abb. 5.15. Zuständigkeiten für Genehmigung und Aufsicht nach StrlSchV.

Kapitel 4: Ordnungswidrigkeiten;
Kapitel 5: Schlussvorschriften.

Anlagen.

Änderungen und Auswirkungen in der Medizin
Die novellierte Strahlenschutzverordnung verursacht einige Veränderungen und Neuerungen, die sich auf die medizinischen Anwendungen der Nuklearmedizin wesentlich auswirken sollen.

5.11.1 Strahlenschutzgrundsätze

Es existieren die folgenden Grundsätze:
- Rechtfertigung,
- Optimierung,
- Einhaltung von Grenzwerten.

5.11.2 Betriebliche Organisation des Strahlenschutzes

Der Betreiber ist jetzt verpflichtet, eine Strahlenschutzanweisung zu erlassen. Aus dieser schriftlichen Anweisung muss hervorgehen, welche Schutzmaßnahmen für den sicheren Umgang mit ionisierender Strahlung zu treffen sind. Des Weiteren muss ein Organigramm des Strahlenschutzes erstellt werden, in dem die Erreichbarkeit der Strahlenschutzbeauftragten und wesentliche Betriebsabläufe beschrieben sind. Die Festlegung der Funktionsprüfungen und Wartungen von Bestrahlungseinrichtungen, Anlagen, Ausrüstungen und Geräten ist ebenfalls Bestandteil dieser Anweisung.

5.11.3 Verantwortliche Personen

Strahlenschutzverantwortlicher

Strahlenschutzverantwortlicher ist, wer Tätigkeiten ausführt, die gemäß Atomgesetz oder Strahlenschutzverordnung einer Genehmigung bedürfen. Überwiegend handelt es sich hierbei um juristische Personen des öffentlichen oder privaten Rechts (z.B. Vorstand einer AG, Geschäftsführer einer GmbH, Leiter einer öffentlichen Einrichtung). Diese Person muss keine Kenntnisse oder Möglichkeiten besitzen, um sich um die Einzelheiten des Strahlenschutzes zu kümmern.

Strahlenschutzbeauftragter

Strahlenschutzbeauftragter ist die Person, die vom Strahlenschutzverantwortlichen zur Leitung oder Beaufsichtigung der genehmigungspflichtigen Tätigkeiten schriftlich bestellt ist. Es dürfen ihm nur solche Aufgaben übertragen werden, die er infolge seiner Stellung im Betrieb und seinen Befugnissen auch erfüllen kann, und es darf keine Bedenken gegen seine Zuverlässigkeit geben. Seine Stellung gegenüber dem Verantwortlichen ähnelt der von Betriebs- oder Personalratsmitgliedern. Er darf in der Erfüllung seiner Pflichten nicht behindert und wegen seiner Tätigkeit nicht benachteiligt werden. Ein verstärkter Kündigungsschutz, wie bei Betriebs- bzw. Personalratsmitgliedern, besteht allerdings nicht.

Persönliche Voraussetzungen sind:
- persönliche Eigenschaften,
- Verhalten,
- Fähigkeit,
- politische Gesinnung,
- Fachkunde.

Fachkunde

Die Fachkunde im Strahlenschutz besteht aus theoretischem Wissen (Fachkundekurse usw.) und praktischen Erfahrungen (Sachkunde) und gliedert sich in 2 untrennbar miteinander verbundene Bereiche. Dies sind die Sachkunde, die theoretisches Wissen und praktische Erfahrungen bei der Anwendung von Röntgenstrahlen bzw. beim Umgang mit radioaktiven Stoffen beinhaltet, sowie Kurse im Strahlenschutz. Dort werden hauptsächlich Kenntnisse über Gesetze und sonstiges theoretisches Wissen mit praktischen Übungen im Strahlenschutz auf dem jeweiligen Anwendungsgebiet vermittelt. Die Fachkunde muss bei dem für die Leitung oder Beaufsichtigung des beabsichtigten Umgangs mit radioaktiven Stoffen Betrauten vorhanden sein. Neu ist nun die Verpflichtung, dass die einmal erworbene Fachkunde alle 5 Jahre durch eine erfolgreiche Teilnahme an einem Fachkundekurs aktualisiert werden muss.

Übergangsvorschriften sind:

Erwerb der Fachkunde	Nachweis der Aktualisierung bis spätestens
▪ vor 1976:	01. 08. 2003
▪ zwischen 1976 und 1989:	01. 08. 2004
▪ nach 1989:	01. 08. 2006

5.12 Schutz der Bevölkerung und der Umwelt

Die maximal zulässige Dosis für Einzelpersonen der Bevölkerung liegt bei 1 mSv pro Kalenderjahr. Der Anteil an der höchstzulässigen Gesamtkörperdosis durch Ableitung radioaktiver Stoffe über die Luft oder das Wasser an der ungünstigsten Einwirkungsstelle in der Umgebung der Anlage unter Berücksichtigung sämtlicher Belastungspfade einschließlich der Ernährungskette darf höchstens 0,3 mSv im Kalenderjahr betragen. Für einzelne Organe sind höhere Teilkörperdosen zugelassen.

5.13 Strahlenschutzbereiche

Unter Berücksichtigung der inneren und äußeren Strahlenexposition wird zwischen Überwachungs-, Kontroll- und Sperrbereich unterschieden (§ 36 StrlSchV).

5.13.1 Überwachungsbereich

Es gilt folgender Grenzwert:
- effektive Dosis: >1 mSv/Kalenderjahr.

Zugangsberechtigung haben:
- Personen, die darin eine dem Betrieb dienende Aufgabe wahrnehmen;

- Personen, deren Aufenthalt als Patient, Proband oder helfende Person erforderlich ist;
- Auszubildende oder Studenten, deren Aufenthalt aufgrund des Ausbildungsziels erforderlich ist;
- Besucher.

5.13.2 Kontrollbereich

Es gilt folgender Grenzwert:
- effektive Dosis: >6 mSv/Kalenderjahr.

Zugangsberechtigung haben:
- Personen, die zur Durchführung oder Aufrechterhaltung von Betriebsabläufen darin tätig werden müssen;
- Personen, deren Aufenthalt als Patient, Proband oder helfende Person erforderlich ist;
- Auszubildende oder Studenten, deren Aufenthalt aufgrund des Ausbildungsziels erforderlich ist;
- schwangere Frauen, wenn sichergestellt ist, dass der Dosisgrenzwert nach § 55 Abs. 4 Satz 2 StrlSchV eingehalten wird.

5.13.3 Sperrbereich

Es gilt folgender Grenzwert:
- effektive Dosis: >3 mSv/h.

Zugangsberechtigung haben:
- Personen, die zur Durchführung von Betriebsabläufen oder aus zwingenden Gründen unter Aufsicht des Strahlenschutzverantwortlichen oder -beauftragten tätig werden müssen;
- Personen, deren Aufenthalt als Patient, Proband oder helfende Person erforderlich ist.

5.14 Schutz besonderer Personengruppen

Beruflich strahlenexponierte Personen sind alle Personen, die aufgrund ihrer Berufsausübung in die Kategorie A oder B eingruppiert sind (Tätigkeiten) oder Arbeiten verrichten, die zu einer zusätzlichen Strahlenexposition durch natürliche Strahlung führen (Bergbau, fliegendes Personal usw.).

Tabelle 5.3. Grenzwerte nach § 54 StrlSchV.

Körperdosis	Kategorie A	Kategorie B
Effektive Dosis	6 mSv/Kalenderjahr	1 mSv/Kalenderjahr
Augenlinse	45 mSv/Kalenderjahr	15 mSv/Kalenderjahr
Haut, Hände, Unterarme, Füße oder Knöchel	150 mSv/Kalenderjahr	50 mSv/Kalenderjahr

Alle beruflich strahlenexponierten Personen werden in verschiedene Kategorien eingeteilt. Diese Eingruppierung nimmt der zuständige örtliche Strahlenschutzbeauftragte unter Abschätzung der zu erwartenden Ortsdosis vor. Personen der Kategorie A und diejenigen, die Umgang mit offenen radioaktiven Stoffen haben, müssen jährlich vom ermächtigten Arzt untersucht werden. Von der zuständigen Aufsichtsbehörde kann allerdings auch noch ein kürzeres Untersuchungsintervall angeordnet werden. Ebenso kann sie für beruflich strahlenexponierte Personen der Kategorie B dieselben arbeitsmedizinischen Maßnahmen fordern. Für die ärztlichen Untersuchungen im Strahlenschutz gilt eine Duldungspflicht des Beschäftigten. Es besteht bei einem Arbeitsplatzwechsel jedoch die Möglichkeit, dass die Gesundheitsakte des zuständigen ermächtigten Arztes vor der Untersuchung ersatzweise angefordert werden kann.

Tabelle 5.4. Grenzwerte der Körperdosen für beruflich strahlenexponierte Personen nach §§ 55, 56 StrlSchV.

Beruflich strahlenexponierte Personen	Dosis
Effektive Dosis	20 mSv/Kalenderjahr
Effektive Dosis	100 mSv/5 Jahre
Effektive Dosis (einmalige Ausnahme)	50 mSv/Kalenderjahr
Augenlinse	150 mSv/Kalenderjahr
Haut, Hände, Unterarme, Füße, Knöchel	500 mSv/Kalenderjahr
Keimdrüsen, Gebärmutter, rotes Knochenmark	50 mSv/Kalenderjahr
Schilddrüse, Knochenoberfläche	300 mSv/Kalenderjahr
Dickdarm, Lunge, Magen, Blase, Brust, Leber, Speiseröhre, andere Organe und Gewebe	150 mSv/Kalenderjahr
Personen unter 18 Jahren	1 mSv/Kalenderjahr
Auszubildende/Studierende zwischen 16 und 18 Jahren mit behördlicher Zustimmung	6 mSv/Kalenderjahr
Gebärfähige Frauen (Gebärmutterdosis)	2 mSv/Monat
Ungeborenes Kind	1 mSv/Schwangerschaft
Berufslebensdosis	400 mSv/Berufsleben

Allerdings kann die zuständige Aufsichtsbehörde bei außergewöhnlichen Situationen (Störfall, Unfall) höhere Strahlenexpositionen als in § 55 StrlSchV zulassen. Dabei dürfen nur freiwillige Personen der Kategorie A eingesetzt werden. Planbare Einsatzentscheidungen können allerdings nicht allein vom Strahlenschutzverantwortlichen bzw. -beauftragten getroffen werden, sondern müssen in Zusammenarbeit mit dem Betriebs- bzw. Personalrat, der Fachkraft für Arbeitssicherheit, dem Betriebsarzt und der zuständigen Aufsichtsbehörde abgestimmt werden.

5.15 Anwendung radioaktiver Stoffe bzw. ionisierender Strahlung am Menschen

Die Anwendung ionisierender Strahlung in der Medizin wird in Kapitel 4 StrlSchV geregelt.

Wesentliche Regelungen sind:

- rechtfertigende Indikation,
- Medizinphysikexperte,
- Einrichtung einer ärztlichen Stelle für die Qualitätssicherung,
- Anweisungen für Standardanwendungen,
- Einführung diagnostischer Referenzwerte.

5.15.1 Konsequenzen und Auswirkungen der Novellierung

- bauliche Abschirmmaßnahmen können stärker ausfallen;
- Strahlenschutzbereiche müssen überprüft und ggf. neu festgelegt werden;
- beruflich strahlenexponierte Personen müssen neu eingestuft werden;
- Nachweis eines Medizinphysikexperten.

5.16 Richtlinie Strahlenschutz in der Medizin

Diese Richtlinie führt aus, wie die Verordnung über den Schutz vor Schäden durch ionisierende Strahlen (Strahlenschutzverordnung – StrlSchV) vom 20. Juli 2001 (Anlage B Nr. 3.1) unter Berücksichtigung des Standes von Wissenschaft und Technik im Bereich der Medizin erfüllt werden soll. Die Richtlinie bezieht sich auf den Strahlenschutz in der Medizin bei Anwendungen ausschließlich am Menschen. Sie fasst alle Anwendungsgebiete mit radioaktiven Stoffen und ionisierenden Strahlen in der Medizin, mit Ausnahme der Röntgenstrahlen, in einem einheitlichen Regelwerk zusammen und dient zur Harmonisierung und Vereinheitlichung von Genehmigungsverfahren bzw. -praxis. Die Richtlinie soll dem betroffenen Arzt oder sonstigem Personal zur Unterstützung seiner Planungen im Umgang mit radioaktiven Stoffen dienen. Als Rechtsgrundlage gilt die Strahlenschutzverordnung (hier: § 4, §§ 80ff StrlSchV), die eine Rechtfertigung und Optimierung der Strahlenexposition bei der Untersuchung und Behandlung fordert.

Wesentliche Bestandteile der Richtlinie Strahlenschutz in der Medizin sind:

- Genehmigungsvoraussetzungen,
- Schutz beruflich strahlenexponierter Personen,
- Schutz des Patienten,
- Untersuchung und Behandlung mit offenen radioaktiven Stoffen,
- Strahlenbehandlung,
- ärztliche Stelle,
- Freigabe, Rückgabe, Abgabe und Ablieferung radioaktiver Stoffe,
- Entlassung von Patienten nach der Behandlung mit radioaktiven Stoffen,
- Transport, Sektion und Bestattung von Leichen, die radioaktive Stoffe enthalten.

5.16.1 Aufzeichnungspflicht

Gemäß § 85 StrlSchV müssen alle personenspezifischen Unterlagen (Befragungen, Aufzeichnungen usw.) jederzeit verfügbar und unverändert lesbar gemacht werden können. Dabei sollten aus dieser Dokumentation folgende Angaben zur Untersuchung mit offenen bzw. umschlossenen radioaktiven Stoffen hervorgehen:

- Datum, Uhrzeit,
- Isotop,
- Aktivität,
  chemische Zusammensetzung,
- Applikationsart, Ort des Zugangs,
- Zielorgan,
- rechtfertigende Indikation,
- Begründung bei Überschreitung der diagnostischen Referenzwerte.

Bei Behandlungen sind noch zusätzliche Angaben zu dokumentieren:

- Art und Ergebnis der Abschätzung der Organdosis bzw. Dosisabschätzung im Zielgewebe;
- Dosis im Zielvolumen oder Organdosis.

Sollte die Protokollierung nach DIN 6827 Teil 1–3 erfolgen, müssen diese Angaben nicht gesondert angegeben werden.

5.16.2 Aufbewahrungsfristen

Es sind folgende Fristen zu beachten:
- Aufzeichnungen der Personendosimetrie: 30 Jahre, mindestens jedoch bis zum vollendeten 75. Lebensjahr;
- Aufzeichnungen über die Untersuchung eines Patienten: 10 Jahre;
- Behandlungsunterlagen eines Patienten: 30 Jahre;
- Qualitätskontrollen der Untersuchungsgeräte: 3 Jahre.

5.17 Richtlinie für die physikalische Strahlenschutzkontrolle

Die länderübergreifende Richtlinie beschreibt allgemein anwendbare Grundsätze und Verfahren für die Strahlenschutzüberwachung bei äußerer und innerer Strahlenexposition. Sie ist Grundlage für die einheitliche Gestaltung der Anforderung an die physikalische Strahlenschutzkontrolle zur Ermittlung der Körperdosis gemäß StrlSchV und RöV. Je nach den Arbeitsbedingungen kann die Aufsichtsbehörde das Messverfahren bestimmen. Im Regelfall wird die Personendosis gemessen. Die zuständige Aufsichtsbehörde kann jedoch unter Berücksichtigung der Expositionsbedingungen ein abweichendes bzw. zusätzliches Messverfahren bestimmen. Zur physikalischen Strahlenschutzkontrolle werden die im Folgenden beschriebenen Verfahren angewandt.

5.17.1 Messung der Personendosis

Art der verwendeten Dosimeter zur Bestimmung der Ganz- und Teilkörperdosis sind:
- Filmdosimeter (amtliches Dosimeter),
- Flachglasdosimeter (amtliches Dosimeter),
- Stabdosimeter,
- digitales Dosismessgerät.

5.17.2 Messung der Ortsdosis oder -leistung

Es erfolgt die Abschätzung der Körperdosis aus den Eigenschaften der Strahlenquelle oder des Strahlenfeldes.

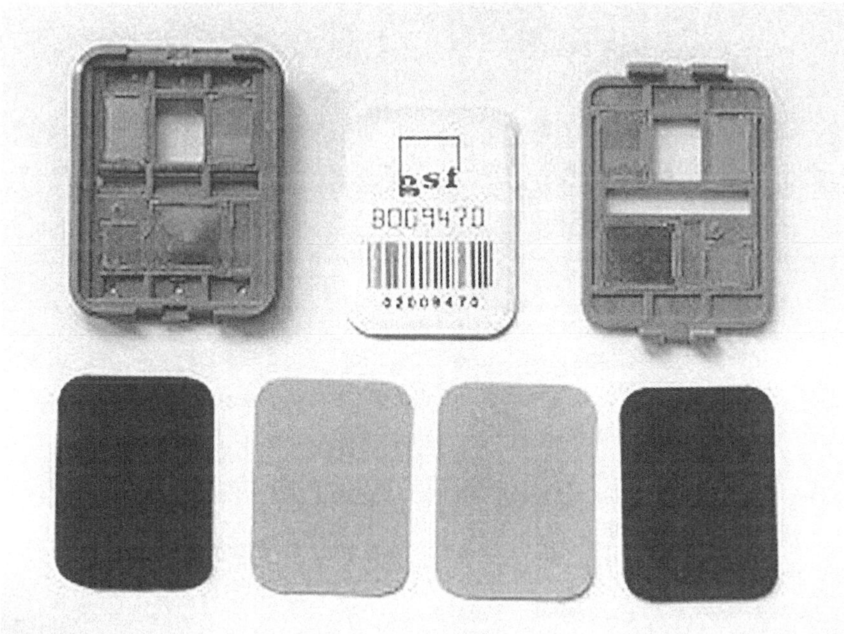

Abb. 5.16. Filmdosimeter.

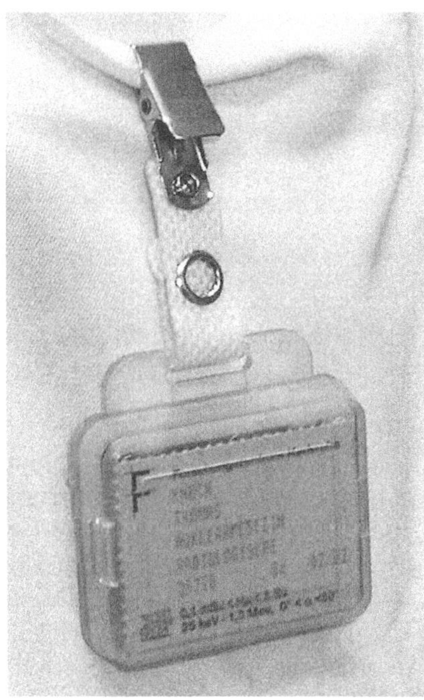

Abb. 5.17. Flachglasdosimeter.

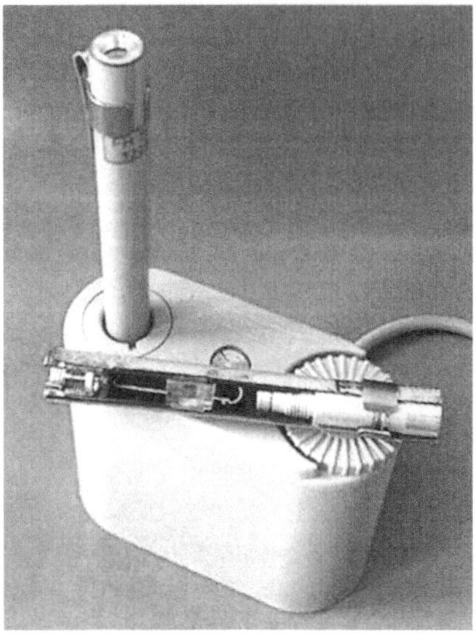

Abb. 5.18. Stabdosimeter.

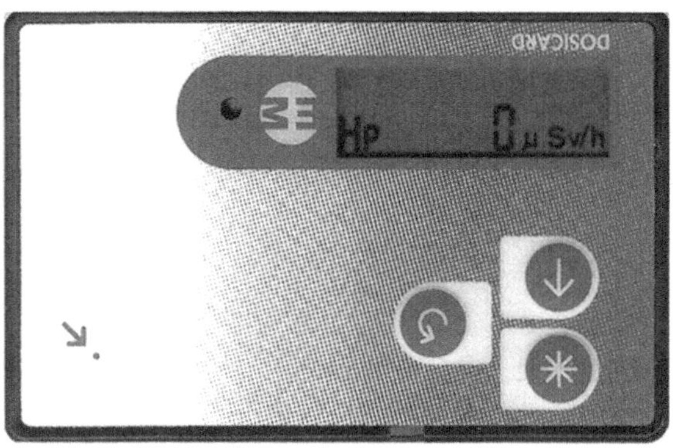

Abb. 5.19. Digitales Dosismessgerät.

5.18 Umgang mit radioaktiven Stoffen

Die Arbeitsverfahren sind so zu wählen, dass die Inkorporation radioaktiver Stoffe und die Kontamination der betroffenen Personen möglichst gering bleiben. Zu den vorbeugenden Maßnahmen gehören neben den jährlichen Strahlenschutzunterweisungen über das Verhalten im Kontrollbereich auch die regelmäßige Überprüfung des Gesundheitszustandes der Haut sowie die ständige Hautpflege. Diese Maßnahmen stellen den wirkungsvollsten Schutz zur Vermeidung bzw. Einschränkung von Kontaminationen dar. Es ist im Kontrollbereich erforderlich, dass das Personal Schutzkleidung trägt und im Umgang mit offenen radioaktiven Stoffen

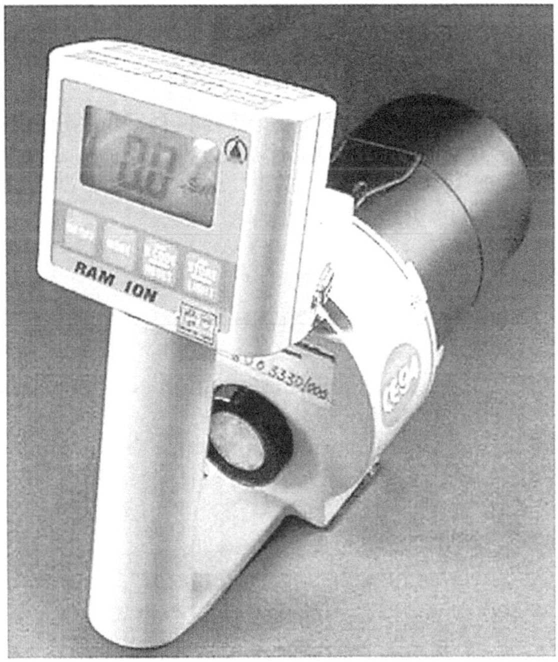

Abb. 5.20. Dosisleistungsmessgerät.

Handschuhe verwendet. Ebenso sind spezielle Hautschutzpasten zu empfehlen, da diese die eventuelle Dekontamination erleichtern.

5.18.1 Verhalten im Kontrollbereich

Es ist auf Folgendes zu achten:
- nicht essen und trinken,
- nicht rauchen,
- nichts unbedacht anfassen,
- nicht unnötig umhergehen,
- keinen Staub aufwirbeln,
- keine Flüssigkeiten verschleppen.

5.18.2 Methoden zur Überwachung

Bei Räumen, Arbeitsplätzen und Geräten sind anzuwenden:
- Wischtest,
- Direktmessungen.

Die Raumluft kann überwacht werden mittels:
- Filtration,
- elektrostatischer Abscheidung.

Abwasser und wässrige Lösungen werden überprüft durch:
- Direktmessungen,
- Destillation,
- Eindampfverfahren.

5.18.3 Personendekontamination

Bei der Personendekontamination sind folgende Prinzipien zu beachten:
- keine Schädigung der Haut;
- keine zusätzliche Inkorporation durch die Haut;
- in Abhängigkeit des Körperteils dürfen die Dosisgrenzwerte in Anlage III Tabelle 1 Spalte 4 StrlSchV nicht überschritten werden;
- Kontrollbereich: hundertfach;
- Überwachungsbereich: zehnfach;
- außerhalb des Betriebsgeländes: einfach.

5.18.4 Administrative Kriterien

Kontaminierte Kleidungsstücke ablegen und in ein geeignetes Behältnis verpacken, sammeln und kennzeichnen. Die Helfer müssen ebenfalls Schutzkleidung tragen. Zur Dekontamination dürfen nur Personen betraut werden, welche die dafür erforderlichen Kenntnisse besitzen.

5.18.5 Messtechnische Kriterien

Erst ab einer Aktivitätskonzentration $>10\ \mathrm{Bq/cm^2}$ sind Maßnahmen zur Hautdekontamination zu ergreifen (Empfehlung des Fachverbandes für Strahlenschutz).

Bei einem Kontaminationswert $<10\ \mathrm{Bq/cm^2}$ sind folgende Maßnahmen zu ergreifen:
- Betroffene Stelle mit einer speziellen Waschlotion und lauwarmem Wasser waschen. Dieser Vorgang kann evtl. nochmals wiederholt werden.
- Bei einem Dekontaminationsfaktor von $<0{,}1$ (Impulse nach Waschen/Impulse vor dem Waschen) können die Maßnahmen beendet werden.

Bei einem Kontaminationswert $>10\ \mathrm{Bq/cm^2}$ ist folgendermaßen vorzugehen:
- Mehrmaliges Waschen mit kaltem Wasser und Waschlotion (max. 3-mal). Bei Hautrötungen ist die Dekontaminierung umgehend abzubre-

chen. Nach dem Waschen soll die gereinigte Stelle immer mit einem Hautpflegemittel eingefettet werden.

5.18.6 Spezielle Maßnahmen zur Dekontamination

Haare
- Kopf nach hinten neigen und von einem Helfer waschen lassen,
- mit reichlich Wasser nachspülen,
- vor dem Trocknen messen,
- Haare kürzen (Zustimmung erforderlich).

Augen:
- mit einer Augendusche ausspülen,
- Durchführung nur von einem Sanitäter oder unter ärztlicher Aufsicht.

Mund/Nase/Ohren:
- Mund mit reichlich Wasser ausspülen,
- Nase durch Schnäuzen dekontaminieren.

Die Durchführung der Dekontamination erfolgt nur von einem ermächtigten Arzt. Sofern notwendig, ist ein HNO-Arzt hinzuzuziehen. Weitergehende Maßnahmen sind der ärztlichen Entscheidung vorbehalten. Bei Verdacht einer Inkorporation ist eine Kontrollmessung der Sekrete und der Spülflüssigkeit durchzuführen.

Hautfalten/Fingernägel:
- mittels nichtmetallischer Nagelfeile die Kontamination entfernen,
- weiche Bürste verwenden,
- Tesafilm- oder Heftpflasterabriss,
- waschen mit Waschlotion.

Hände:
- waschen mit Waschlotion,
- Gummihandschuhe anziehen und Kontamination ausschwitzen.

5.19 Strahlenschutz gegen äußere Bestrahlung des menschlichen Körpers

5.19.1 Vorbeugende Maßnahmen

Vorbeugende Maßnahmen sind:
- Kontrolle der Haut auf Verletzungen, Schädigungen oder Erkrankungen als prophylaktische Maßnahme;

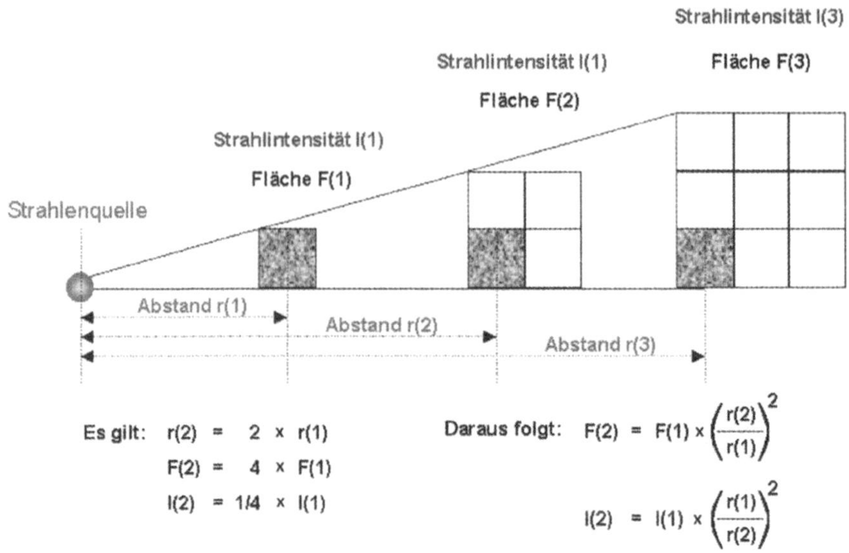

Abb. 5.21. Abstandsquadratgesetz.

- vor der Arbeitsaufnahme die Hände waschen und einsalben;
- Arbeitsflächen großzügig abdecken (Zellstoff, Folien usw.);
- Schutzkleidung tragen (Kittel, Handschuhe usw.);
- Verwendung von Strahlern geringer Quellstärke;
- Aufenthaltsdauer begrenzen;
- großer Quellabstand;
- Abschirmung.

5.19.2 Abstandsquadratgesetz

Um die Ortsdosisleistung in der Umgebung einer Strahlenquelle für den Strahlenexponierten zu verringern, muss der Abstand vergrößert werden. Es gilt die Gesetzmäßigkeit, dass die Dosisleistung umgekehrt proportional zum Quadrat des Abstandes ist.

5.20 Abfallbeseitigung

Generell gilt nach § 76 StrlSchV, dass radioaktive Reststoffe und Abfälle an eine nach Landesrecht zu bestimmende Sammelstelle oder an eine zur Beseitigung radioaktiver Abfälle behördlich zugelassene Einrichtung abzuliefern sind.

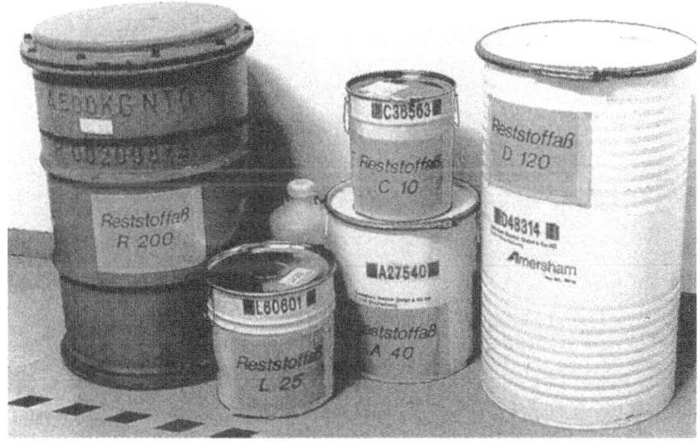

Abb. 5.22. Abfallbehälter für flüssige und feste radioaktive Stoffe.

Der überwiegende Teil der radioaktiven Abfälle aus Medizin und Forschung hat eine sehr geringe spezifische Aktivität. Abklingabfälle (^{99m}Tc, ^{125}I, ^{131}I usw.) können auch als nichtradioaktive Stoffe im Sinne von § 2 Abs. 2 Atomgesetz behandelt werden. Die zuständige Aufsichtsbehörde muss allerdings einen Bescheid erteilen, der sicherstellt, dass durch die freigegebenen Stoffe für eine Einzelperson der Bevölkerung nur eine effektive Dosis im Bereich von 10 μSv im Kalenderjahr auftreten kann (§ 29 Abs. 2 StrlSchV). Ansonsten gelten die allgemein üblichen Trennungskriterien für die entsprechenden Abfall- und Transportbehälter.

5.20.1 Trennungskriterien zum Entsorgen von radioaktiven Abfällen

Die Trennungskriterien sind Tabelle 5.5 und Tabelle 5.6 zu entnehmen.

Tabelle 5.5. Isotope mit einer Halbwertszeit von weniger als 100 Tagen.

Abfallart	Verpackung	Transportbehälter
▮ Papier, Plastik, Glas, Metall	10-l-Rundbodensack	R-Fass (200 l, orange)
▮ Wässrige Flüssigkeiten	5- bis 50-l-PE-Flaschen	R-Fass (200 l, orange)
▮ Vials (schwer entflammbar)	10-l-Rundbodensack	R-Fass (200 l, orange)
▮ Vials (leicht entzündlich)	25-l-PE-Beutel	L-Behälter (25 l, weiß)
▮ Brennbare Flüssigkeiten	5- oder 60-l-Behälter	N-/P-Behälter (5/60 l, weiß)
▮ Umschlossene Stoffe	Nach Absprache	Nach Absprache

Tabelle 5.6. Isotope mit einer Halbwertszeit von mehr als 100 Tagen.

Abfallart	Verpackung	Transportbehälter
▮ Papier, Plastik, Glas, Metall	10-l-Rundbodensack	D-Behälter (120 l, weiß)
▮ Wässrige Flüssigkeiten	10/40-l-PE-Einsatz	C-/A-Behälter (10/40 l, weiß)
▮ Vials (schwer entflammbar)	25-l-PE-Beutel	L-Behälter (25 l, weiß)
▮ Vials (leicht entzündlich)	25-l-PE-Beutel	L-Behälter (25 l, weiß)
▮ Brennbare Flüssigkeiten	5- oder 60-l-Behälter	N-/P-Behälter (5/60 l, weiß)
▮ Umschlossene Stoffe	Nach Absprache	Nach Absprache

5.20.2 Kommerzielle Verfahren zur Dekontamination von flüssigen radioaktiven Abfällen

Zu diesen Verfahren gehören:

- Ionenaustausch,
  hauptsächlich flüssige Abfälle mit geringer Leitfähigkeit,
- Filtration,
  alle Abfälle außer Tritium,
- chemische Fällung (aufgrund des geringen Dekontaminationsfaktors wird dieses Verfahren nur bei schwach kontaminierten Abfällen angewendet),
- Zentrifugieren,
- anfallende feste Rückstände (Schlamm) kann direkt in Zement eingegossen werden,
- Abklingverfahren (Anwendung nur bei Nukliden mit kurzen Halbwertszeiten sinnvoll),
- Eindampfung,
- universales Verfahren zur Reinigung von flüssigen radioaktiven Abfällen mit hohem Dekontaminationsfaktor.

5.20.3 Behandlung von festen radioaktiven Abfällen

Etwa 50–60% der anfallenden festen radioaktiven Abfälle sind brennbar. Dabei bilden Gummihandschuhe, Verpackungs- und Filtermaterialien den Hauptanteil der Stoffe, die aus der Medizin zur Verbrennung gelangen. Die anfallenden Rückstände (Schlämme, Asche o. Ä.) der verschiedenen Dekontaminationsverfahren müssen in einen endlagerfähigen Zustand – Konditionierung – gebracht werden. Üblicherweise geschieht dies durch Trocknung oder durch Verfestigung mit Bitumen oder Zement.

Die verschiedenen Abfallprodukte lassen sich in folgende Abfallproduktgruppen zusammenfassen:

- zementierte bzw. betonierte Abfälle,
- Bitumen- und Kunststoffprodukte,
- Feststoffe,
- metallische Feststoffe,
- Presslinge,
- Konzentrate.

Dabei müssen alle Abfallprodukte den folgenden Anforderungen genügen: Sie

- müssen in fester oder verfestigter Form vorliegen;
- dürfen keine Gase enthalten;
- dürfen keine freien Flüssigkeiten enthalten;
- dürfen nicht gären oder faulen;
- dürfen keine leicht entzündlichen, explosiven oder selbstentzündlichen Stoffe enthalten.
- Fixierungsmittel müssen erstarrt sein.
- Grenzwerte dürfen nicht überschritten werden.
- Die Aufbewahrung darf nur in standardisierten Behältern erfolgen.

5.21 Strahlenexpositionen

Die mittlere effektive Jahresdosis im Jahr 2000 betrug durch natürliche und radioaktive Strahlenquellen 4,5 mSv (Quelle: Bundesamt für Strahlenschutz: Umweltradioaktivität und Strahlenbelastung 2000). Sie setzt sich aus der natürlichen und der zivilisatorisch bedingten Strahlenexposition zusammen.

5.21.1 Natürliche Strahlenexposition

Die natürliche Strahlenexposition setzt sich aus äußerer und innerer Exposition zusammen. Dabei besteht die äußere Strahlenexposition zum überwiegenden Teil aus kosmischer und terrestrischer Strahlung, die sehr stark ortsabhängig ist. In der Bundesrepublik Deutschland wird z.B. in Meereshöhe eine Dosisleistung von ca. 0,3 mSv/Jahr durch kosmische Strahlung gemessen, während dieser Wert in 3000 m Höhe bis auf 1,0 mSv/Jahr ansteigen kann. Die innere Strahlenexposition kommt durch Inhalation und Ingestion von Isotopen aus natürlichen Zerfallsreihen der Umwelt zustande.

Die jeweilige Exposition beträgt:

- kosmische Strahlung: ca. 0,3 mSv/Jahr;

- terrestrische Strahlung: ca. 0,4 mSv/Jahr;
- Ingestion natürlicher Stoffe: ca. 0,3 mSv/Jahr;
- Inhalation von Radonfolgeprodukten: ca. 1,1 mSv/Jahr.

5.21.2 Zivilisatorische Strahlenexposition

Den Hauptanteil dieser Strahlenexposition liefert die Anwendung ionisierender Strahlung in der Medizin. Darunter fallen Röntgenuntersuchungen als radiologische Diagnoseverfahren und die nuklearmedizinische Diagnostik. Andere Expositionspfade liefern nur einen kleinen und untergeordneten Beitrag zur Gesamtdosis.

- Medizin: ca. 2,0 mSv/Jahr;
- Tschernobyl-Unfall: < 0,015 mSv/Jahr;
- kerntechnische Anlagen: <0,01 mSv/Jahr;
- berufliche Strahlenexposition: ca. 1,19 mSv/Jahr;
- Fallout von Kernwaffen: <0,01 mSv/Jahr;
- Anwendung in Forschung und Technik: <0,01 mSv/Jahr.

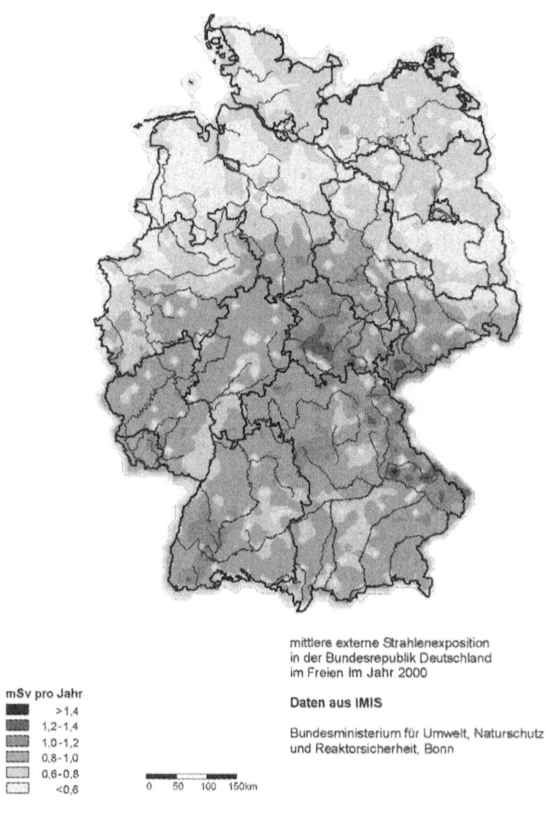

Abb. 5.23. Natürliche Strahlenexposition im Jahr 2000 in Deutschland.

Die berufliche Strahlenexposition liegt gemäß den Angaben des Bundesamtes für Strahlenschutz bei ca. 1,19 mSv/Jahr. Darunter fallen alle Berufsgruppen, die mit radioaktiven Stoffen Umgang haben. Es liegen jedoch die 98% der beruflich strahlenexponierten Personen in der Medizin des Universitätsklinikums Heidelberg (Ärzte, MTRA, Hilfskräfte usw.) weit unterhalb des angegebenen Mittelwertes. Bei den restlichen Personen, die hauptsächlich in der Nuklearmedizin und in der Kardiologie tätig sind, wurde nicht einmal der Grenzwert der Kategorie B erreicht.

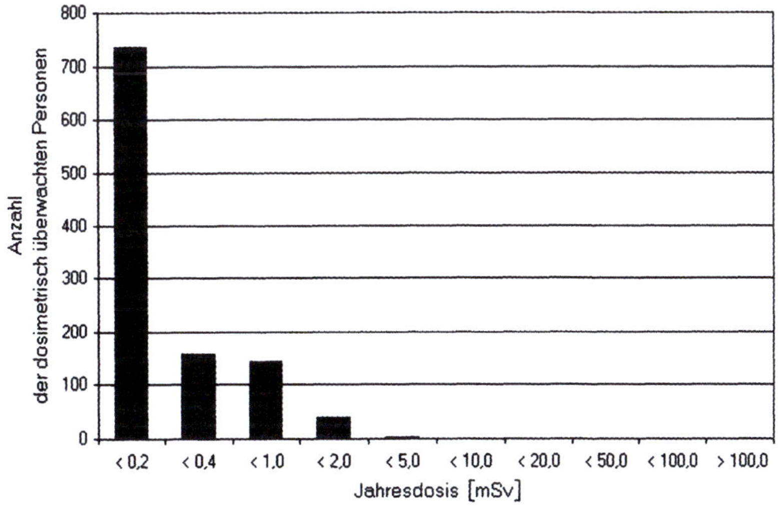

Abb. 5.24. Ganzkörperdosis im Jahr 2001.

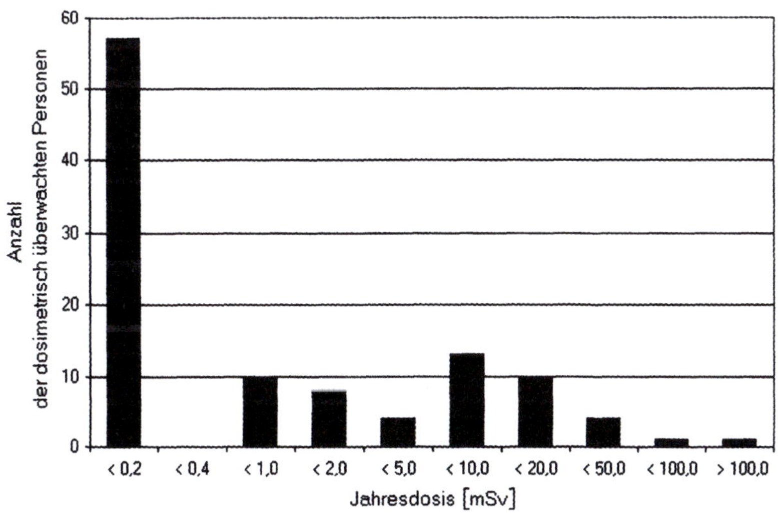

Abb. 5.25. Teilkörperdosis im Jahr 2001.

6 Qualitätssicherung in der Nuklearmedizin

J. Hafner-Grab, A. Nagel, H. Elser

Die nuklearmedizinische Qualitätskontrolle betrifft:

- die für die Diagnostik notwendigen Messgeräte und -systeme,
- den Bereich der In-vitro-Diagnostik,
- die verwendeten Radiopharmazeutika,
- die Durchführung der In-vivo-Untersuchungen,
- die Dokumentation und die Befundung der Ergebnisse.

Die Neufassung der Richtlinie Strahlenschutz in der Medizin, die seit 01. 06. 1993 in Kraft ist, bindet alle Anwender von radioaktiven Stoffen bußgeldpflichtig (§ 42 Abs. 5 StrlSchV), ihre verwendeten Messgeräte durch regelmäßige Kontrollen auf ihre Sicherheit und Zuverlässigkeit hin zu überprüfen. Das Ziel dieser Richtlinien ist allgemein die Harmonisierung von Genehmigungsverfahren zur Gewährleistung einer einheitlichen Genehmigungspraxis und zur Erleichterung der staatlichen Aufsicht bei der Anwendung radioaktiver Stoffe in der Medizin. Das Ziel der Qualitätssicherung bei der nuklearmedizinischen Untersuchung besteht darin, ein Höchstmaß an diagnostischer Treffsicherheit bei einem Minimum an Strahlenexposition für Patienten, Personal und Umwelt zu erreichen.

Für die Qualitätskontrolle nuklearmedizinischer In-vitro-Untersuchungen bestehen derzeit nur wenige gesetzlich vorgeschriebene Regelungen. Als Orientierungshilfe für die Qualitätskontrolle werden daher die Empfehlungen vom Ausschuss „Klinische Qualitätskontrolle nuklearmedizinischer In-vitro-Untersuchungen[1]" dargestellt.

Die für die Durchführung und Befundung notwendige Qualitätskontrolle wird im Kapitel „Nuklearmedizinische Untersuchungen" erläutert.

Die notwendigen Prüfungen werden eingeteilt in:

- **Abnahmeprüfung der nuklearmedizinischen Geräte**
  Die Abnahmeprüfung wird durch den Hersteller nach der Inbetriebnahme sowie nach größeren Reparaturen eines Geräts durchgeführt. Ein wesentliches Ziel der Abnahmeprüfung ist die Ermittlung von „Referenzdaten" für spätere Konstanzprüfungen.
  Bei der Abnahmeprüfung werden die Geräte vom Hersteller auf optimale Leistungsdaten eingestellt.

[1] Publiziert im Sonderheft 4, NuklearMedizin (1989).

- **Konstanzprüfung**
  Bei der Konstanzprüfung, die vom Betreiber regelmäßig durchzuführen ist, werden die „Ist-Daten“ mit den „Referenz-Daten“ verglichen, um Abweichungen rechtzeitig zu erkennen. Die Ergebnisse werden aufgezeichnet und müssen 10 Jahre lang aufbewahrt werden.
- **Zustandsprüfung**[2]
  Die Zustandsprüfung ist eine zusätzliche Überprüfung der Leistungsfähigkeit des Geräts und dient ggf. zur Erkennung von Fehlerursachen. Bei der Zustandsprüfung sollten alle Prüfverfahren angewandt werden, die auch bei der Abnahmeprüfung angewandt wurden. Diese Prüfung erfolgt meist durch den Hersteller.

6.1 Qualitätskontrolle an der Gamma-Kamera

6.1.1 Begriffserläuterung

- **UFOV**
  Die „*u*seful *f*ield *o*f *v*iew“ beschreibt das nutzbare Sichtfeld des Kristalls, das zum szintigraphischen Bild beiträgt (ca. 95% des empfindlichen Bereichs).

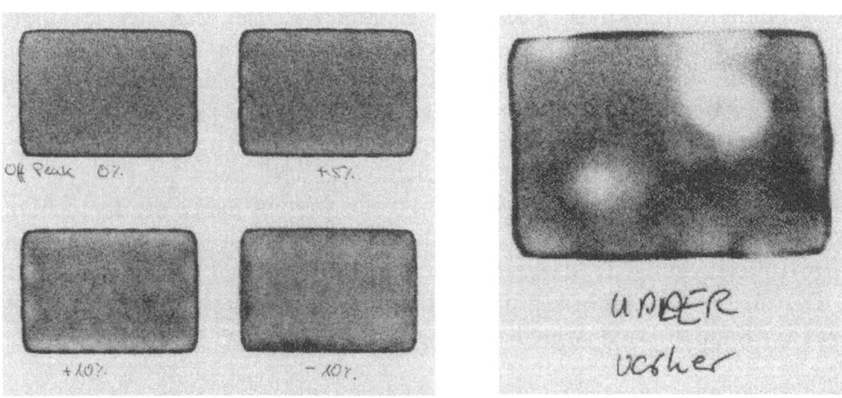

a b

Abb. 6.1. Intrinsic-Homogenitätstest. **a** Unauffällig, **b** mit multiplen Photomultiplierausfällen. Das Gesichtsfeld der Kamera ist im Idealfall vollständig homogen. Dies wird zunächst mit einem symmetrischen Photopeak, anschließend nach Verschiebung des Energiefensters um +5%, +10% und −10% geprüft. Eine Inhomogenität durch Ausfall mehrerer Photomultiplier (**b**) ist bei asymmetrischer Fenstereinstellung früher erkennbar.

[2] Nach Richtlinie Strahlenschutz in der Medizin, 2. Auflage 1992, Verlag Hoffmann GmbH, Berlin. In den DIN-Normen existiert der Begriff Zustandsprüfung nicht!

- **CFOV**
  Die „*central field of view*" bezeichnet das zentrale Sichtfeld des Kristalls. Es beträgt 75% der linearen Abmessungen des nutzbaren Sichtfeldes (UFOV).
- **Extrinsic**
  Als Extrinsic-Messungen werden Messungen *mit* Kollimator bezeichnet, d.h. mit dem gesamten betriebsfähigen System.
- **Intrinsic**
  Intrinsic-Messungen werden *ohne* Kollimator durchgeführt.

6.1.2 Nulleffekt

Der Nulleffekt erzeugt eine Untergrundzählrate. Es handelt sich um die Zählrate, die von der Gamma-Kamera ohne radioaktive Quelle gemessen wird.

Tabelle 6.1. Zeitplan vorgeschriebener Qualitätskontrollen für Gamma-Kameras und SPECT-Kameras (nach Richtlinie Strahlenschutz in der Medizin und nach DIN 6855, Teile 1, 2, 3).

	Täglich	Wöchentlich	Monatlich	Halbjährlich	Prüfungsdauer
Nulleffekt	X				5 min
Fensterlage	X				2–5 min
Ausbeute		X			2 min
Inhomogenitätstest		X			2–5 min
Linearität und Ortsauflösung				X	10 min
Abbildungsmaßstab				X	5–10 min
Rotationszentrum COR		X			30–40 min
Tomographische Inhomogenität = Flood-Korrektur				X	2–7 h
Kontrast				X	1 h
Dokumentationseinrichtung				X	je nach Hersteller
Energiekalibrierung				X	je nach Hersteller
Energieauflösung				X	je nach Hersteller

Tabelle 6.2. Prüfungsdurchführung Nulleffekt bei der Gamma-Kamera.

Energiefenster	Kollimator	Zeit
Einstellung auf das meist benutzte Nuklid täglich	Mit	Jeweils Messung über ein Zeitintervall von ca. 5 min
laut DIN-Norm in allen Energiefenstern, aber seltener	Mit	Jeweils Messung über ein Zeitintervall von ca. 5 min

Diese kann durch Kontaminationen innerhalb des Untersuchungsraums, z. B. Fußboden, Patientenliege, Kollimator etc., erheblich beeinflusst werden.

6.1.3 Kontrolle der Energiefensterlage

Die Fensterlage sollte täglich *und* vor jedem Wechsel des Nuklids überprüft werden. Diese Überprüfung dient zur Kontrolle für die optimale Lage des Fensters auf dem Photopeak. Die Überprüfung erfolgt mit Hilfe eines Oszilloskops oder über eine Darstellung des Spektrums auf dem Bildschirm der Gamma-Kamera.

6.1.4 Autopeaking

Autopeaking bezeichnet die automatische Fenstereinstellung. Die Einstellung erfolgt nach der „Zwei-Fenster-Methode". Dabei wird jeweils ein Fens-

Tabelle 6.3. Prüfung des eingestellten Energiefensters.

Fenster	Quelle	MBq	Kollimator	Autopeaking
▮ Verwendete Nuklide	Spritze	70	Mit	Geeignet
▮ Verwendete Nuklide	Patient	70	Mit	*Nicht geeignet*
▮ Verwendete Nuklide	Flächenphantom	70	Mit	Geeignet
▮ Verwendete Nuklide	Spritze	<8, in ca. 2 m Abstand	Ohne	Geeignet

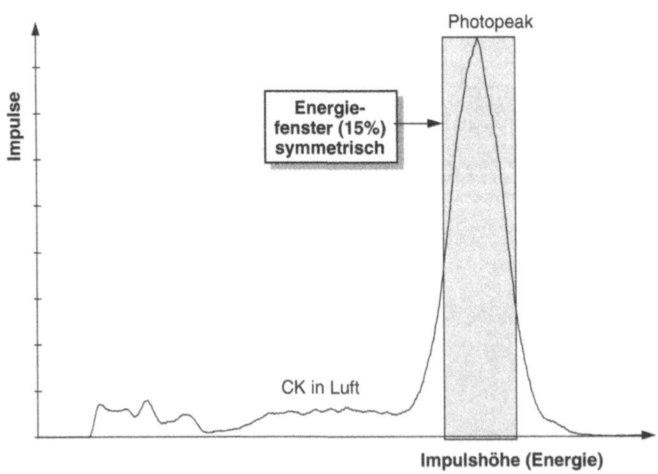

Abb. 6.2. Impulshöhenspektrum von ^{99m}Tc in Luft gemessen mit einem NaJ-Kristall. CK = Compton-Anteil.

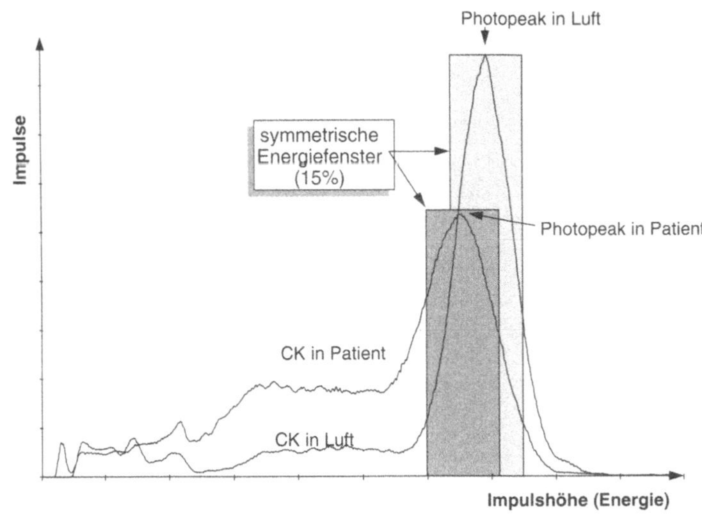

Abb. 6.3. Impulshöhenspektrum in Luft und bei Streuung durch den Patienten. Mit der Streuung steigt der Compton-Anteil (CK), und der Photopeak wandert in Richtung geringerer Energien (gemessen an einem NaJ-Kristall).

ter an jeder Flanke des Photopeaks angelegt. Die Lage beider Fenster wird solange variiert, bis der Flächeninhalt (gleiche Impulszahl) unter dem Photopeak für beide Fenster gleich groß ist.

Für die Praxis ist bedeutsam, dass das Autopeaking immer mit einer Quelle in Luft und nicht am Patienten durchgeführt wird, denn in einem dicken Streumedium (Patient) entsteht ein größerer Compton-Anteil, und der Photopeak wird dadurch nach links in Richtung kleinerer Energien verschoben. Demzufolge wird das Energiefenster falsch eingestellt; es enthält einen unnötig hohen Streuanteil.

6.1.5 Asymmetrische Fenster

Bei modernen Kameras ist es möglich, ein asymmetrisches Fenster[3] einzustellen; dies führt zur Kontrastverbesserung bei allen Bildern, da weniger Compton-Anteil auftritt.

Falls man asymmetrische Fenster verwendet, sollte zusätzlich eine Kontrolle auf stabile Homogenität gemacht werden. Dies kann mit Hilfe einer statischen Aufnahme ohne Kollimator bei einer stark asymmetrischen Fensterlage geprüft werden.

[3] Die Einstellung eines asymmetrischen Energiefensters zur Kontrastverbesserung wird von den Buchautoren empfohlen, ist aber nicht Bestandteil der Richtlinie Strahlenschutz in der Medizin oder der DIN-Normen.

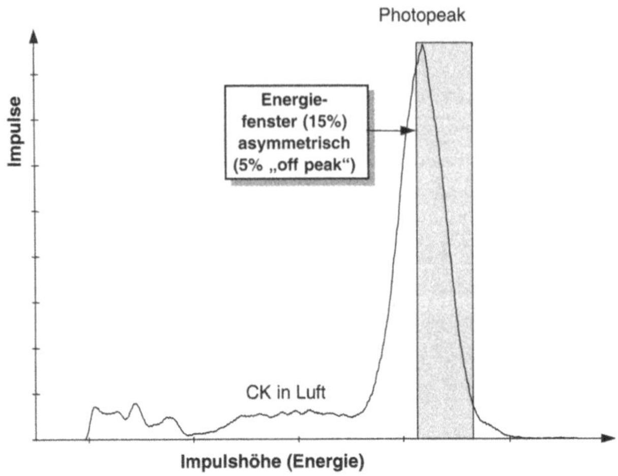

Abb. 6.4. Asymmetrische Energiefenstereinstellung. CK = Compton-Anteil.

6.1.6 Ausbeute

Die Ausbeute einer Gamma-Kamera ist das Verhältnis der gemessenen Zählrate zur Aktivität einer Flächenquelle. Die Ausbeute gilt nur für ein bestimmtes Nuklid, einen bestimmten Kollimator, eine bestimmte Fensterwahl und für die gleiche Messgeometrie.

▌ **Prüfungsdurchführung**
Ein Flächenphantom, das größer ist als das Sichtfeld der Gamma-Kamera (soll allseitig 2 cm das Sichtfeld überragen), wird mit einer bekannten Aktivität über einen definierten Zeitraum gemessen und die Impulsrate notiert. Danach errechnet sich die Ausbeute nach:

$$\text{Ausbeute} = \frac{\text{Impulse}}{\text{Zeit} \times \text{Aktivität}} [\text{Imp/min/MBq}]$$

Tabelle 6.4. Auswertung der Ergebnisse bei Prüfung auf Ausbeute bei einer Gamma-Kamera.

Quelle	MBq	Kollimator	Abstand	Auswertung
Flächenphantom	<200	Mit	Klein	ROI [Imp/min]

6.1.7 Prüfungen auf Homogenität der Kamera (Inhomogenitätstests)

Die geforderten Prüfungen lassen sich gliedern in:

- Prüfungen für planaren Kamerabetrieb
  - ohne Kollimator (Bestimmung der intrinsic oder inhärenten Inhomogenität),
  - mit Kollimator (Bestimmung der extrinsic oder Systeminhomogenität).
- Prüfungen für SPECT-Betrieb
  - mit Kollimator (Flood-Korrektur = Erstellen einer Homogenitätsmatrix für mathematische Korrekturverfahren).

Im Rahmen der Konstanzprüfung kann entweder die inhärente Inhomogenität oder die Systeminhomogenität geprüft werden. Ausschlaggebend ist das bei der Erstellung der Referenzaufnahme angewandte Verfahren. Die Prüfung der Systeminhomogenität ist der Prüfung der inhärenten Inhomogenität vorzuziehen, da gleichzeitig Veränderungen des Kollimators erfasst werden. Ferner lässt sich die Aufnahme auch als Korrekturmatrix für die SPECT-Rekonstruktion verwenden. Bei Doppelkopfkameras, bei denen die Köpfe nicht einzeln in der y-Richtung gedreht werden können, kann nur die Systeminhomogenität geprüft werden.

Kontrolle der intrinsic oder inhärenten Inhomogenität

Mit der Kontrolle der intrinsic oder inhärenten Inhomogenität wird eine Aussage über das Abbildungssystem der Kamera *ohne* Kollimator gemacht.

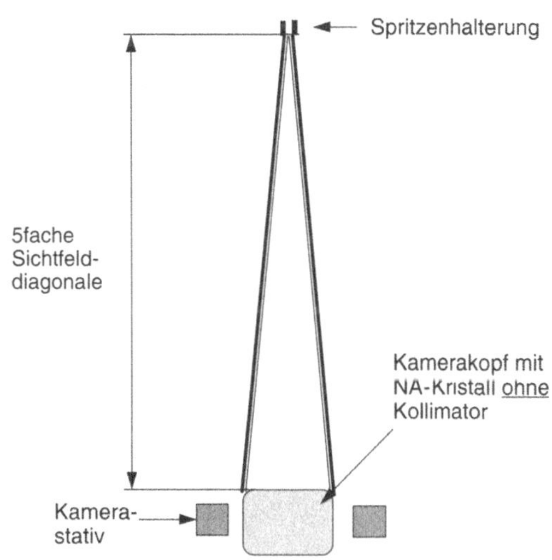

Abb. 6.5. Anordnung der Punktquelle bei der intrinsic oder inhärenten Inhomogenitätsprüfung.

Tabelle 6.5. Kontrolle der intrinsic-Aktivität.

Quelle	MBq	Kollimator	Abstand	Nuklid	Besonderheiten
Spritze	<20	ohne	5x D* groß	^{99m}Tc	Dreibeinstativ

D* = Diagonale des Kamerasichtfeldes.

Prüfungsdurchführung

Eine Punktquelle wird zentrisch in einem großen Abstand (mindestens dem 5fachen der Diagonalen des Kamerasichtfeldes) in der Symmetrieachse des Detektors vor dem Kamerakopf positioniert. Eine statische Aufnahme mit mindestens 30 Mio. Counts bei Verwendung einer 64er Matrix und 120 Mio. Impulsen bei einer 128er Matrix wird akquiriert und später mit dem Referenzbild verglichen (visueller Vergleich oder Vergleich mit Rechner, z. B. über eine Subtraktion des Referenzbildes). Mit dem Auge lassen sich Inhomogenitäten erst erkennen, wenn die Photomultiplierverstärkung um mehr als 15% abweicht.

Kontrolle der Systeminhomogenität

Wahlweise kann anstatt der intrinsic oder inhärenten Inhomogenität auch die Inhomogenität des Gesamtsystems geprüft werden, also *mit* Kollimator gemessen werden (= Systeminhomogenität).

Prüfungsdurchführung

Die Prüfung erfolgt mit einem ^{57}Co-Flachphantom dicht vor dem Kollimator. Alternativ kann auch eine mit Wasser gefüllte Flächenquelle eingesetzt werden. Diese sollte mindestens 2 cm größer als das Kamerasichtfeld sein, um Randphänomene zu vermeiden. Da die Homogenität von der Energieverteilung abhängt, sollte das Phantom ausreichend dick sein (mindestens 10 cm). Dadurch entsteht ein Streustrahlenanteil, der dem eines Patienten ähnlich ist. Als Korrekturmatrix muss die Homogenitätsaufnahme für jeden Kollimator wöchentlich durchgeführt werden. Für die Flächenimpulsdichte des Phantoms werden mehr als 5000 Impulse pro cm^2 gefordert (pro Pixel mindestens 10 000 Counts).

Tabelle 6.6. Prüfung der Systeminhomogenität.

Quelle	MBq	Kollimator	Abstand	Nuklid	Besonderheiten
^{57}Co-Flachphantom		Mit	Klein	^{57}Co	
Flächenphantom	ca. 200	Mit	Klein	^{99m}Tc	Gesamtdicke der Quelle mindestens 8 cm, mindestens 10 000 Impulse/Pixel

Zur visuellen Beurteilung eignet sich besonders die Prüfung in einem asymmetrischen Fenster, da hier schon mit ca. 100 Counts/Pixel Unregelmäßigkeiten der Photomultiplierverstärkung erkannt werden können. Bei sichtbaren Abweichungen von der Referenzaufnahme ist die Messung in einem symmetrischen Fenster durchzuführen. Falls es zu sichtbaren Unregelmäßigkeiten kommt, sind weitergehende Maßnahmen einzuleiten. Bei digitalen Kameras muss die integrale Inhomogenität quantitativ bestimmt werden[4].

Integrale Inhomogenität

Der maximale und minimale Pixelinhalt werden ermittelt und anschließend die Inhomogenität sowohl für UFOV als auch für CFOV errechnet.

$$H_i = \frac{N_{max} - N_{min}}{N_{max} + N_{min}} \times 100\%$$

Hi = integrale inhärente Inhomogenität
N_{max} = maximaler Pixelinhalt innerhalb von UFOV bzw. CFOV
N_{min} = minimaler Pixelinhalt

Erstellen einer Homogenitätsmatrix zur Korrektur der Inhomogenität, Korrekturmatrix (Flood-Korrektur)

Die Anfertigung einer Homogenitätsmatrix umfasst die Abbildung und Ausmessung eines homogenen Strahlungsfeldes (Impulse pro cm^2 Bildfläche) und die Erstellung einer Korrekturmatrix. Die Korrekturmatrix berechnet die Abweichung vom homogenen Mittelwert. Sie wird benötigt für alle rechnerischen Auswertungen, z. B. bei Seitenvergleichen von planaren Szintigraphien, aber v. a. bei der Rückprojektion von SPECT-Daten.

Tabelle 6.7. Erstellen einer Flood-Korrektur bei einer Gamma-Kamera.

Quelle	Kollimator	Erforderliche Aktivität [MBq]	Zeitaufwand	Zu messende Zählraten
^{57}Co-Flächenquelle	Mit	185	Bei 64er Matrix ca. 1 h Bei 128er Matrix ca. 4 h	ca. 30 Mio. Counts ca. 120 Mio. Counts
Flüssigkeitsgefüllte Flächenquelle z. B. mit ^{99m}Tc	Mit	200	Bei 64er Matrix ca. 1 h Bei 128er Matrix ca. 4 h	ca. 30 Mio. Counts ca. 120 Mio. Counts

[4] Dafür sind in der Regel vom Kamerahersteller Programmroutinen vorgegeben.

- **Prüfungsdurchführung**
  Diese erfolgt mit Hilfe eines mit radioaktiver Flüssigkeit gefüllten Flächenphantoms oder einer ^{57}Co-Flächenquelle. Die Homogenitätsaufnahme muss mindestens 10 000 Impulse/Pixel enthalten. Die Impulsrate darf aber nicht größer als 20 000 s^{-1} sein (Vorsicht: bei der Prüfung mittels einer ^{57}Co-Flächenquelle ist die Zählrate ggf. zu hoch). Die Gesamtimpulszahl ist einerseits von der Matrixauflösung (z. B. 64×64er oder 128×128er Matrix) abhängig und andererseits von der Energieauflösung. Sie muss daher für jeden Kollimator, jede verwendete Matrix und jedes verwendete Nuklid durchgeführt werden. Mit der Höhe der Matrixauflösung wächst die aufzuwendende Messzeit.

Die Korrekturmatrixaufnahme lässt sich gleichzeitig für die Bestimmung der Systeminhomogenität verwenden.

6.1.8 Ortsauflösungsvermögen

Die Ortsauflösung[5] zweier Punkt- oder Linienquellen ist der Abstand, den diese mindestens haben müssen, um im Messsystem getrennte Bilder zu erzeugen. Maße für die räumliche Auflösung sind die Linienbildfunktion und die daraus abgeleitete Halbwertsbreite.

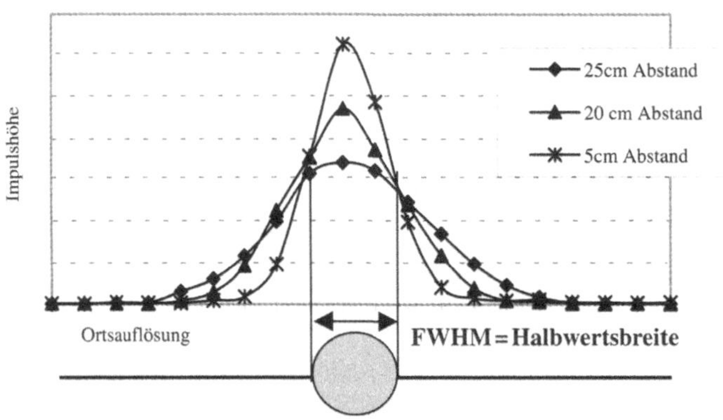

Abb. 6.6. Messung der Ortsauflösung mit einer Linienquelle (Linienbildfunktion). Es ist besonders auf die starke Abhängigkeit der Ortsauflösung vom Abstand zum Kollimator zu achten. FWHM = „full width at half maximum" = Halbwertsbreite. Je kleiner die FWHM ist, desto besser ist die Ortsauflösung. Eingezeichnet ist die Halbwertsbreite für 5 cm Abstand zum Kollimator.

---

[5] Steht nur in der DIN-Norm 6855 und nicht in der Richtlinie Strahlenschutz in der Medizin.

Prüfungsdurchführung
Die Messung erfolgt mit einer oder 2 Linienquellen in unterschiedlichen Abständen zum Kollimator.

Laut DIN-Normen werden Transmissionsphantome empfohlen (Bleistreifen- oder orthogonale Lochfeldphantome). Diese werden homogen von einer Quelle durchstrahlt. Dazu wird entweder eine Punktquelle (Spritze) in einen großen Abstand zum Phantom und zur Kamera gebracht (mindestens dem 5fachen der Diagonalen des Kamerasichtfeldes) oder eine Flächenquelle dicht an das Phantom angelegt. Als Maß für die Ortsauflösung wird die Halbwertsbreite bestimmt (FWHM = „full width at half maximum"). Je kleiner die

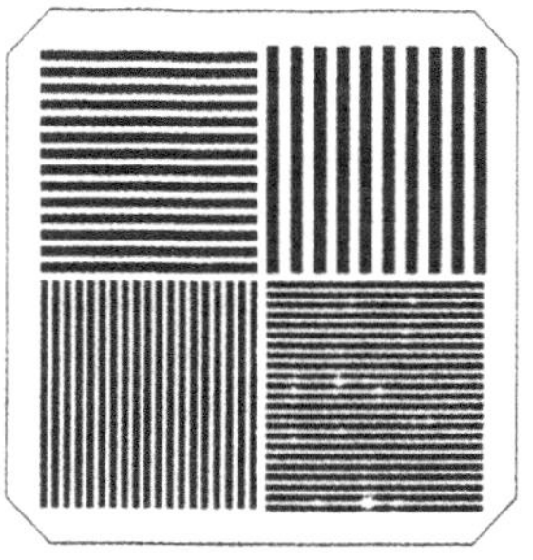

Abb. 6.7. Bleistreifenphantom.

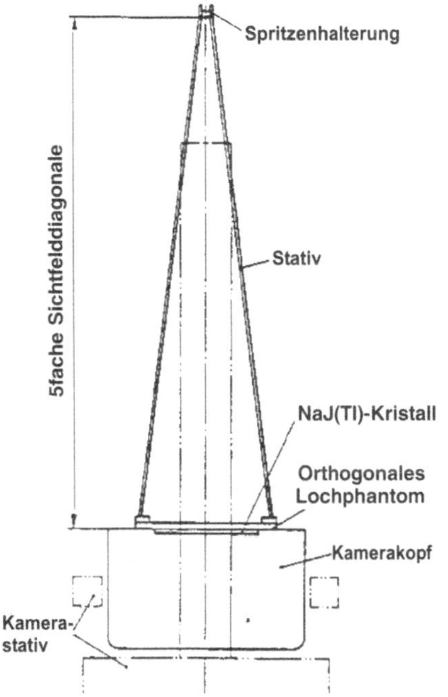

Abb. 6.8. Dreibeinstativ mit Lochphantom.

Tabelle 6.8. Prüfung der Ortsauflösung und der Systemauflösung.

	Quelle	Transmissionsphantom	Kollimator	Abstand
Inhärentes Ortsauflösungsvermögen	Spritze	Ja	Ohne	Groß
Systemortsauflösungsvermögen	^{57}Co-Flachphantom	Ja	Mit	Anliegend

Halbwertsbreite, umso besser ist die Auflösung. Da die Auflösung sehr abstandsabhängig ist, muss eine exakte Messgeometrie eingehalten werden. Bei digitaler Darstellung ist der größtmögliche Rastermaßstab zu wählen.

6.1.9 Linearität

Die Linearität prüft die Gradheit der Linienabbildung im Gesichtsfeld der Kamera.

- **Prüfungsdurchführung**
  Entsprechend der Überprüfung der Ortsauflösung mit Hilfe eines Bleistreifenphantoms oder eines Lochphantoms.

6.1.10 Abbildungsmaßstab

Unter Abbildungsmaßstab versteht man das Verhältnis des Abstandes von 2 Punktquellen im Bild zum Abstand der Punktquellen im Objekt. Voraussetzung ist dieselbe Messgeometrie (Quellen-Kollimator-Abstand).

- **Prüfungsdurchführung**
  Es werden 2 Punkt- oder Linienquellen in einem gleichen Quellen-Kollimator-Abstand abgebildet. Der Abstand im Bild und im Objekt wird gemessen und ein Umrechnungsfaktor errechnet. Notwendig ist ein korrekter Abbildungsmaßstab zur nummerischen Berechnung der Größe und der Lage von Organen oder Organteilen, z. B. autonome Adenome in der Schilddrüse.

6.1.11 COR = „center of rotation" (Systemjustierung)

Bei der SPECT-Untersuchung werden Bilder aus verschiedenen Winkelpositionen aufgenommen, d. h. die Kamera bewegt sich um die Rotations- oder Systemachse. Die Rekonstruktionssoftware setzt voraus, dass die physikalische Rotationsachse in der Mitte der Bildmatrizen abgebildet wird.

Bei einer Aufnahme mit einer 64×64-Matrix sollte das Bild der physikalischen Drehachse zwischen den Pixelspalten 32 und 33 lokalisiert sein. Die Überprüfung der Systemjustierung („center of rotation“) liefert die Abweichungen der tatsächlichen Abbildung der Drehachse von der Mitte der errechneten Bildmatrizen. Kleinste Abweichungen führen zu einem Verlust an Auflösungsvermögen und Kontrast und zu Ringartefakten (ringförmige Verwischungsartefakte bei der Abbildung einer Punktquelle) im rekonstruierten Bild.

Prüfungsdurchführung

Eine Punkt- bzw. Linienquelle wird tomographiert. Die Quellen sind dabei ca. 15 cm von der mechanischen Systemachse entfernt. Die Tomographie erfolgt mit mindestens 32 Winkelschritten über 360°. Von jedem Aufnahmewinkelschritt wird der Schwerpunkt des Bildes der Quellen in x-Richtung ermittelt. In der y-Richtung ist der Ort der Quelle bei idealer Abbildung in allen Projektionen gleich. In der x-Achse ergibt sich für jede Projektion ein anderer Abbildungsort. Trägt man die Schwerpunkte der Bilder gegen den Rotationswinkel auf, resultiert eine Sinuskurve (ein Sinogramm pro Schicht). Aus dem Sinogramm lässt sich die Abweichung des Bildes der Rotationsachse vom Zentrum der Bildmatrix berechnen. Dieser Verschiebungswert wird *Cor-Shift (= X-Offset)* genannt (Angabe in mm oder Pixel). Die Messunsicherheit beträgt ca. 1,5 mm. Als maximal tolerierbare Offset-Korrektur gelten 6 mm. Die Systemjustierung muss für jedes verwendete Nuklid, jeden Zoomfaktor und für jeden Kollimator durchgeführt werden. Die Korrektur erfolgt automatisch über eine Programmroutine.

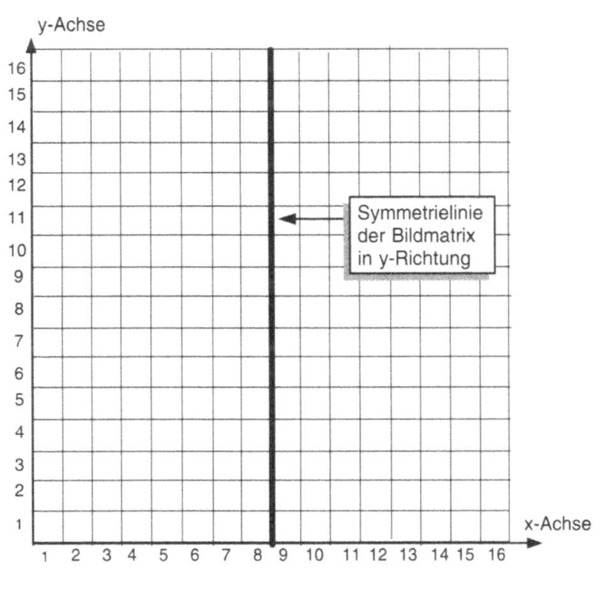

Abb. 6.9. Schema einer 16×16-Bildmatrix.

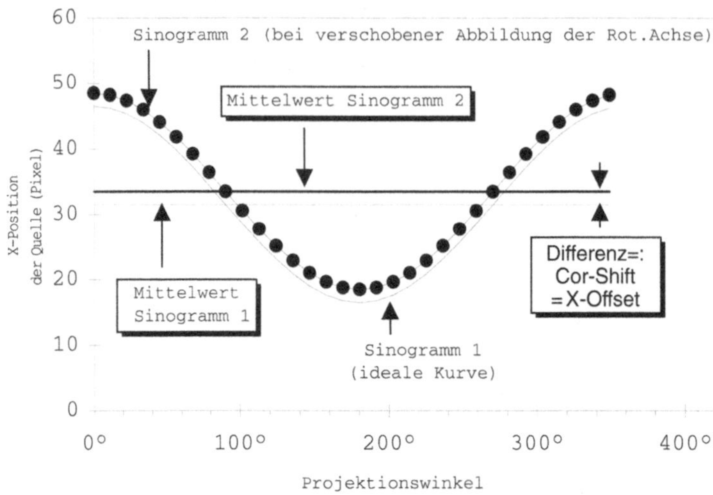

Abb. 6.10. Bestimmung des Cor-Shift (X-Offset) aus einem Sinogramm für eine Transversalschicht.

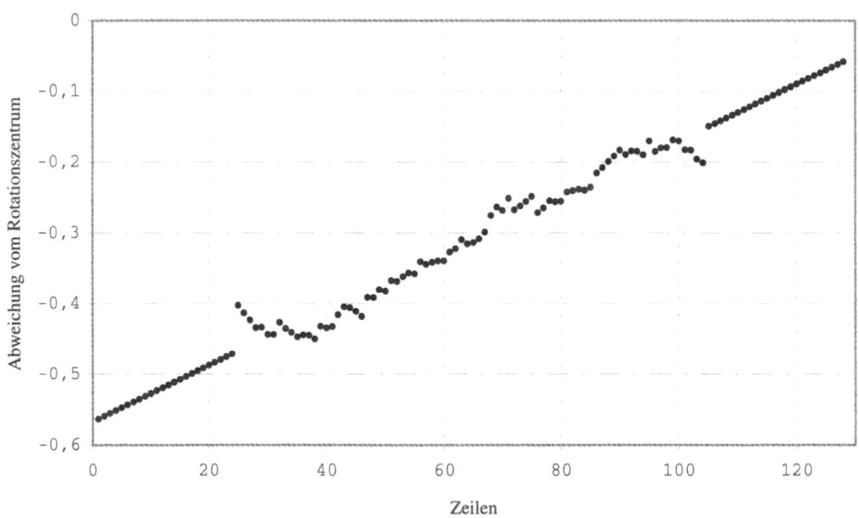

Abb. 6.11. Übersicht über die X-Offsets in allen Transversalschichten einer 128er Matrix (gemessen mit einer ^{99m}Tc-gefüllten Linienquelle, Abweichung von der Symmetrielinie der errechneten Bildmatrizen in Pixel).

Tabelle 6.9. Prüfung der Systemjustierung.

Quelle	Aktivität [MBq]	Aufnahmezeit pro Bild*	Zeitaufwand	Positionierung
▮ Punktquelle	ca. 20	ca. 100 000 Counts pro Bild	30 min	ca. 5–10 cm außerhalb der Systemachse
▮ Linienquelle	ca. 100–200	ca. 20–25 s	30 min	ca. 5–10 cm außerhalb der Systemachse

*Aufnahmezeit ist abhängig von der Empfindlichkeit des Kollimators.

Quelle	Aktivität	Zeitaufwand	Aufnahmemodus
Phantom	200–400 MBq	ca. 30 min	Planare oder SPECT-Aufnahmen

6.1.12 Kontrastauflösung[6]

Nach der DIN-Norm versteht man unter Kontrastauflösung den Durchmesser einer inaktiven Kugel in einer homogenen Umgebung, die unter genormten Messbedingungen nachweisbar ist.

Gemessen wird daher das Kontrastauflösungsvermögen an einem homogen gefüllten Phantom, z.B. einem Kugelphantom, in das nichtgefüllte Kugeln in unterschiedlicher Größe eingelagert sind.

6.2 Qualitätskontrolle im Bereich der In-vitro-Diagnostik

Die Qualitätskontrolle bezieht sich auf:
- Bohrlochmessplatz,
- Gamma-Probenwechsler,
- Multidetektorzähler,
- Flüssigszintillationszähler.

6.2.1 Bohrlochzähler

Es handelt sich um ein Messsystem mit einem Bohrlochdetektor (NaJ-Detektor) und einer dicken Bleiabschirmung, bei dem die Probe in eine Bohrung des NaJ-Kristalls manuell eingebracht wird.

---

[6] Prüfung wird von den Autoren empfohlen, ist jedoch in der Richtlinie Strahlenschutz in der Medizin nicht vorgeschrieben.

6.2.2 Gamma-Probenwechsler

Dies ist eine Messeinrichtung mit einem NaJ-Detektor, bei dem die Proben mittels eines automatischen Probenwechslers, z. B. einer Förderkette, nacheinander in die Bohrung des NaJ-Kristalls eingebracht werden.

6.2.3 Multidetektorzähler

Es handelt sich um ein Messgerät, bestehend aus mehreren Bohrlochdetektoren zur gleichzeitigen Ermittlung der Aktivität einer größeren Anzahl von Proben.

6.2.4 Flüssigszintillationszähler

Dies ist ein Messgerät, bei dem die Probe in einen Flüssigszintillator eingebracht wird. Es dient v. a. zur Messung von Beta-Strahlern niedriger Energie.

6.3 Prüfverfahren im Bereich der In-vitro-Diagnostik

Die Qualitätskontrolle beinhaltet Prüfungen mit und ohne Prüfstrahler. Falls Prüfstrahler notwendig sind, ist deren Aktivität so zu wählen, dass ein Zählverlust (Totzeit) von 1% nicht überschritten wird (Ausnahme: Zählratencharakteristik).

Die Qualitätskontrolle umfasst die Überprüfung
- der Zählausbeute unter Berücksichtigung der Untergrundaktivität;
- der Energieauflösung;
- der Funktion der Nuklidvorwahltasten;
- der Impulszählung;
- der Zählstatistik;
- der Zählratencharakteristik (Linearität);
- auf Übersprechen bei Multidetektorzählern.

6.3.1 Prüfung der Zählausbeute und des Nulleffekts

Unter Ausbeute versteht man das Verhältnis der Aktivitätsanzeige eines Aktivimeters zur tatsächlichen Aktivität. Die Prüfung wird mit einem langlebigen Prüfstrahler, z. B. ^{137}Cs, täglich im entsprechenden Energiefenster durchgeführt. Wegen der großen Empfindlichkeit von NaJ-Detektoren dieser Art muss unbedingt auf die Untergrundzählrate (Nulleffekt) geachtet werden. Kontaminationen oder andere Strahlenquellen im Raum (z.B. Abfallbehälter) können die Untergrundzählrate stark beeinflussen. Es werden deshalb dicke Bleiabschirmungen (bis 15 cm) benötigt. Die Untergrundfreiheit ist täglich zu überprüfen. Der Untergrund sollte sicherheitshalber nicht nur in dem am meisten benutzten Nuklidkanal, sondern auch integral über das gesamte Impulsspektrum (oberhalb von 100 keV) gemessen werden. Die Untergrundzählraten in den einzelnen Energieeinstellungen und Fensterbreiten sind als Referenzwerte zu dokumentieren.

6.3.2 Prüfung der Energieauflösung

Das Impulshöhenspektrum des verwendeten Nuklids wird durch Registrierung der Zählrate in Abhängigkeit von der Kanallage bestimmt.

Dies kann mit einem Einkanal-Impulshöhenanalysator durch Änderung der Kanallage bei enger Energiefenstereinstellung oder mit einem Vielkanalanalysator durchgeführt werden. Das Energiefenster ist so zu wählen, dass es nicht breiter als ein Fünftel der Halbwertsbreite ist. Die Energieauflösung ist im Rahmen der Konstanzprüfungen halbjährlich oder bei einer Veränderung der Gesamtverstärkung von mehr als ±20% zu bestimmen.

6.3.3 Kontrolle der Impulszählung

Die Durchführung geschieht in der Regel mit Hilfe eines geräteinternen Frequenzstandards, mit dem die Funktion des Zählers und Zeitgebers überprüft werden kann. Alternativ kann ein externer Impulsgenerator bekannter Frequenz verwendet werden. Impulszähler und Zeitgeber sind getrennt zu überprüfen.

6.3.4 Funktion der Nuklidvorwahltasten

Zu diesem Zweck werden bei 2 Radionukliden mit unterschiedlicher Photonenenergie, z.B. ^{99m}Tc und ^{131}I, die Zählraten

- bei Festtasteneinstellung und
- bei variabler Einstellung von Kanallage und Fenster

bestimmt.

Der Quotient der beiden Zählraten wird für das jeweilige Nuklid als Referenzwert festgelegt.

6.3.5 Prüfung der Zählstatistik

Diese kann z. B. mit Hilfe des „Chi-Quadrat-Tests nach Pearson" erfolgen. Eine Probe mit Aktivität wird mit konstanter Messzeit 10-mal gemessen. Die Messzeit und die Aktivität sind so zu wählen, dass pro Messung annähernd 10 000 Impulse registriert werden und eine Totzeit von 10% nicht überschritten wird.

Der Wert für χ^2 ergibt sich dann aus folgender Formel:

$$\chi^2 = \frac{\sum_{i=1}^{n} (N_i \bar{N})^2}{\bar{N}}$$

N_i = Anzahl der Impulse in der Messzeit bei der i-ten Messung
$\bar{N}$ = Mittelwert der Messwerte N_i
Der Wert für χ^2 sollte zwischen 4,2 und 14,7 liegen.

6.3.6 Kontrolle der Zählratencharakteristik (Linearität)[7]

Jeder Detektor benötigt eine endliche Zeit, um ein absorbiertes Photon in einen elektrischen Impuls umzuwandeln. Während dieser Zeit, der sog. Totzeit, können keine weiteren Photonen nachgewiesen werden, so entstehen Zählverluste. Dadurch ist die gemessene Impulsrate nicht mehr proportional zur tatsächlichen Aktivität. Totzeitphänomene treten schon ab einer Impulsrate von 5000 s^{-1} ein. Mit steigender Aktivität nimmt die Abweichung zu. Unter Zählratencharakteristik versteht man die Abhängigkeit der gemessenen Impulsrate von der Aktivität bzw. der wahren Impulsrate. Die Zählratencharakteristik ist abhängig vom Radionuklid, von der Messgeometrie, der Energieeinstellung und vom Streustrahlungsanteil. Im unteren Messbereich muss für die Messwerte eine Untergrundkorrektur durchgeführt werden. Die benötigten Aktivitäten erhält man entweder durch eine Verdünnungsreihe oder über die Abnahme der Aktivität durch den radioaktiven Zerfall. Bei Multidetektorzählern ist die Zählratencharakteristik für jeden Detektor sowie für die Gesamtheit aller Detektoren aufzunehmen.

Um schon kleinste Abweichungen (‰) vom Idealwert zu erkennen, ist es vorteilhaft, den Quotienten aus Aktivität und Impulsrate gegen die Aktivität aufzutragen. Im Idealfall bei einer konstanten Empfindlichkeit ohne Totzeitverlusten ergibt sich eine Gerade. Schon Abweichungen im ‰-Bereich lassen sich darstellen.

[7] In den DIN-Normen ist diese Prüfung im Rahmen der Konstanzprüfung aufgeführt. Die Häufigkeit der Prüfung ist jedoch nicht festgelegt.

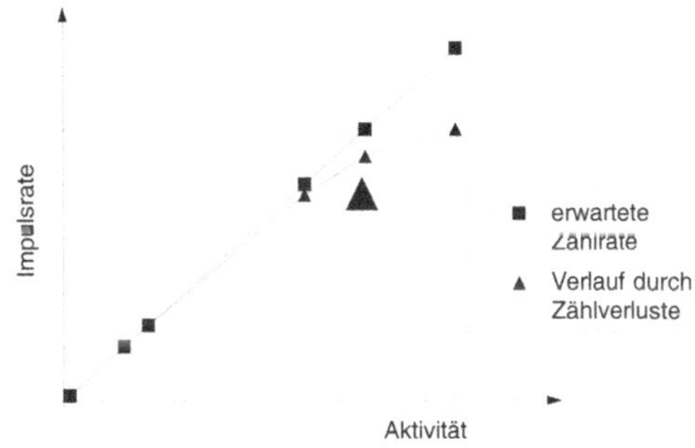

Abb. 6.12. Linearität. Darstellung der gemessenen Zählrate in Abhängigkeit von der erwarteten Zählrate. Markiert ist der Wert für einen Zählratenverlust von 10%.

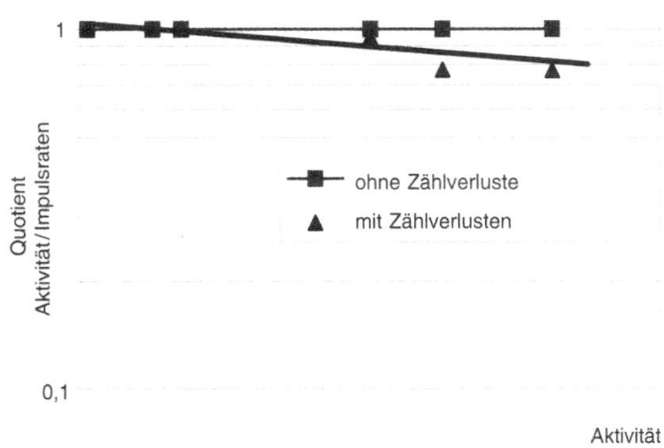

Abb. 6.13. Prüfung auf Zählverluste mit der Quotientenmethode.

6.3.7 Prüfung auf Übersprechen bei Multidetektorzählern[8]

Bei einer ungenügenden Abschirmung der Einzeldetektoren kann die Strahlung einer Probe auf die anderen Detektoren des Messsystems wirken. Dadurch kommt es zu einer Erhöhung des Nulleffekts in den benachbarten Detektoren. Zur Prüfung wird eine radioaktive Probe in einen bestimmten Bohrlochdetektor eingebracht. Das Übersprechen zu einem benachbarten Detektor darf nicht größer als 1% sein.

6.4 Qualitätskontrolle am Aktivimeter

Die Konstanzprüfung beinhaltet nach DIN 6852 die Messung des Nulleffekts und der Ausbeute bei den einzelnen Nuklideinstellungen sowie die Überprüfung der Linearität. Zusätzlich muss zu jedem Aktivimeter, welches

[8] Die Häufigkeit dieser Prüfung wird in den DIN-Normen nicht angegeben.

Tabelle 6.11. Zeitplan vorgeschriebener Konstanzprüfungen bei nuklearmedizinischen In-vitro-Messsystemen.

Prüfung	Täglich	Wöchentlich	Halbjährlich
Nulleffekt und Zählausbeute	X		
Funktion von Zähler und Zeitgeber		X	
Funktion der Nuklidvorwahltasten			X
Energiekalibrierung			X
Energieauflösung			X; oder bei einer Veränderung der Gesamtverstärkung von mehr als ±20%
Zählstatistik			X

Tabelle 6.12. Zeitplan vorgeschriebener Qualitätskontrollen für Aktivimeter nach DIN 6852.

	Täglich	Wöchentlich	Halbjährlich
Nulleffekt	*In einer* Nuklideinstellung	*In allen benutzten* Nuklideinstellungen	*In allen* Nuklideinstellungen
Ausbeute	*In einer* Nuklideinstellung	*In allen benutzten* Nuklideinstellungen	*In allen* Nuklideinstellungen
Linearität			*In einer* Nuklideinstellung

für die Messung von ^{99m}Tc verwendet wird, das Zubehör für die Prüfung auf Molybdändurchbruch vorhanden sein (DIN 6854).

6.4.1 Prüfung des Nulleffekts

Unter Nulleffekt versteht man die Zählrate, die das Aktivimeter ohne Probenaktivität misst. Sie ist sehr von den Umgebungsbedingungen abhängig. Es dürfen kein Patient und keine Strahlenquelle in der unmittelbaren Nähe sein. Neben gerätetechnischen Mängeln können auch Abfallbehälter oder Kontaminationen zu einem erhöhten Nulleffekt führen. Da auch der Probenhalter kontaminiert sein könnte, ist der Nulleffekt mit und ohne diesen zu messen. Nach DIN 6852 muss er mit dem Probenhalter gemessen werden. Übersteigt die Nulleffektanzeige 10% der unteren Grenze des vom Hersteller angegebenen nutzbaren Messbereichs, so ist den Ursachen nachzugehen.

6.4.2 Ausbeute

Unter Ausbeute versteht man das Verhältnis der Aktivitätsanzeige eines Aktivimeters zur tatsächlichen Aktivität. Die Prüfung wird mit einem langlebigen Prüfstrahler, z.B. ^{137}Cs, oder mit Eichlösungen der „Physikalisch-Technischen Bundesanstalt“ in Braunschweig durchgeführt. Nach dem Einschalten ist die vom Hersteller vorgeschriebene Wartezeit zu beachten. Der Nulleffekt ist zu berücksichtigen. Der abgelesene Messwert muss innerhalb von ±5% mit dem vom Hersteller angegebenen Sollwert für die betreffende Radionuklideinstellung übereinstimmen.

6.4.3 Linearität

Die Prüfung auf Linearität erfolgt in der Regel mit frischem Eluat eines ^{99m}Tc-Generators. Der Abfall wird über mehr als 10 Halbwertszeiten registriert. Vorgeschrieben ist die Messung im Bereich von mindestens 50% der oberen Grenze bis zur unteren Grenze des Messbereichs. Der Aktivitätswert muss in gleichmäßigen Abständen ca. alle 3 h bei ^{99m}Tc abgelesen oder elektronisch registriert werden. Die Messwerte müssen besonders im unteren Messbereich auf Untergrund (Nulleffekt) korrigiert werden. Alle Messwerte werden auf halblogarithmisches Papier aufgetragen. Der Abfall muss eine lineare Kurve (Gerade) ergeben. Im oberen Messbereich kann die Kurve abknicken, wenn das Zählrohr eine Sättigung bzw. Übersteuerung des Verstärkers aufweist. Unter Berücksichtigung des Nulleffekts darf die Linearitätsabweichung 5% nicht übersteigen.

6.5 Qualitätskontrolle am ^{99}Mo/^{99m}Tc-Generator

Die Qualitätskontrolle erfolgt durch den Hersteller und den Benutzer.

6.5.1 Prüfungen durch den Hersteller

Dies sind:
- ^{99m}Tc-Ausbeute,
- Radionuklidreinheit,
- radiochemische Reinheit,
- chemische Reinheit,
- pH-Wert des Eluats,
- Sterilität und Pyrogenfreiheit,
- Isotonie.

6.5.2 Prüfungen durch den Benutzer

Hier sind zu nennen:
- visuelle Inspektion des Generators auf äußere Schäden nach der Anlieferung,
- Funktionsprüfung,
- Prüfung auf ^{99}Mo-Durchbruch.

Prüfung auf ^{99}Mo-Durchbruch

Unter „^{99}Mo-Durchbruch" versteht man den Übertritt von ^{99}Mo in das aus dem Generator gewonnene ^{99m}Tc-Eluat.

Dies kann auftreten:
- bei einem neu installierten Generator infolge Beschädigung des Innenbehälters,
- falls der Generator über das Verfallsdatum hinaus benutzt wird,
- gelegentlich spontan.

Die Prüfung ist für jeden neuen Generator für das erste Eluat vorgeschrieben. Es ist zu empfehlen, bei längerem Gebrauch des Generators die Prüfung auf ^{99}Mo-Durchbruch zu wiederholen. Ein Eluat darf am Menschen nur angewandt werden, wenn der Anteil an ^{99}Mo am Eluat 0,1% der ^{99m}Tc-Aktivität nicht übersteigt. Das Eluat wird zur Prüfung in einen Bleibehälter von 4–6 mm Wanddicke gebracht. Durch die Abschirmung wird die Strahlung des ^{99m}Tc nahezu vollständig absorbiert (Halbwertsdicke HWD für ^{99m}Tc in Blei $D\frac{1}{2}=0{,}3$ mm). Die Strahlung von ^{99}Mo kann aber wegen der höheren Energie (740, 182, 778 keV) die Bleiabschirmung

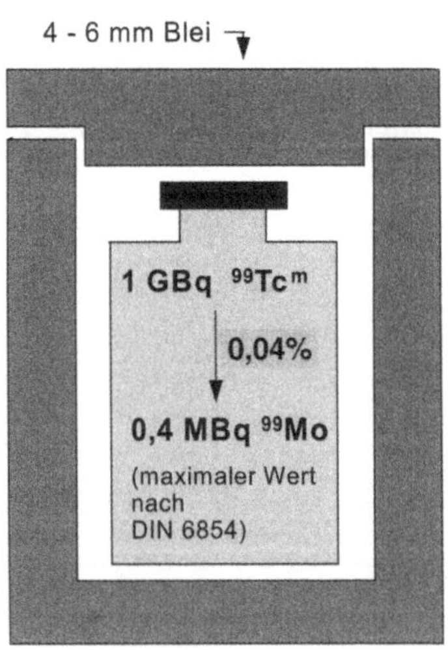

Abb. 6.14. Testverfahren auf ^{99}Mo-Durchbruch.

durchdringen. In einem für ^{99m}Tc kalibrierten Aktivimeter darf die mit dem abgeschirmten Eluatfläschchen erzielte Anzeige nicht größer sein als 0,04% der Anzeige bei Messung des unabgeschirmten Eluats.

6.6 Qualitätskontrolle bei der Anwendung von Radiopharmaka

Die erforderliche Qualitätskontrolle ist in der Richtlinie Strahlenschutz in der Medizin dargestellt. Nach Art des radioaktiven Arzneimittels wird unterteilt in:

- gebrauchsfertige Radiopharmaka;
- Radiopharmaka, die mit Hilfe eines nach dem Arzneimittelrecht zugelassenen Markierungskits vom Anwender selbst hergestellt werden;
- sonstige Radiopharmaka, einschließlich radioaktiv markierter körpereigener Bestandteile, die vom Anwender selbst hergestellt werden.

Zu den gebrauchsfertigen Radiopharmaka gehören z.B. ^{67}Ga-Zitrat, ^{201}Tl-Chlorid, ^{123}I- und ^{131}I-Iodid. Die Aufgaben des Anwenders sind:

- Prüfung der Richtigkeit der Angaben im Begleitschein und auf dem Etikett der Verpackung;
- Kontrolle der Reinheit des Radiopharmakons, falls ein sehr hoher Reinheitsgrad erforderlich ist (z.B. bei Clearancemessungen mit ^{99m}Tc-MAG_3) oder auch wenn Mängel bei der Anwendung auftreten,
- Aktivitätsmessung vor Applikation gebrauchsfertiger Radiopharmaka.

Bei unmittelbar vor der Applikation in der nuklearmedizinischen Abteilung hergestellten Arzneimitteln mittels kommerzieller Markierungsbestecke (Kits) sollten folgende Prüfungen vorgenommen werden:

Tabelle 6.13. Beispiele für Radiopharmaka mit besonders geringem SN(II)-Gehalt.

Radiopharmakon	Sn(II)-Gehalt [mg]
Anti-CEA-AK	0,02–0,12
DTPA	0,17–3,6
Granulozyten-AK	0,12
HIDA	0,18–0,3
HMPAO	0,076
MAA	0,07–0,18
MAG_3	0,04–0,06
MIBI (Cardiolite®)	0,075
Nanocoll®	0,2

- Prüfung des $^{99}Mo/^{99m}Tc$-Generators auf Molybdändurchbruch (s. Kap. 6.5.2),
- Prüfung auf radiochemische Reinheit, falls Unsicherheit über die Markierungsausbeute besteht.

Die radiochemische Reinheit kann beeinflusst werden durch:
- den Transport und die Lagerung,
- die In-vitro-Stabilität des Radiopharmakons,
- Oxidation von Sn(II)-Chlorid durch Luftsauerstoff während der Präparation,
- das Vorhandensein von Oxidationsmitteln im Generatoreluat,
- die Art der Präparation (Temperatur und Markierungszeit).

Bei Markierungsbestecken mit geringem Zinngehalt muss unbedingt die Möglichkeit einer Oxidation während der Präparation vermieden werden (keine Entlüftungskanüle, kein Ersteluat und kein frisches Generatoreluat verwenden). Empfehlenswert ist, zur Markierung das Zweiteluat einzusetzen, das ca. 3-4 h nach dem Ersteluat gewonnen werden sollte (unbedingt die Markierungshinweise des Herstellers beachten!).

Bei den sonstigen Radiopharmaka, die vom Anwender selbst hergestellt werden, ist der Anwender für die gesamte Qualitätssicherung verantwortlich. Diese umfasst die Prüfung
- der Radionuklidreinheit,
- der radiochemischen Reinheit,
- der chemischen Reinheit,
- der Sterilität und der Pyrogenfreiheit,
- der Isotonie und der Partikelgröße.

Allgemein müssen die Bestimmungen des Arzneimittelrechts beachtet werden.

7 In-vivo-Organuntersuchungen

H. Elser

7.1 Zentrales Nervensystem

7.1.1 Physiologie

- **Zerebrale Perfusion.** Die Perfusion des Gehirns unterliegt einer Autoregulation. Durchblutungsstörungen der zuführenden Gefäße führen zunächst zu einer Gefäßdilatation und zu einer passageren Erhöhung der Sauerstoffextraktionsrate. Hierdurch kann die Störung bis zu einem gewissen Ausmaß kompensiert werden. Erst wenn diese Mechanismen insuffizient werden, resultiert das klinische Bild einer Ischämie, die abhängig von der Dauer und dem Schweregrad der Perfusionsminderung mit neurologischen Symptomen einhergeht. Oft ist es schon allein durch die klinische Symptomatik des Patienten möglich, das betroffene Areal zu lokalisieren. Ein bildgebender Nachweis der Perfusionsstörung kann nuklearmedizinisch oder mit Hilfe von CT, MRT oder angiographisch erfolgen. Mit nuklearmedizinischen Methoden kann neben der Lokalisation des Befundes auch eine semiquantitative Analyse der Perfusionsstörung durchgeführt werden. Verwendet werden lipophile Substanzen, z.B. ^{99m}Tc-HMPAO (Ceretec®) oder ^{99m}Tc-ECD (Neurolite®). Bei Verdacht auf globale Perfusionsstörungen, z.B. bei demenziellen Erkrankungen, kann das von der Krankheit nicht betroffene Kleinhirn als Referenzregion dienen. Eine absolute Quantifizierung ist durch PET-Szintigraphie möglich. Durch Markierung von Glukose oder Fettsäuren mit Positronenstrahlern (^{11}C, ^{13}N oder ^{15}O) ist der Gehirnstoffwechsel auch quantitativ diagnostizierbar.
- **ZNS-Rezeptoren.** Bei bestimmten Erkrankungen, z.B. M. Parkinson, ist es möglich, mittels einer Dopaminrezeptorszintigraphie das Vorhandensein oder das Fehlen von Rezeptoren in den Basalganglien semiquantitativ zu erfassen.
- **Liquorzirkulation.** Neben Perfusionsstörungen des Parenchyms ist mit Hilfe der Liquorszintigraphie die Darstellung der Liquorräume und der Liquorzirkulation möglich.

7.1.2 Gehirn-Perfusionsszintigraphie

Indikationen

Indikationen sind:
- transitorische Ischämische Attacke (TIA) und prolongiertes Ischämisches Defizit (PRIND),
- Hirninfarkt,
- arteriovenöses Angiom,
- Hirnblutung,
- Trauma,
- Karotisstenose,
- demenzielle Erkrankungen (z. B. M. Alzheimer),
- Verdacht auf Enzephalitis,
- forensisch: Feststellung des Gehirntodes.

Radiopharmakon ^{99m}Tc-HMPAO (Ceretec®)

^{99m}Tc-HMPAO (Hexamethylpropylenaminoxim) ist eine lipophile Substanz, die passiv durch die Blut-Hirn-Schranke gelangt. In den Gehirnzellen wird sie durch Enzyme in lipophile und hydrophile Komplexe umgewandelt. Die hydrophilen Komplexe können die Blut-Hirn-Schranke nicht mehr passieren. Die lipophilen Anteile (ca. 15%) werden innerhalb der ersten 2 min ausgewaschen. Die intrazerebrale Konzentration beträgt 3,5–7% der applizierten Dosis und bleibt nach der Aufnahme des Radiopharmakons über mehrere Stunden konstant. Die Ausscheidung erfolgt über den Darm und über die Nieren. Die Aktivitätsverteilung im Gehirn entspricht dem regionalen zerebralen Blutfluss. Dargestellt werden die Großhirnrinde, das Kleinhirn und teilweise auch die Basalganglien. Für die Präparation wird frisches Eluat (< 2 h) vorgeschrieben. Die Markierungsausbeute sollte über 90% liegen (Qualitätskontrolle mittels Dünnschichtchromatographie). ^{99m}Tc-HMPAO ist ein chemisch instabiles Radiopharmakon und sollte deshalb unmittelbar nach Präparation appliziert werden. Bei einer Verweildau-

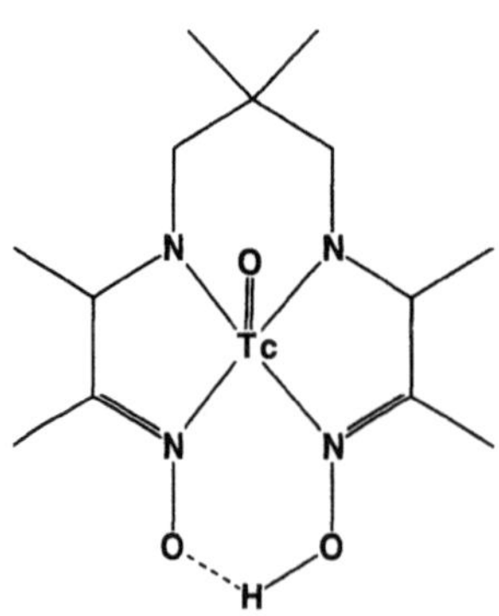

Abb. 7.1. ^{99m}Tc-HMPAO.

er über 30 min zwischen Präparation und Injektion nimmt der hydrophile Anteil zu, dieser kann die Blut-Hirn-Schranke nicht mehr passieren. In solchen Fällen kommt es zu einer unproportional hohen Speicherung in den Speicheldrüsen.

Technische Durchführung

- Kameravorbereitung:
  LEHR-Kollimator, SPECT-fähige Kamera.
- Spezielle Patientenvorbereitung:
  Der Patient sollte über den Untersuchungsablauf informiert werden. Es ist günstig, vor der Applikation einen intravenösen Zugang zu schaffen und den Patienten dann für 10 min in einem vor Lärm geschützten, abgedunkelten Raum ruhen zu lassen.
- Applikation und Aufnahmetechnik:
  - Vor Applikation sollte der Patient eine Ruhezeit von mindestens 10 min einhalten.
  - Appliziert werden ca. 500 MBq ^{99m}Tc-HMPAO intravenös unmittelbar im Anschluss an die Präparation.
  - Nach Applikation bleibt der Patient mindestens weitere 10 min in dem abgedunkelten Raum, um eine ausreichende und möglichst gleichmäßige Bindung des Radiopharmakons zu gewährleisten.
  - Für eine stabile, korrekte Lagerung des Patienten ist ggf. eine geeignete Kopfhalterung notwendig. Für SPECT-Aufnahmen muss der Patient symmetrisch positioniert werden (Kontrolle mittels Laserstrahlenvisier). Um die Auflösung zu optimieren, sollte der Rotationsradius der Kamera möglichst minimal sein.
  - Den notwendigen Zoomfaktor testen.
  - Für die SPECT-Szintigraphie wird die Verwendung einer 64×64er Matrix empfohlen. Insgesamt sollten 64 Frames über 360° bei einer Mindestdauer von 30 s pro Frame akquiriert werden.
  - Überprüfung der Zählraten vor SPECT-Beginn; gefordert werden 25 000–30 000 Counts pro Projektion, ggf. muss die Akquisitionszeit verlängert werden.
- Auswertung:
  - Die SPECT-Daten werden auf ihre Vollständigkeit und auf Bewegungsartefakte des Patienten im CINE-Modus der Kamera oder durch Darstellung eines Sinogramms untersucht.
  - Es werden die transversalen, koronaren und sagittalen Schnitte mit Semiquantifizierung rekonstruiert.
  - Die rekonstruierten Schnittbilder werden an der Orbitomeatalebene ausgerichtet.
  - Schwächungskorrektur und Filterung sind abhängig von der Aktivität und vom Kamerasystem und sollten durch Phantommessungen überprüft werden.
  - Unterschiedliche Farbskalen können falsch-positive oder falsch-negative Befunde vortäuschen.

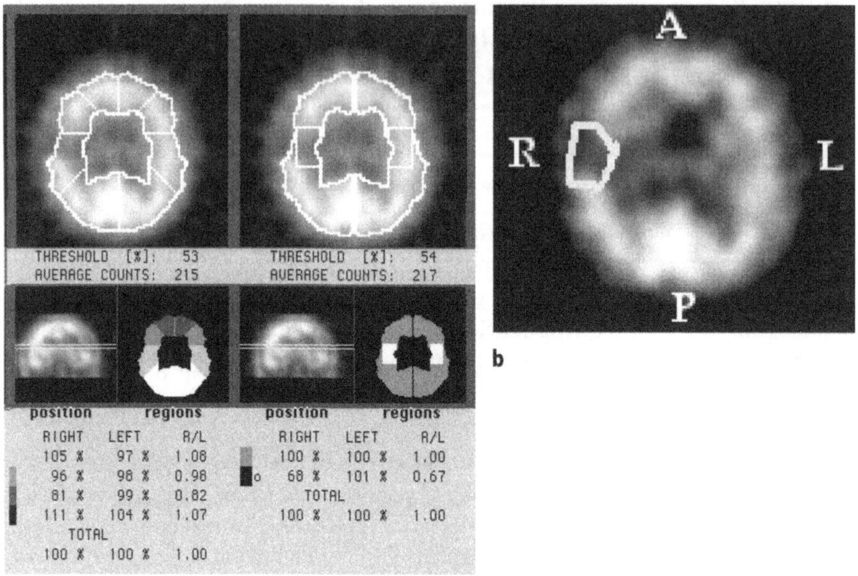

Abb. 7.2. ^{99m}Tc-HMPAO-SPECT des Gehirns: semiquantitative Analyse eines AV-Angioms mittels „region of interests". **a** Transversale und koronare Schnitte, **b** Minderspeicherung im zentralen Bereich des AV-Angioms rechts parietal. AV = arteriovenös.

Ergebnisse

- Normalbefund:
  Die Traceranreicherung ist in der grauen Substanz (Hirnrinde) höher als in der weißen Substanz (Leitungsbahnen). Die Aktivitätsverteilung korreliert mit der regionalen zerebralen Durchblutung und der zerebralen Funktion. Je nach Funktion können seitenbetonte Mehranreicherungen durch bestimmte Tätigkeiten, z. B. Sprache, Rechnen, provoziert werden. Ein Perfusionsunterschied von mehr als 8% zur gesunden Gegenseite gilt als signifikant.
- Zerebrale Durchblutungsstörungen:
  - Bei TIA (= transitorische ischämische Attacke) und PRIND (= prolongiertes neurologisches Defizit) findet sich im Akutstadium eine Minderanreicherung im betroffenen Areal, im Verlauf kommt es zu einer Normalisierung. Beim ischämischen Infarkt zeigt sich im betroffenen Areal ein Perfusionsausfall, am Randgebiet häufig eine Luxusperfusion. Im Vergleich zu CT und MRT ist die räumliche Ausdehnung des Infarktareals im SPECT häufig größer dargestellt. Dies wird bedingt durch eine Randischämie und eine Deaktivierung der Gehirnfunktion. Ein Sonderfall ist die *gekreuzte zerebellare Diaschisis*. Durch Schädigung von Hirnrindenarealen kann durch eine Deaktivierung funktionell abhängiger Areale im kontralateralen Kleinhirn eine Minderperfusion verursacht werden.

- Epilepsie:
  Während des Anfalls kommt es zu einer Hyperperfusion im betroffenen Areal, im anfallsfreien Zustand dagegen zu einer Minderperfusion.
- Hirntod:
  Das Gehirn zeigt eine global fehlende Anreicherung.
- Hirntumor:
  Es kommt nahezu immer zu einer Minderperfusion (unspezifisch).
- Demenzielle Erkrankungen:
  - M. Alzheimer: In Abhängigkeit vom Stadium der Erkrankung können Minderperfusionen im frontalen, parietalen und temporalen Kortex beobachtet werden.
  - M. Pick: Eine fokale Minderperfusion ist am häufigsten in den frontalen und temporalen Gehirnabschnitten zu erkennen.
- Zerebrale Blutungen (subdurales, epidurales Hämatom):
  Diese zeigen in der Regel eine Minderanreicherung, im Akutstadium sollte besser eine CT oder ein MRT durchgeführt werden.

Radiopharmakon ^{99m}Tc-ECD (Neurolite®)

Die chemische Bezeichnung von ECD ist ^{99m}Tc-N,N′-(1,2-*E*thandiyl)bis-L-*C*ystein-*d*i-Ethyl-Ester-di-Hydrochlorid. Im Vergleich zu HMPAO ist es stabiler und kann bis zu 8 h nach Präparation injiziert werden. Bei der Präparation wird frisches Eluat (<2 h) vorgeschrieben. Es soll nur hochreines ECD verwendet werden (>90%). Vor Applikation ist daher unbedingt eine Qualitätskontrolle mittels Dünnschichtchromatographie durchzuführen. Das Radiopharmakon wird innerhalb der ersten Stunde in das Gehirn eingelagert. Der normale Uptake im Gehirn beträgt 6,5±1,9% und bleibt bis zu 6 h nach der Applikation konstant. Die Blutclearance ist sehr schnell, nach 5 min sind weniger als 10% der Aktivität im Blut nachweisbar. Das Radiopharmakon wird überwiegend über die Nieren ausgeschieden. Die Aktivitätsverteilung entspricht dem regionalen zerebralen Blutfluss.

Die Indikationen zur Anwendung von ECD sind identisch mit HMPAO.

Technische Durchführung

- Kameravorbereitung:
  LEHR-Kollimator, SPECT-fähige Kamera.

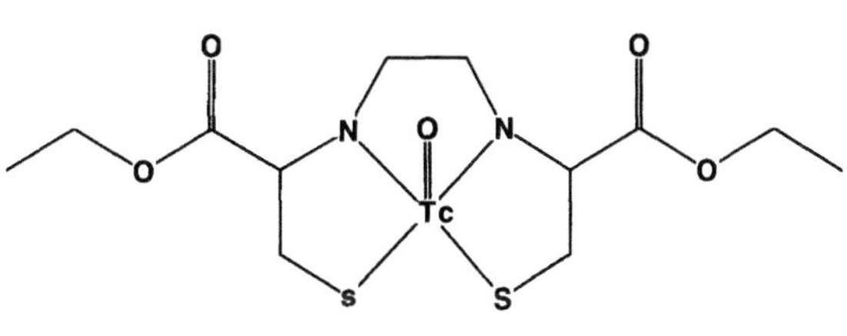

Abb. 7.3. ^{99m}Tc-ECD.

- Spezielle Patientenvorbereitung:
  Legen eines intravenösen Zugangs, 10 min Ruhezeit vor Applikation in einem ruhigen, abgedunkelten Raum.
- Applikation und Aufnahmetechnik:
  Zehn Minuten Ruhezeit des Patienten vor Applikation in einem abgedunkelten Raum, dann
  - Applikation von 500–740 MBq ^{99m}Tc-ECD (Neurolite®) intravenös;
  - nach Injektion bleibt der Patient für mindestens 60 min in dem abgedunkelten Raum, während das Radiopharmakon sich anreichert;
  - Beginn der SPECT-Aufnahmen 1 h nach Applikation, Durchführung wie bei HMPAO.
- Auswertung:
  Wie bei HMPAO.

Ergebnisse

Die bisher vorliegenden Untersuchungen mit Tc-Neurolite® zeigen mit Tc-Ceretec® vergleichbare Ergebnisse. Im Unterschied zu HMPAO fehlt aber die Hyperperfusion am Infarktrand.

7.1.3 Gehirnrezeptorszintigraphie

In den letzten Jahren gewinnt die bildgebende Darstellung von Neurorezeptoren des Gehirns zunehmend an Bedeutung. Bei bestimmten Erkrankungen, z. B. M. Parkinson, ist es möglich, das Vorhandensein oder Fehlen von Rezeptoren an den Basalganglien zu erfassen. Die Szintigraphie wird deshalb zur Differenzialdiagnose von neurogenen Erkrankungen und zum the-

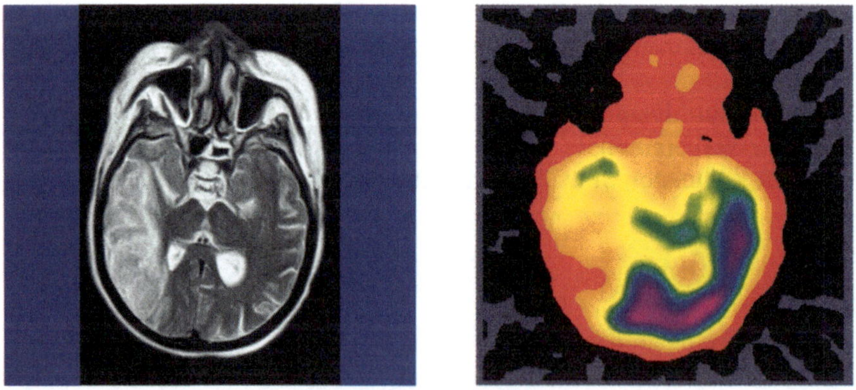

a b

Abb. 7.4. Rechtshirniger A.-media-Infarkt mit Hemiparese links. **a** MRT-Signalanhebung im T2-gewichteten Bild, **b** ECD-SPECT mit Minderperfusion rechts in der Peripherie.

Tabelle 7.1. Neurorezeptoren und spezifische Radiopharmaka zur Neurorezeptorszintigraphie.

Rezeptor	Untersuchung	Erkrankung
Dopamin D_2 und D_3	^{11}C-Raclopride (PET)	M. Parkinson, extrapyramidale Erkrankungen
Dopamin D_2	^{123}I-IBZM (SPECT)	M. Parkinson, extrapyramidale Erkrankungen
Acetylcholin	^{123}I-QNB (3-Quinuclinidyl-4-iodobenzilat) (SPECT)	M. Alzheimer
Serotonin	^{123}I-Ketanserin (SPECT)	Schizophrenie, Zwangserkrankungen
Opiate	^{11}C-Carfentanil u. ^{11}C-Diprenorphine (PET)	Suchterkrankungen
Benzodiazepine	^{123}I-Jomazenil (SPECT), ^{11}C-Flumazenil (PET)	Schizophrenie, Angstzustände, Depressionen

rapeutischen Monitoring eingesetzt. Einen Überblick über die bisherigen Möglichkeiten spezieller Neurorezeptordarstellungen gibt Tabelle 7.1.

7.1.4 Liquorszintigraphie

Indikationen

Indikationen sind:
- zentralnervöses Trauma mit Verdacht auf Liquorrhö,
- Liquorabflussstörungen,
- Shunt-Kontrolle,
- Normaldruckhydrozephalus,
- dilatierte Ventrikelräume.

Radiopharmakon ^{111}In-Ca^{2+}-DTPA

Diethylentriaminpentaessigsäure unter Zugabe von Ca^{2+}-Ionen, damit das Ca^{2+} im Liquor durch DTPA nicht gebunden wird, um eine Krampfneigung zu vermeiden.

Technische Durchführung
- Kameravorbereitung:
  Medium-Energy-Kollimator.
- Spezielle Patientenvorbereitung:
  lumbale (vgl. Abb. 7.6) oder subokzipitale Punktion.
- Applikation und Aufnahmetechnik:
  - intrathekale Applikation von 74 MBq ^{111}In-Ca^{2+}-DTPA;
  - planare Aufnahmen nach 2, 6, 24 und 48 h nach Injektion;

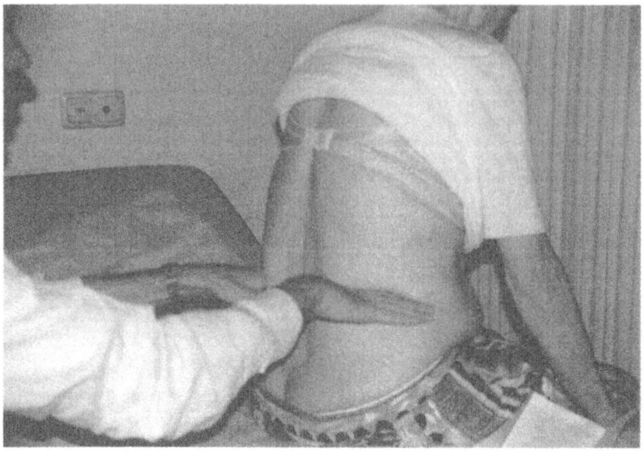

Abb. 7.5. Positionierung des Patienten zur Lumbalpunktion.

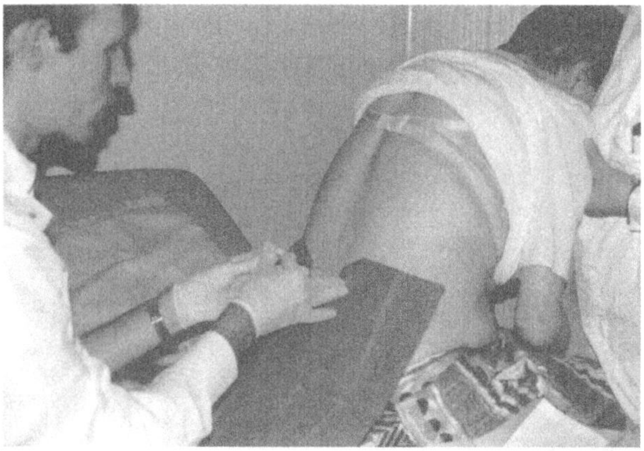

Abb. 7.6. Durchführung einer Lumbalpunktion.

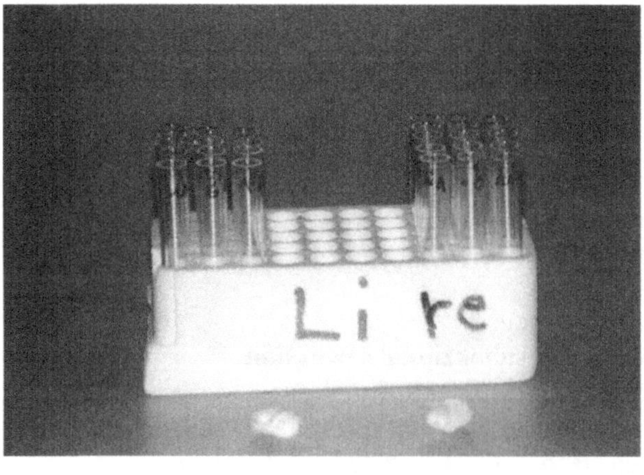

Abb. 7.7. Wattetupfer zur Messung von Nasensekret bei Verdacht auf Liquorrhö.

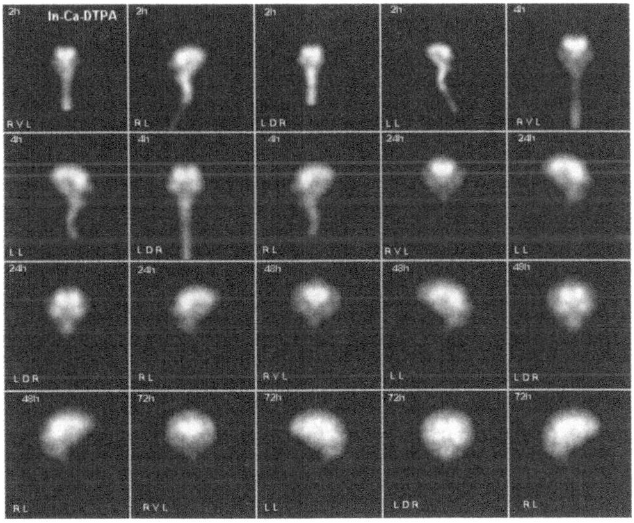

Abb. 7.8. Liquorszintigraphie bei Verdacht auf Normaldruckhydrozephalus. Erkennbar sind stark erweiterte Ventrikelräume mit verspäteter Darstellung des Subarachnoidalraums (hier 72 h, normal 24 h) und zusätzlichem Reflux in die Seitenventrikel.

  - zum Nachweis einer Liquorrhö Einlegen von Nasentupfern in bestimmten Zeitabständen (wichtig: Notieren von rechts und links sowie der Einlegezeit).
- Auswertung:
  Visuell.

Ergebnisse

- Normalbefund:
  Nach Applikation des Radiopharmakons kommt es zu einer gleichmäßigen Verteilung im Spinalkanal und den basalen Zisternen und zu einem physiologischen Übertritt in den Subarachnoidalraum mit einheitlicher Verteilung.
- Pathologischer Befund:
  - Suche nach Reflux in die Seitenventrikel (Flussumkehr);
  - fehlende oder asymmetrische Darstellung des Subarachnoidalraums, z. B. nach Subarachnoidalblutungen;
  - Austritt von Liquor über Nasensekret (Liquorrhö z. B. nach Trauma), Messung mittels Wattetupfer, die anschließend in einem Bohrlochzähler gemessen werden; damit lassen sich auch kleinste Liquorrhöen nachweisen.

7.2 Schilddrüse

7.2.1 Anatomische Lage und Physiologie

Die Schilddrüse besteht aus 2 Lappen, welche über eine schmale Parenchymbrücke (=Isthmus) miteinander verbunden sind. Sie liegt unterhalb des Kehlkopfs unmittelbar vor und neben der Trachea. Die Schilddrüse wird in der 3. Entwicklungswoche in Höhe des Foramen caecum aus Entoderm angelegt und wandert über die Zungengegend in die spätere prätracheale Lage, diese wird ca. in der 7. Schwangerschaftswoche erreicht. Entlang dieses Deszensus können Schilddrüsenreste verbleiben, man spricht von dystopen Schilddrüsenresten.

Mögliche Dystopien bei der Schilddrüsenanlage:
- Zungengrund,
- zusätzlicher Schilddrüsenlappen (Lobus pyramidalis),
- intrathorakal.

Die Schilddrüse nimmt Jod aus der Blutbahn gegen ein Konzentrationsgefälle auf. In den Schilddrüsenzellen (Thyreozyten) wird Jodid zu Jod oxidiert *(Jodination)* und an Thyrosinreste von Thyreoglobulin eingebaut *(Jodisation)*. Dieser Vorgang wird durch ein Enzym, die Schilddrüsenperoxidase (TPO), beschleunigt. Das jodierte Thyreoglobulin wird in die Schilddrüsenfollikel abgegeben *(Exozytose)*. Dort entstehen mittels TPO als Katalysator aus Monojodthyrosin (MIT) und Dijodthyrosin (DIT) Trijodthyronin (Liothyronin = T_3) und Tetrajodthyronin (Levothyroxin = T_4) *(Kopplungsreaktion)*. Abhängig vom Hormonbedarf und gesteuert durch das Hypophysenhormon TSH wird das in den Schilddrüsenfollikeln gespeicherte T_3 und T_4 wieder in die Thyreozyten aufgenommen *(Endozytose)* und nach Abspaltung des Thyreoglobulins *(Proteolyse)* in die Blutbahn abgegeben *(Sekretion)*.

Wirkung der Schilddrüsenhormone

- Eiweißstoffwechsel:
  - in physiologischer Konzentration anabol, bei Überfunktion katabole Wirkung.
- Kohlenhydratstoffwechsel:
  - beschleunigen die Kohlenhydratresorption im Dünndarm,
  - erhöhen die Glukoneogenese,
  - aktivieren die Glykogensynthese und die Glykogenolyse,
  - steigern den Kohlenhydratabbau.
- Fettstoffwechsel:
  - mobilisieren die Speicherfette.
- Knochenstoffwechsel:
  - aktivieren die Osteoblasten und Osteoklasten und erhöhen indirekt den Ca^{2+}-Spiegel im Blut.

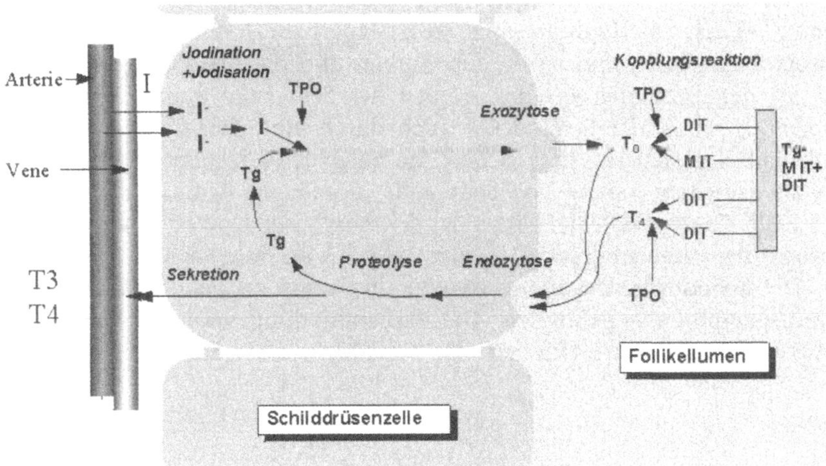

Abb. 7.9. Schematische Darstellung des Jodstoffwechsels der Schilddrüsen (nach Pfannenstiel P, Sailer B; in: Schilddrüsenkrankheiten – Diagnose u. Therapie, Berliner Medizinische Verlagsanstalt).

- Nervenstoffwechsel:
  - sind bedeutsam für die Reifung des Gehirns,
  - erhalten die Gehirnleistung bei Erwachsenen,
  - wirken auf das neurofibromuskuläre Reizleitungssystem (Sehnenreflexe),
  - erhöhen das Herzschlagvolumen und die Herzfrequenz.
- Sonstiges:
  - beeinflussen die Gonadenfunktion und die Erythropoese.

Glykoprotein Thyreoglobulin, Tg

Es hat folgende Aufgaben bzw. Merkmale:
- dient der Synthese und Speicherung von Schilddrüsenhormon;
- chemisch ist es ein Glykoprotein, welches von den Thyreozyten synthetisiert wird;
- klinisch ist es bedeutsam als Tumormarker für die Nachsorge differenzierter Schilddrüsenkarzinome nach totaler Thyreoidektomie (papilläre, follikuläre und onkozytäre Karzinome);
- es ist *nicht geeignet* zur Nachsorge des medullären Schilddrüsenkarzinoms (Tumormarker hierfür ist Kalzitonin).

Der Schilddrüsenregelkreis

Die Schilddrüse wird zentral durch den Hypothalamus und die Hypophyse gesteuert. Abhängig von der Konzentration der freien Schilddrüsenhormone im Serum erfolgt die Abgabe von thyreoideastimulierendem Hormon

(TSH) im Hypophysenvorderlappen und von „thyreotropin releasing hormon“ (TRH) im Hypothalamus. TSH steuert die Jodidaufnahme, die Thyreoglobulinproduktion sowie den Aufbau und die Freisetzung von T_3 und T_4 in den Schilddrüsenzellen. Neben der Steuerung durch TSH wird der Jodstoffwechsel der Schilddrüse auch durch eine TSH-unabhängige Autoregulation gesteuert. Diese sichert die normale Hormonproduktion bei unterschiedlichem Jodangebot. Sehr hohe Jodmengen hemmen die Jodisation (= *Wolff-Chaikoff-Effekt*). Dieser wird klinisch zur Operation von hyperthyreoten Patienten eingesetzt (*Plummerung bei M. Basedow*).

Die Schilddrüsenhormone werden im Serum zu über 99% an spezielle Transportproteine gebunden. Die Proteinbindung verhindert eine rasche Ausscheidung und inaktiviert die Schilddrüsenhormone. Die biologische

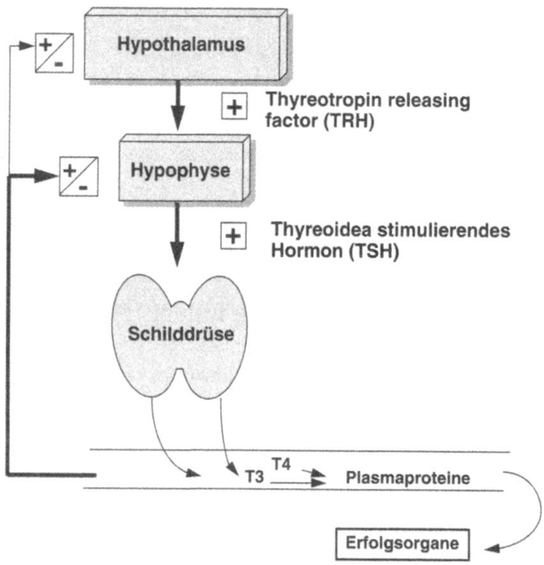

Abb. 7.10. Regelkreis der Schilddrüse.

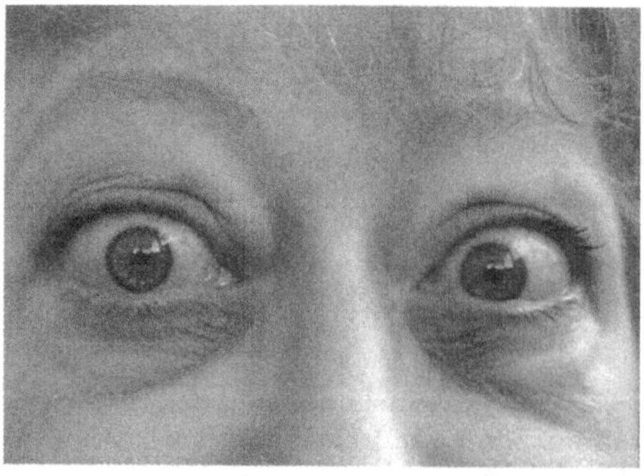

Abb. 7.11. Endokrine Orbitopathie bei M. Basedow.

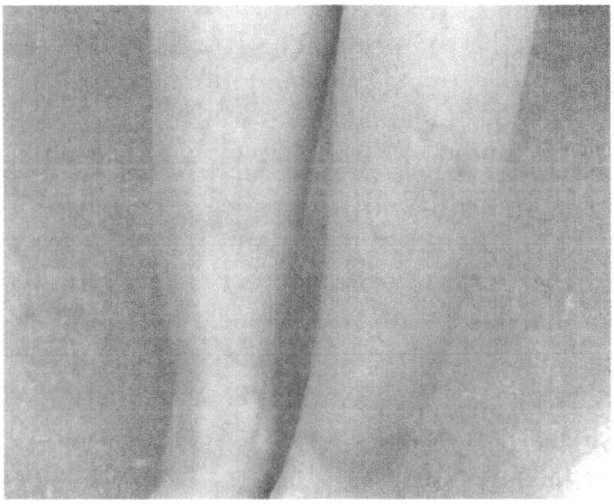

Abb. 7.12. Myxödem bei M. Basedow.

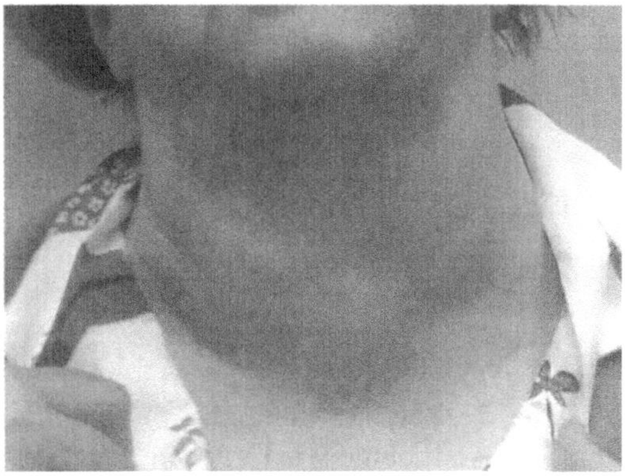

Abb. 7.13. Struma multinodosa, retrosternal eintauchend (III).

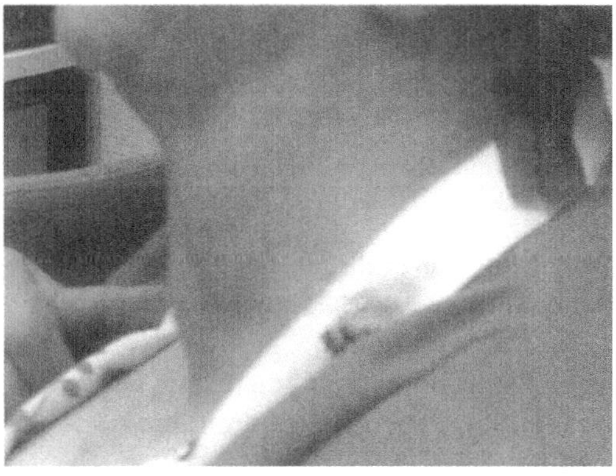

Abb. 7.14. Struma multinodosa (seitlich).

Halbwertszeit von T_4 beträgt ca. 8 Tage (190 h), die biologische Halbwertszeit von T_3 nur 19 h wegen der 10fach geringeren Bindungsaffinität von T_3 zu den Plasmaproteinen. Die Schilddrüse sezerniert täglich ca. 100 µg T_4 und nur in geringem Umfang auch T_3. Dieses entsteht überwiegend in der Leber durch Dejodierung aus T_4 (ca. 30 µg pro Tag). Zusätzlich entsteht bei der Dejodierung auch sog. reverses T_3 (rT_3), welches als Isomer zu T_3 biologisch inaktiv ist. Das freie T_3 gilt somit als das eigentlich wirksame Schilddrüsenhormon. T_4 und rT_3 sind Speicherhormone.

Der Gesamthormongehalt wird beeinflusst durch angeborene oder medikamentös bedingte unterschiedliche Mengen an Bindungsproteinen im Plasma. Die Plasmaproteine sind erhöht bei Einnahme von Antikonzeptiva (Östrogene), bei Gravidität und familiärer Hyperthyroxinämie. Entsprechend kommt es zu einer Verminderung der Plasmabindungsproteine bei Malabsorptionssyndrom, terminaler Niereninsuffizienz, dekompensierter Leberzirrhose oder schweren katabolen Erkrankungen.

7.2.2 Quantitative Schilddrüsenszintigraphie

Radiopharmakon ^{99m}Tc-PTT, ^{123}I

Als Radiopharmakon für die Szintigraphie wird heute nahezu ausschließlich ^{99m}Tc-Pertechnetat (PTT) eingesetzt. Nur in Ausnahmefällen, z. B. zum Nachweis von dystop gelegenem Schilddrüsengewebe oder bei schlechter Speicherung im ^{99m}Tc-Szintigramm, verwendet man ^{123}I zur funktionellen Diagnostik der Schilddrüse.

Die Technik beruht darauf, dass ^{99m}Tc-PTT ähnlich wie Jod nur in funktionell aktives Schilddrüsengewebe aufgenommen wird. Im Gegensatz zu Jod wird Technetium nicht von der Schilddrüse verstoffwechselt. Das Maximum der Aufnahme wird innerhalb der ersten 20–30 min nach Applikation von ^{99m}Tc-PTT erreicht. Während dieser Zeit korreliert die Aufnahmegeschwindigkeit von ^{99m}Tc-PTT mit der Jodidaufnahme der Schilddrüse. Dadurch kann auf die Jodavidität der Schilddrüse geschlossen werden. Das Ausmaß der Speicherung ist vom Jodangebot der Nahrung abhängig und somit regional oft unterschiedlich. In der Regel beträgt die normale Speicherung von Technetium nur 2–5%, im Gegensatz zu Jod, das innerhalb von 24 h zu 50–70% aufgenommen wird.

Indikationen

Technische Durchführung der quantitativen Schilddrüsenszintigraphie

- Kameravorbereitung:
  LEHR-Kollimator, Kamera mit angeschlossenem Rechnersystem.
- Spezielle Patientenvorbereitung:
  Keine.

Tabelle 7.2. Übersicht: altersabhängige und altersunabhängige Indikationen zur Schilddrüsenszintigraphie und verwendete Radionuklide.

Alter	Indikation	Nuklid
▮ Kleinkind Jugendliche	– Nachweis und Lokalisation von dystopem SD-Gewebe. – Plötzlich aufgetretener, schnell wachsender Knoten, Malignomausschluss – Tastbare und sonographisch auffällige Knoten – Bei Karzinomverdacht	^{123}I ^{99m}Tc
▮ Erwachsene	– Nachweis der funktionellen Autonomie, ggf. mit Suppressionsszintigraphie – Abgrenzung der Autonomie zu anderen Hyperthyreoseformen – Tastbare und sonographisch auffällige Knoten – Bei Malignomverdacht – Nach Strumaresektion zum Nachweis der funktionellen Aktivität des Restschilddrüsengewebes – Abschätzung des autonomen Volumens für die Radiojodtherapieplanung – Darstellung des Therapieeffekts nach einer Radiojodtherapie bei Hyperthyreose mit Suppressionsszintigraphie	^{99m}Tc ^{123}I
▮ Altersunabhängig (Nachsorge von differenzierten Schilddrüsenkarzinomen)	– Nachweis und Ausschluss von Schilddrüsenrestgewebe, Lokalrezidiven oder Metastasen bei differenzierten Schilddrüsenkarzinomen – Abschätzung des Speicherverhaltens von Metastasen zur Therapieplanung (Operation, externe Radiatio oder Radiojodtherapie)	^{131}I ^{99m}Tc-MIBI ^{201}Tl ^{131}I

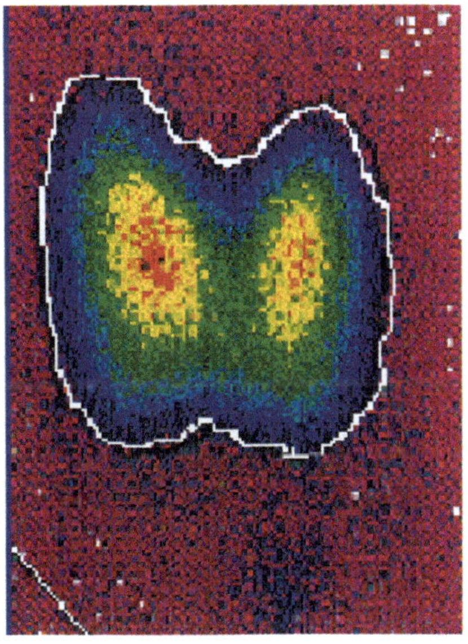

Abb. 7.15. Quantitative Schilddrüsenszintigraphie-ROI-Technik.

- Applikation und Aufnahmetechnik:
  - Vor der Schilddrüsenszintigraphie sind eine ausführliche Anamnese, eine genaue Inspektion und eine Palpation der Schilddrüse durchzuführen.
  - Die Messung der Aktivität in der Spritze erfolgt *unmittelbar vor Applikation.*
  - Applikation von 50–80 MBq ^{99m}Tc-Pertechnetat i.v.
  - Rückmessung der Restaktivität in der Spritze nach Applikation.
  - Planares Szintigramm 15–20 min nach Applikation, bei ^{123}I erfolgt die Aufnahme frühestens ca. 5 h, besser 24 h nach Applikation.
  - Kontrolle des Injektionsorts hinsichtlich einer paravenösen Applikation.
  - Start der planaren Aufnahme 15–20 min nach Applikation, Aufnahme nach Zeit (8 min).
  - Markierung von anatomischen Bezugspunkten, z. B. Schildknorpel, Klavikula, Sternum, und von palpablen oder sonographisch auffälligen Knoten.

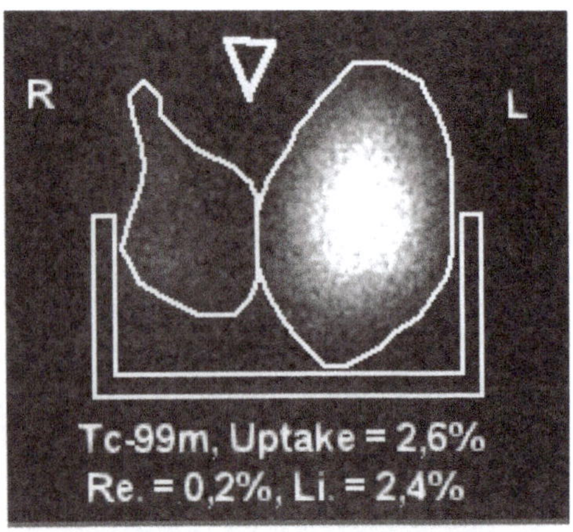

Abb. 7.16. Quantitative Schilddrüsenszintigraphie bei autonomem Schilddrüsenadenom im linken Schilddrüsenlappen.

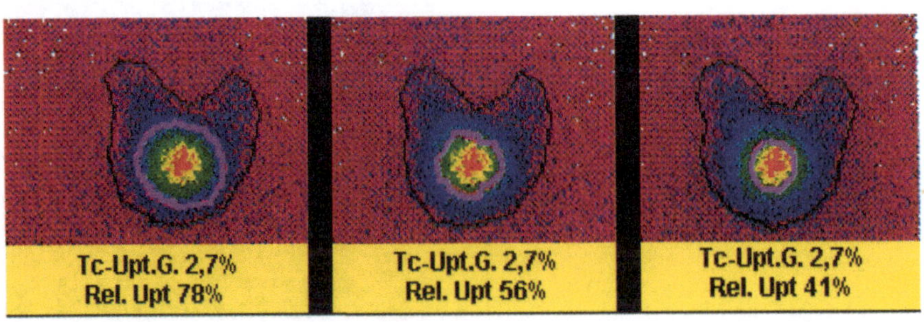

Abb. 7.17. ROI-Fehlerquellen. Abhängigkeit des relativen Knotenuptakes von der Größe der eingezeichneten Region. Zur Vermeidung dieser Fehlerquelle sollten immer die gleichen Farbabstufungen verwendet werden.

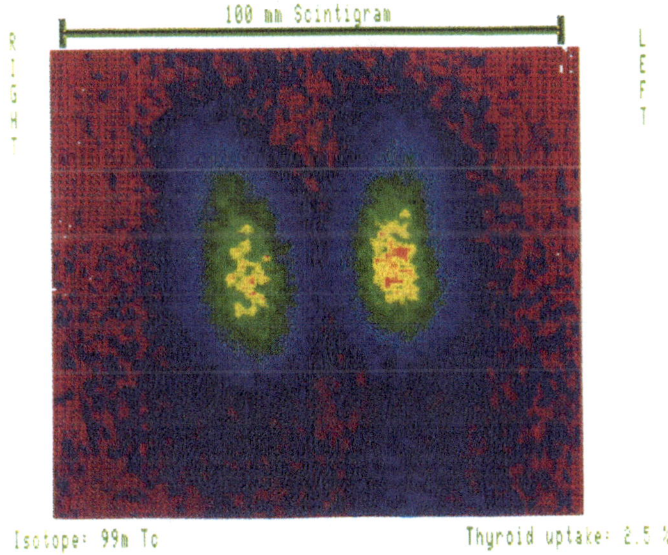

Abb. 7.18. Schilddrüsenszintigraphie mit ^{99m}Tc-PTT: Euthyreose, unauffälliger Befund.

Tabelle 7.3. Normalwerte des Tc-Uptakes der Schilddrüse in Abhängigkeit von der Stoffwechselsituation und von der Jodversorgung (nach Schicha 1991: Kompendium der Nuklearmedizin, Schattauer-Verlag).

	Tc-Uptake TSH>0,1	Tc-Uptake TSH<0,01
Normal große Schilddrüse, kein Jodmangel	0,5–2%	<0,5%
Normal große Schilddrüse mit Jodmangel	≤5%	<2%
Struma mit Autonomie	selten >10%	1–10%
M. Basedow	In der Regel >10%	>10%

- Auswertung:
  - Es werden jeweils eine „region of interest" (ROI) über der Schilddrüse und eine Untergrund-ROI kaudal der Schilddrüse gezeichnet.
  - Berechnung des ^{99m}Tc-Uptakes der Schilddrüse.

$$\text{Tc-Uptake}\,[\%] = \frac{\text{Schilddrüsenaktivität} - \text{Untergrundaktivität}}{\text{Nettoaktivität der Spritze}}$$

  - Darstellung des Szintigramms, nach Möglichkeit im 1:1-Verhältnis zur Schilddrüse.

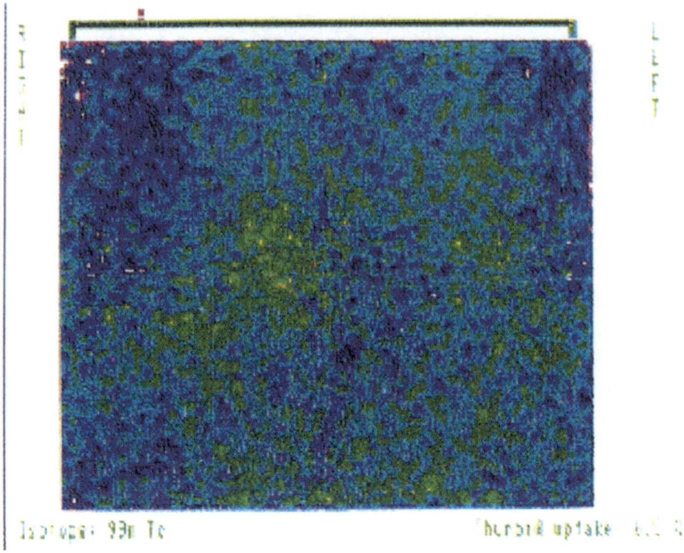

Abb. 7.19. Struma multinodosa: stark reduzierter ^{99m}Tc-Uptake nach Kontrastmittel-CT.

  - Dokumentation von tastbaren oder sonographisch auffälligen Befunden im Szintigramm; es sollte anschließend in derselben Position eine Sonographie der Schilddrüse erfolgen. Bei suspekten Befunden kann in gleicher Position eine Punktion durchgeführt werden.

Ergebnisse

- Normalbefund:
  Die Aktivität ist homogen auf beide Schilddrüsenlappen verteilt; heiße (mehrspeichernde) oder kalte (minderspeichernde) Areale stellen sich nicht dar. Der thyreoidale Tc-Uptake liegt im Normbereich.

> **Merke:** Ohne Kenntnisse der Anamnese, des Tastbefundes, der Sonographie und der Laborwerte ist die korrekte Interpretation des Schilddrüsenszintigramms unmöglich! Bei szintigraphisch kalten Knoten sollte zusätzlich zur Sonographie eine Punktion erfolgen.

- Schilddrüsenuptake:
  Der errechnete thyreoidale Tc-Uptake ist abhängig vom Ausmaß der endogenen Stimulation durch das basale TSH und zusätzlich über die Autoregulation der Schilddrüse von der Jodversorgung.

Der Schilddrüsenuptake ist vermindert

- nach Jodexposition:
  - überwiegend durch Röntgenkontrastmittel, z. B. CT, Urographie oder jodhaltige Medikamente, z. B. Cordarex®, oder

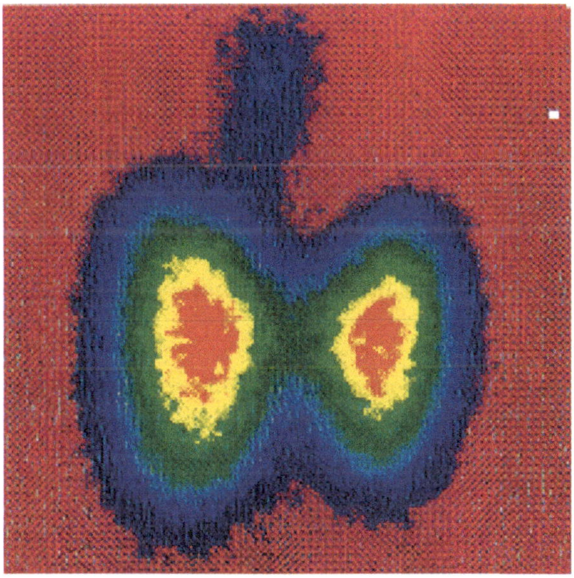

Abb. 7.20. M. Basedow: Der ^{99m}Tc-Uptake ist durch Autoantikörper stark erhöht.

  - durch jodhaltige Hautdesinfektionsmittel bei Operationen, z.B. Braunovidon®;
- nach thyreosuppressiver Behandlung:
  - Einnahme von Levothyroxin (T_4), oder
  - durch Liothyronin(T_3)-Gabe;
- nach Schilddrüsenblockade mit Na-Perchlorat (Irenat®);
- im Verlauf bestimmter Erkrankungen:
  - z.B. Thyreoiditis (de Quervain, Hashimoto),
  - bei Hypothyreose nach Radiojodtherapie oder Operation.

Der Schilddrüsenuptake ist erhöht bei:
- Hyperthyreose,
- Jodmangel (gesteigerte Jodavidität),
- als „Rebound-Effekt" nach Absetzen von Thyreostatika, z.B. Carbimazol.

Suppressionsszintigramm

Als Suppressionsszintigramm bezeichnet man ein Szintigramm bei blockiertem Regelkreis (TSH_b<0,01). Es ist die empfindlichste Methode zum Nachweis einer funktionellen Autonomie.

Anhand des regionalen und globalen Speicherverhaltens ist es möglich, das gesunde Schilddrüsengewebe vom autonomen Schilddrüsengewebe abzugrenzen. Im Gegensatz zum autonomen Schilddrüsengewebe ist das gesunde Schilddrüsengewebe supprimierbar, d.h. die Jodid- oder Tc-Aufnahme nimmt unter Suppressionsbedingungen im gesunden Gewebe ab. Der

Tc-Uptake unter Suppressionsbedingungen gibt Hinweise hinsichtlich der funktionellen Relevanz und Therapiebedürftigkeit einer Autonomie.

Das Ausmaß der Suppression ist abhängig von der Art, der Dauer und von der Höhe der suppressiven Therapie.

Übliche Verfahren zur Vorbereitung eines Suppressionsszintigramms sind

- 75 μg/d Levothyroxin (T_4) über 2 Wochen und anschließend 150 μg/d über weitere 2 Wochen oder
- 60–100 μg Liothyronin/d über 8–10 Tage oder
- einmalige Gabe von 3 mg Levothyroxin (T_4) 5–7 Tage vor der Untersuchung.

Ergebnisse der quantitativen Schilddrüsenszintigraphie

Die Ergebnisse sind Tabelle 7.4 zu entnehmen.

Differenzialdiagnose des „kalten Knotens"

Die Differenzialdiagnose des szintigraphisch kalten Knotens erfolgt sonographisch und mittels Punktionszytologie. Die Mehrzahl der kalten Knoten sind benigne (Tabelle 7.5). Ab einer Knotengröße von ca. 0,8–1 cm ist zur Beurteilbarkeit des Speicherverhaltens eine Szintigraphie zu empfehlen. Bei

Tabelle 7.4. Typische Befunde der quantitativen Schilddrüsenszintigraphie.

Diagnose	Tc-Uptake	Nuklidverteilung
Funktionelle Autonomie	±, ↑	Fokal oder diffus
Hashimoto-Thyreoiditis	↓	Diffus
Jodkontamination	↓	Diffus
M. Basedow	↑↑↑	Diffus
Subakute Thyreoiditis	↓	Im betroffenen Areal vermindert
Suppressive Therapie ohne Autonomie	↓	Diffus
TSH-produzierendes Adenom der Hypophyse	↑↑↑	Diffus

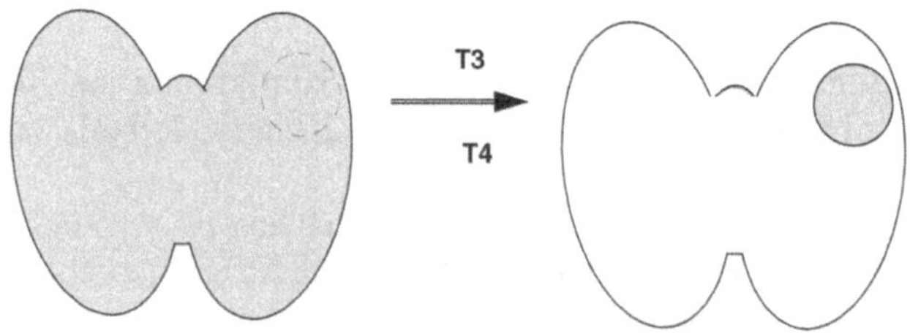

Abb. 7.21. Schematische Darstellung der Schilddrüsensuppression.

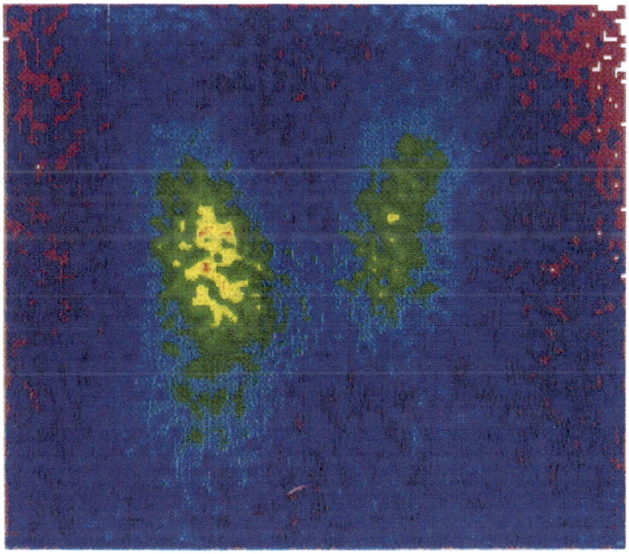

Abb. 7.22. Nativszintigraphie.

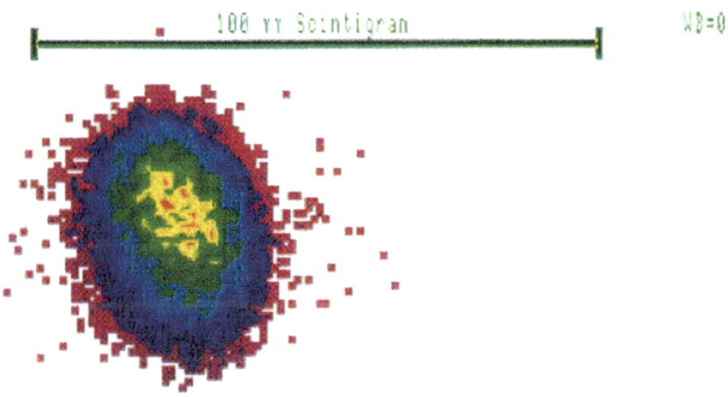

Abb. 7.23. Suppressionsszintigraphie.

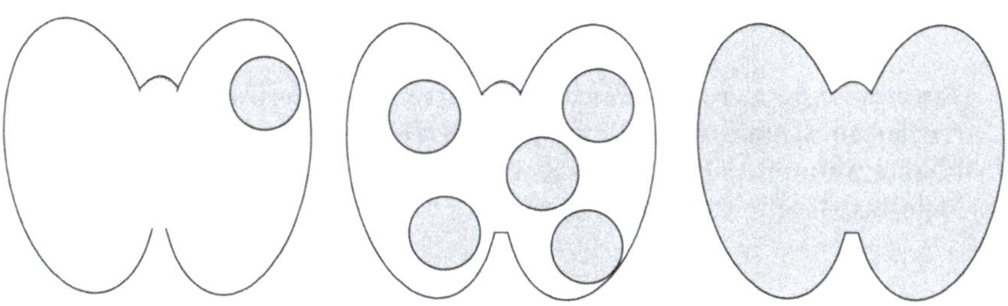

Abb. 7.24. Erscheinungsformen der funktionellen Autonomie.

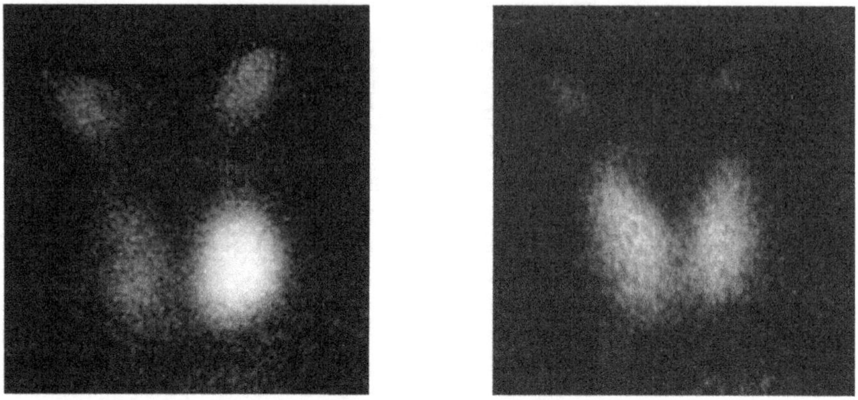

Abb. 7.25. Schilddrüsenszintigraphie vor (links) und nach (rechts) Radiojodtherapie einer unifokalen Autonomie im linken Schilddrüsenlappen.

Tabelle 7.5. Differenzialdiagnose des szintigraphisch „kalten Knotens".

Diagnose	Sonographischer Befund	Punktion
❙ Zysten	Echofrei bis echoarm mit dorsaler Schallverstärkung	Bei Verdacht auf Malignität oder zur Entlastung bei subjektiven Beschwerden
❙ Regressiv veränderte Knoten	Echoreich bis echonormal, keine dorsale Schallverstärkung	Nur bei Wachstum
❙ Entzündungen	Echoarm, diffus oder lokal	In der Regel nicht notwendig
❙ Follikuläre Adenome	Echoarmer bis echonormaler Knoten mit echoarmem Randsaum	Nur bei Wachstum
❙ Schilddrüsentumor oder Metastasen	Echoarmer Knoten, zum Teil unregelmäßig begrenzt	Zur Gewinnung von Gewebe für die zytologische Untersuchung

echoarmen und szintigraphisch kalten Knoten sollte zusätzlich eine Punktion erfolgen, da die Dignität eines Knotens letztendlich nur mittels Zytologie bzw. Histologie beurteilt werden kann.

❙ *Verlaufskontrolle von Schilddrüsentumoren.* Da die Nachsorge von differenzierten Schilddrüsentumoren in der Nuklearmedizin eine bedeutende Rolle einnimmt, sollen hier die wichtigsten Verfahren zur Rezidiv- und Metastasensuche vorgestellt werden.

7.2.3 ^{131}J-Ganzkörperszintigraphie

▮ Indikation

Diese Untersuchung weist folgende Merkmale auf:

- dient der Metastasen- und Rezidivsuche differenzierter, papillärer und follikulärer Schilddrüsentumoren;

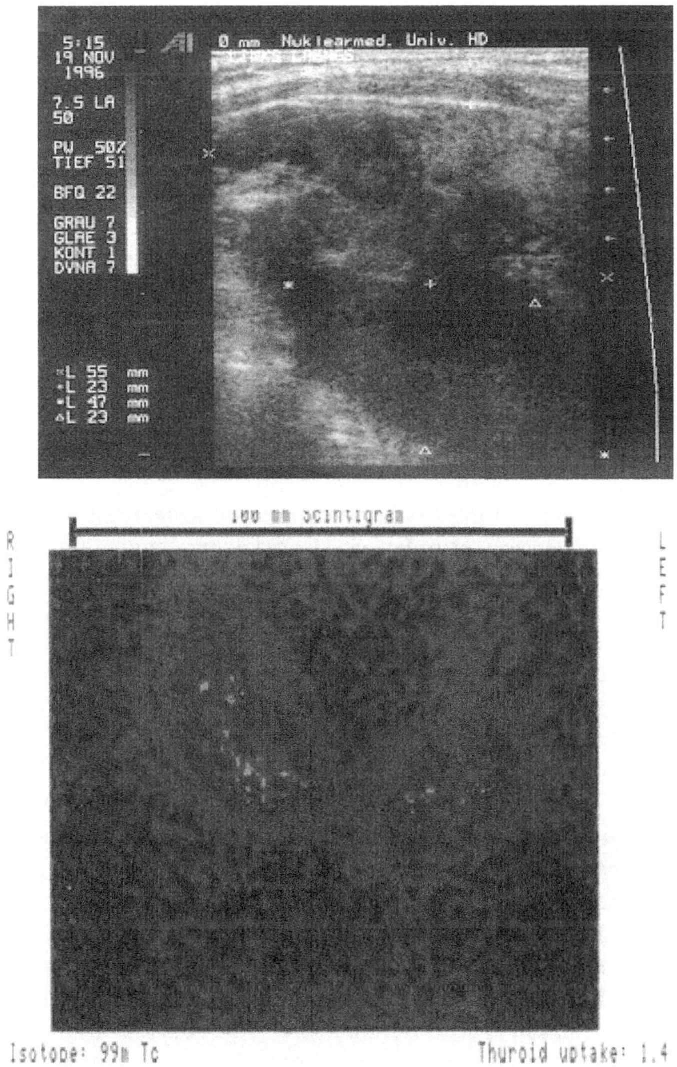

Abb. 7.26. Szintigraphisch kalter Knoten im linken Oberpol. Sonographisch echoarm/echokomplex, histologisch follikuläres Schilddrüsenkarzinom.

- ^{123}J reichert sich spezifisch in Schilddrüsenrestgewebe nach Thyreoidektomie an;
- Hypothyreose erforderlich (TSH > 30 IE);
- wird mindestens einmal nach erfolgreicher Radiojodtherapie durchgeführt, bei Risikopatienten häufiger.

Technische Durchführung

- Patientenvorbereitung:
  Voraussetzung für eine gute Speicherung des Radiojods in Metastasen und im Restschilddrüsengewebe ist ein möglichst hoher endogener TSH_b-Wert (>30 IE). Deshalb muss eine Schilddrüsensubstitution ausreichend lange vor der geplanten stationären ^{131}J-Ganzkörperszintigraphie abgesetzt werden.
- Empfehlung zum Absetzen der Schilddrüsenmedikation vor der ^{131}J- Ganzkörperszintigraphie (Absatzschema):
  - 6 Wochen vor der stationären Aufnahme substitutive und suppressive Schilddrüsentherapie mit Levothyroxin (T_4) absetzen;
  - dafür bis 2 Wochen vor der Szintigraphie Liothyronin (T_3) 3×20 μg/d (2 - 1 - 0);
  - die letzten 2 Wochen vor der stationären Aufnahme keine Schilddrüsenmedikamente.
- Kameravorbereitung:
  Hochenergiekollimator.
- Applikation und Aufnahmetechnik:
  Appliziert werden 300–500 MBq trägerfreies ^{131}J i.v. oder oral. Wegen der Strahlendosis ist ein stationärer Aufenthalt auf einer speziellen Radiojodstation erforderlich. Ganzkörper- und Teilkörperaufnahmen werden 48 und 72 h nach Applikation angefertigt. Geringspeichernde Befunde sind manchmal erst nach 4–5 Tagen mit höheren Radiojodgaben darstellbar; deshalb ist es sinnvoll, nach 4–5 Tagen eine zusätzliche Ganzkörper- oder Teilkörperaufnahme durchzuführen.

Ergebnisse

- Normalbefund:
  Im ^{131}J-Szintigramm findet sich eine physiologische Anreicherung in der Leber und dem Darm, den Nieren, der Harnblase, dem Magen sowie in den Speichel- und Schweißdrüsen und im Nasensekret.
- Artefakte:
  - Durch Taschentücher in den Hosentaschen kann ggf. eine Metastase des Oberschenkelhalses vorgetäuscht werden.
  - Kontaminationen der Haut können Metastasen vortäuschen.
- Metastasen gut differenzierter Thyreozytenkarzinome stellen sich im ^{131}J-Szintigramm in der Regel positiv dar. Ausnahmen sind Metastasen der onkozytären Karzinome, diese nehmen kein Jod auf.

^{99m}Tc-MIBI (Methoxyisobutylisonitril)

^{99m}Tc-MIBI

- ist neben der Rezidiv- und Metastasensuche von differenzierten jodspeichernden Tumoren auch für nichtjodspeichernde Tumoren (onkozytäres Karzinom) und für medulläre Schilddrüsentumoren geeignet;
- reichert sich unspezifisch an; die Anreicherung hängt von der Perfusion und der Anzahl an Mitochondrien im Tumorgewebe ab.

Technische Durchführung

- Patientenvorbereitung:
  Keine, ein Absetzen der Schilddrüsenmedikation ist nicht erforderlich!
- Kameravorbereitung:
  LEAP-Kollimator.
- Applikation und Aufnahmetechnik:
  Appliziert werden 400–600 MBq ^{99m}Tc-MIBI i.v. in eine Fußvene[1], anschließend werden dynamische Sequenzaufnahmen von 1–10 min post injectionem sowie Ganzkörperaufnahmen und ggf. SPECT-Aufnahmen angefertigt.

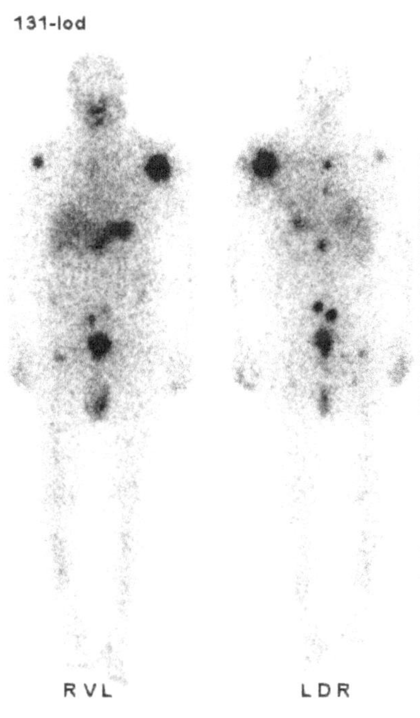

Abb. 7.27. ^{131}J-Ganzkörperszintigraphie bei Verdacht auf Metastasen eines differenzierten Schilddrüsenkarzinoms.

[1] Die Persistenz des Radiopharmakons in den Gefäßen kann sonst im supraklavikulären Bereich zu Fehldiagnosen führen.

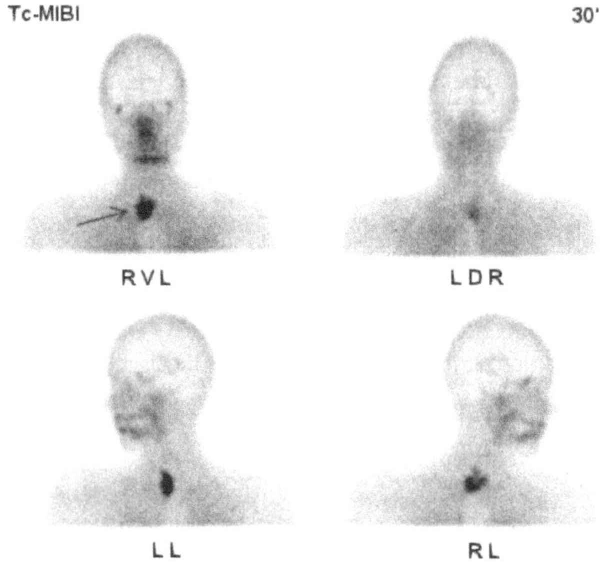

Abb. 7.28. ^{99m}Tc-MIBI-Szintigraphie bei Lokalrezidiv eines follikulären Schilddrüsenkarzinoms: 56-jährige Patientin, Zustand nach totaler Thyreoidektomie, Zustand nach 4 Radiojodtherapien mit insgesamt 16 GBq ^{131}I. Jetzt ansteigende Thyreoglobulinwerte. Im Szintigramm pathologische Speicherung im Schilddrüsenbett als Hinweis auf ein Lokalrezidiv eines follikulären Schilddrüsenkarzinoms. Physiologische Speicherung in den Speicheldrüsen und im Plexus chorioideus (Liquorproduktion).

Ergebnisse

- Normalbefund:
  Eine physiologische Aufnahme des Tracers findet man in der Leber, den Nieren, dem Darm, dem Myokard und den Speicheldrüsen.

^{201}Tl

- Die Indikationen entsprechen der MIBI-Szintigraphie.
- Es handelt sich um einen unspezifischen Tumornachweis.

Technische Durchführung

- LEHR-Kollimator.
- Applikation von 75–150 MBq ^{201}Tl-Cl.
- Ganzkörperaufnahmen 1 h nach Applikation.

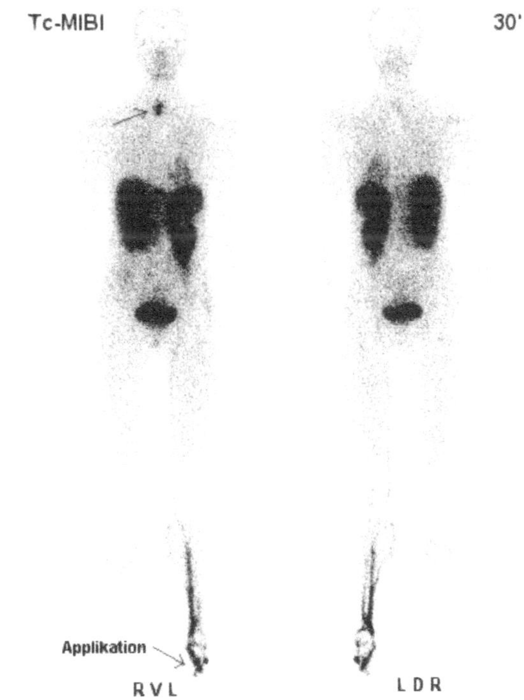

Abb. 7.29. ^{99m}Tc-MIBI-Ganzkörperszintigraphie: 33-jährige Patientin, Zustand nach totaler Thyreoidektomie, Zustand nach 4 Radiojodtherapien und Lokalrezidiv bei follikulärem Schilddrüsenkarzinom. Retention des Radiopharmakons in den von der Applikationsstelle abfließenden Venen, sodass deshalb als Applikationsstelle eine Fußvene am geeignetsten erscheint. Physiologische Speicherung in Myokard, Leber, den Nieren und der Harnblase sowie Magen-Darm-Trakt und Speicheldrüsen.

^{111}In-Somatostatin (OctreScan®)

- Dieses Verfahren dient zum Nachweis des Primärtumors und von Rezidiven bei medullären Schilddrüsenkarzinomen.
- Es handelt sich um eine spezifische Rezeptorszintigraphie; Voraussetzung sind Somatostatinrezeptoren an der Tumoroberfläche.

Technische Durchführung

- Mittelenergiekollimator.
- Applikation von 150–200 MBq ^{111}In-OctreScan® i.v.
- Ganzkörperaufnahmen, ggf. SPECT nach 4–5 h nach Applikation (s. auch Kap. „Tumorszintigraphie").

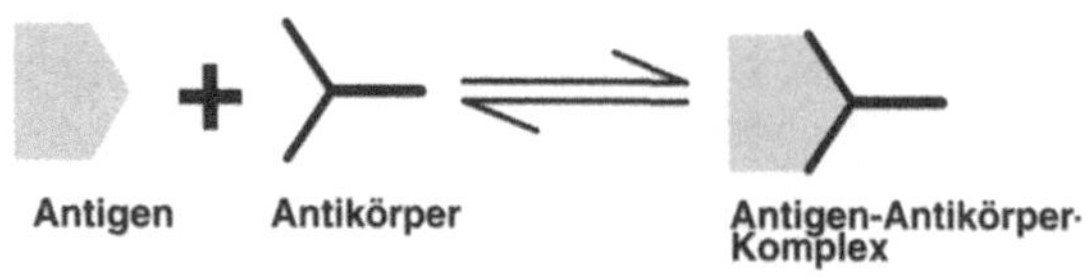

Abb. 7.30. Schema der Antigen-Antikörper-Reaktion.

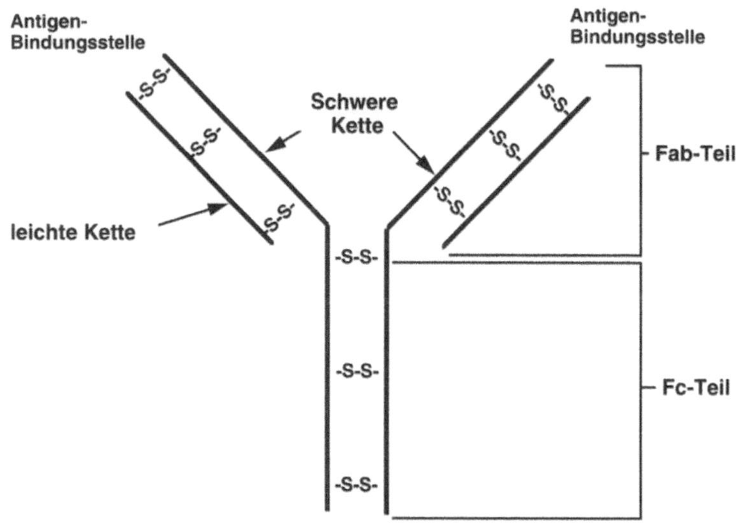

Abb. 7.31. Schema eines Antikörpers. Antikörper sind hochmolekulare Proteine und bestehen aus 2 leichten und 2 schweren Proteinketten, die durch Disulfidbrücken miteinander verbunden sind.

7.2.4 In-vitro-Diagnostik der Schilddrüse

In diesem Kapitel soll eine kurze Übersicht über die wichtigsten laborchemischen Verfahren zur Bestimmung der Schilddrüsenhormone gegeben werden.

Antigen-Antikörper-Reaktion

Basis aller immunologischen Nachweisverfahren ist die Antigen- bzw. Hapten-Antikörper-Reaktion (Schlüssel-Schloss-Reaktion).

Radioimmunoassay (RIA)

Beim RIA konkurrieren das inaktive Antigen im Serum und ein in einer bekannten Menge zugegebenes radioaktiv markiertes Zweitantigen (Tracer) um die Bindungsstellen des Antikörpers. In der Regel ist das Zweitantigen mit ^{125}I markiert. Der Mischung aus Serumantigen und Zweitantigen wird

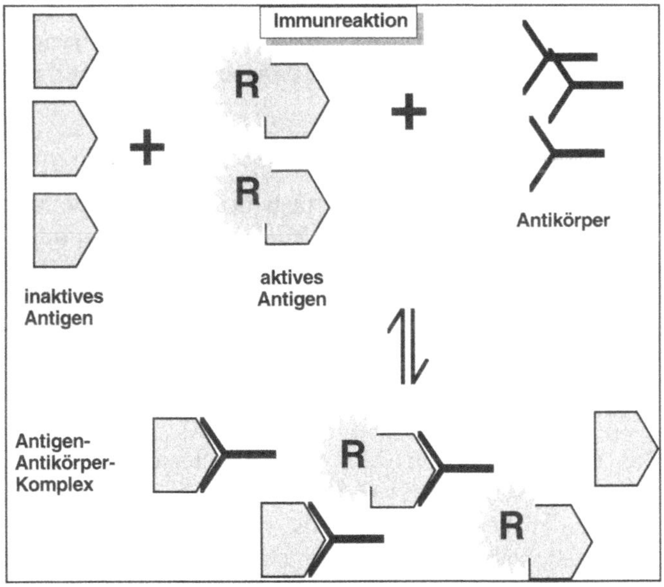

Abb. 7.32. Prinzip des Radioimmunoassay: das Serumantigen konkurriert mit dem Tracer-Antigen um die Bindung am Antikörper.

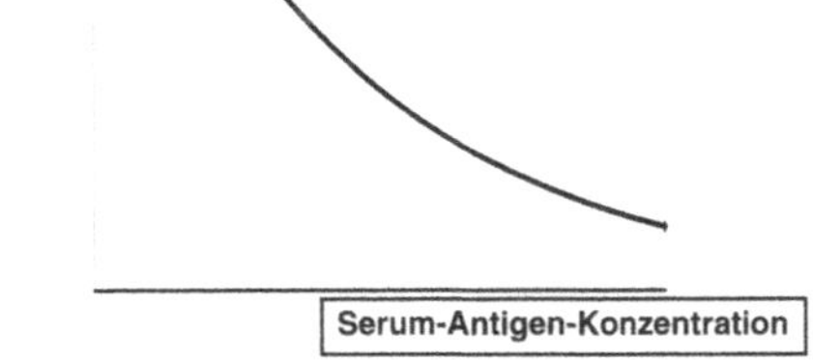

Abb. 7.33. Standardfunktion bei Verwendung der kompetitiven Methoden (RIA, LIA).

ein Antikörper im Unterschuss zugefügt. Dieser bildet lösliche Antigen-Antikörper-Komplexe. Es bildet sich ein Gleichgewicht zwischen freiem und gebundenem Zweitantigen. Je höher die Konzentration des Serumantigens ist, umso mehr markierte Antigene werden aus der Antigen-Antikörper-Bindung verdrängt, desto geringer ist die am Antikörper gebundene Aktivität. Nach Einstellung des Gleichgewichts wird der gebundene Tracer vom freien Tracer getrennt und die Aktivität gemessen.

Häufig wird beim Reaktionsablauf des RIA die gestaffelte Umsetzung bevorzugt. Hierbei lässt man zunächst die zu messende Substanz mit dem Antikörper reagieren und fügt danach das Tracerantigen hinzu.

Lumineszenzimmunoassay (LIA)

Bei diesem Immunoassay werden lichtemittierende Verbindungen verwendet. Das Luminogen wird entweder an ein Antigen oder den Antikörper gekoppelt. Durch Zugabe der Analyzerreagenzien wird der gebundene Tracer zur Lichtemission veranlasst. Als Luminogen werden Acridiniumverbindungen eingesetzt.

Immunometrische Bestimmungsmethoden

Bei diesen Methoden werden 2 an unterschiedliche Bindungsstellen koppelnde Antikörper verwendet („Sandwich-Assay"). Ein Überschuss an erstem Antikörper ist z. B. an eine Festphase gebunden (Solide-Phase-Trennmethode), während ein zweiter markierter Antikörper an der gegenüberlie-

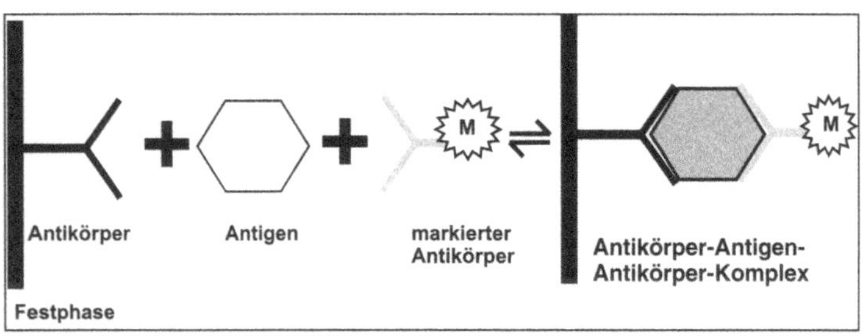

Abb. 7.34. Schematische Darstellung der Immunometrischen Bestimmungsmethoden („Sandwich-Prinzip"): Das Antigen wird von 2 Antikörpern umklammert.

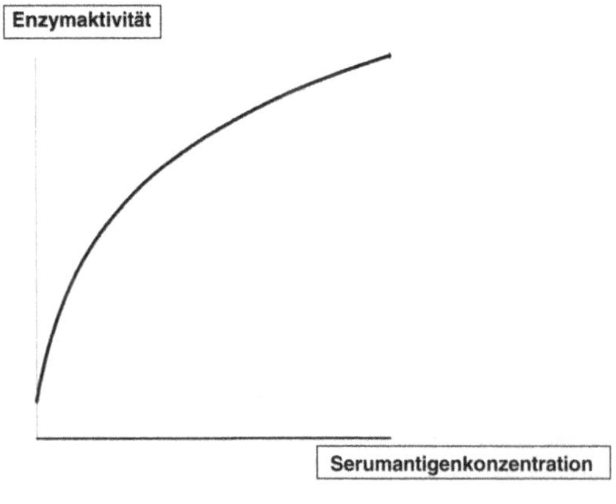

Abb. 7.35. Enzymaktivität und Serumantigenkonzentration bei der ELISA-Technik.

Tabelle 7.6. Assaysysteme zur Schilddrüsendiagnostik.

	RIA	LIA	IRMA	ELISA
Charakteristik	Kompetitives Prinzip	Kompetitives Prinzip	Sandwich-Prinzip	Sandwich-Prinzip
Radioaktiv	Ja	Nein	Ja	Nein
Vorteile	– Hohe Sensitivität, – Keine Störung der Messergebnisse durch Verunreinigung, – Wiederholung der Messung möglich	– Keine Radioaktivität – Hohe Sensitivität – Stabile Tracersubstanzen	– Gegenüber RIA höhere Sensitivität und schnellere Trennung – Sonst wie RIA	– Keine Radioaktivität – Stabile Tracer
Nachteile	– Begrenzte Haltbarkeit des Tracers – Radioaktive Abfälle	– Keine Wiederholung möglich – Beeinflussung der Messergebnisse durch unspezifische Verunreinigungen im Serum möglich	– Wie RIA	– Beeinflussung durch Serumverunreinigung möglich – Bei sehr großen Enzymmolekülen kann das immunologische Verhalten des Antikörpers gestört werden

genden Seite des Antigens bindet. Voraussetzung ist, dass das zu bestimmende Antigen eine zweite Bindungsstelle für das Antikörpermolekül besitzt.

Klinische Anwendungsbeispiele sind: Bestimmung der Thyreoglobulinantikörper (Anti-Tg-AK) und der Schilddrüsenperoxidaseantikörper (TPO).

Immunoradiometrischer Assay (IRMA)

Beim IRMA ist der erste Antikörper im Überschuss an die Innenseite des Reaktionsgefäßes gebunden. Der zweite Antikörper wird radioaktiv (^{125}I) markiert und im Überschuss zugegeben. Der markierte Antikörper reagiert dann mit den vorhandenen Antigen-Antikörper-Komplexen. Nach Dekantieren wird die zurückbleibende Aktivität im Reaktionsgefäß gemessen.

Enzyme-linked-solid-phase-assay (ELISA)

Bei der ELISA-Methode werden antikörperbeschichtete Röhrchen verwendet. Hier wird der zweite Antikörper mit einem Enzym markiert.

Die gebundene Enzymaktivität wird photometrisch bestimmt. Die Farbintensität ist der Antigenkonzentration proportional. Die Enzymaktivität steigt mit der Antigenkonzentration an.

Radiorezeptorassay (RRA)

Beim RRA werden biologisch aktive Hormonmengen gemessen. Hier wird anstelle des Antikörpers ein membrangebundener Rezeptor als Bindungsprotein eingesetzt. Klinisches Anwendungsbeispiel ist die Bestimmung von TSH-Rezeptorantikörpern (TRAK).

Trennmethoden zur Messung des Antigen-Antikörper-Komplexes

- Aus dem Reaktionsgemisch wird das freie Antigen entfernt und die zurückbleibende, komplexgebundene Aktivität gemessen. Die *Trennung* erfolgt entweder *mit Aktivkohle oder Ionenaustauscher oder mit verschiedenen silikathaltigen Materialien.*
- *Trennung durch Aussalzung oder durch Fällung mittels organischer Lösungsmittel,* z.B. Polyethylenglykol. Der schwerere Antigen-Antikörper-Komplex kann durch Zentrifugieren abgetrennt werden.
- *Solide-Phase-Trennmethode:* Dabei ist der Antikörper an das Reaktionsgefäß fest gebunden („coated tube"). Die Trennung erfolgt hierbei durch einfaches Dekantieren.
  Trennung mittels eines Magnetfeldes: Bei diesem Verfahren ist der Antikörper an magnetisch lenkbare Partikel gekoppelt. Nach Antigenkopplung können durch Anlegen eines magnetischen Feldes die Antikörperkomplexe aus der Lösung entfernt werden.

Qualitätskontrollen im RIA-Labor

Die Qualitätskontrollen sind in der „Richtlinie Strahlenschutz in der Medizin" dargestellt (s. Kap. 6.6 „Qualitätskontrolle bei der Anwendung von Radiopharmaka").

7.3 Nebenschilddrüsen

7.3.1 Physiologie

Die Epithelkörperchen sind ein endokrin aktives Organ und produzieren Parathormon. Die Lage der Epithelkörperchen ist sehr variabel. Am häufigsten liegen die 4 Nebenschilddrüsen am Hinterrand der beiden Schilddrüsenlappen zwischen Capsula interna und Capsula externa der Schilddrüse. Intrathyreoidale Lokalisationen sind selten. Die beiden oberen Epithelkörperchen liegen am häufigsten in Höhe des Ringknorpels des

Kehlkopfskeletts. Die beiden unteren Epithelkörperchen findet man meistens in Höhe des unteren Schilddrüsenpols. Bei einer Struma können, abhängig von der Strumagröße, die unteren Epithelkörperchen nach lateral und kaudal bis in das obere Mediastinum verlagert sein. Die Größe unauffälliger Nebenschilddrüsen beträgt ca. 3×5×2 mm.

- **Das Parathormon**
  - regelt zusammen mit Vitamin D und Kalzitonin den Kalziumhaushalt des Körpers,
  - ist Gegenspieler von Kalzitonin,
  - ist Synergist zu Vitamin D,
  - erhöht den Ca^{2+}-Spiegel im Plasma durch Mobilisierung von Ca^{2+} aus dem Skelett,
  - stimuliert die Osteoklastenaktivität,
  - erhöht die Phosphatausscheidung im Urin.

Eine Übersekretion von Parathormon bezeichnet man als *Hyperparathyreoidismus.* Als Ursache des primären Hyperparathyreoidismus findet man

- in ca. 80% solitäre Adenome,
- in 15–20% eine Hyperplasie der Epithelkörperchen,
- in seltenen Fällen (<1%) multiple Adenome oder ein Karzinom der Nebenschilddrüsen.

Begleiterkrankungen des Hyperparathyreoidismus sind Duodenalulzera, rezidivierende Pankreatitiden, Hypertonie, Nierensteine, Polyurie, selten Nephrokalzinose und Niereninsuffizienz, Demineralisierung des Knochens, häufig subperiostale Resorption der Phalangen, Osteoporose, Osteodystrophia fibrosa generalisata, tachykarde Herzrhythmusstörungen. Die Diagnose des Hyperparathyreoidismus beruht auf der Bestimmung des Serumkalziums und des intakten PTH-Moleküls.

- *Nebenschilddrüsenszintigraphie.* Im Wesentlichen kommen 2 Methoden zur Anwendung:
  - die ^{201}Tl/^{99m}Tc-Subtraktionsmethode,
  - der Nachweis durch ^{99m}Tc-MIBI.

7.3.2 Tl/Tc-Subtraktionsszintigraphie

Radiopharmakon ^{201}Tl

^{201}Tl-Chlorid reichert sich durchblutungsabhängig und als K^+-Analog auch energieabhängig in den Zellen der Nebenschilddrüse an. Der Uptake im Nebenschilddrüsengewebe ist höher als in der Schilddrüse. ^{99m}Tc dient der Zuordnung der ^{201}Tl-Anreicherung in Relation zum Schilddrüsengewebe („mapping").

Indikationen

- Eine Indikation zur nuklearmedizinischen Untersuchung besteht nur bei voroperierten Patienten mit Verdacht auf eine ektope Lage eines bislang übersehenen Adenoms.
- Normal große Nebenschilddrüsen entziehen sich der nuklearmedizinischen Diagnostik.
- Vor Ersteingriffen ist eine präoperative Lokalisationsdiagnostik meist nicht notwendig, da ein erfahrener Chirurg durch intraoperative Palpation über 90% der Adenome findet.

Technische Durchführung

- Patientenvorbereitung:
  Entfällt; der Patient sollte aber über die Liegedauer informiert werden und darüber, dass er sich während der Untersuchung an der Kamera nicht bewegen darf! Es ist ratsam, einen Butterfly-Katheter oder eine Braunüle zur Applikation des Tl vor Beginn der Aufnahmen zu legen.
- Kameravorbereitung:
  Tc-Fenster, LEAP-Kollimator.
- Applikation und Aufnahmetechnik:
  - Applikation von 75 MBq ^{99m}Tc-PTT i.v.,
  - 20 min Wartezeit,
  - Akquisition einer statischen Aufnahme der Schilddrüse, Dauer: 5 min im ^{99m}Tc-Fenster, möglichen Zoomfaktor ausprobieren,
  - Wechsel des Energiefensters auf ^{201}Tl, statische Aufnahme über 5 min (= ^{99m}Tc-Streustrahlenbild),
  - Applikation von 100 MBq ^{201}Tl-Chlorid an der Kamera,
  - Akquisition von 6×5-Aufnahmen von der Schilddrüsenregion im ^{201}Tl-Fenster,
  - ^{201}Tl-Bild des Mediastinums (5 min).
- Befunddokumentation:
  - Addition der Thalliumbilder,
  - Subtraktion des Untergrundes,
  - Normalisierung der untergrundkorrigierten ^{201}Tl-Bilder,
  - Subtraktion der Technetiumbilder von den untergrundkorrigierten und normalisierten ^{201}Tl-Bildern,
  - falls notwendig Korrektur von Bewegungsartefakten durch Verschieben der Bilder in Abhängigkeit von der Randkontur der Schilddrüse,
  - Glättung der Subtraktionsbilder.

Ergebnisse

- Normalbefund:
  Physiologisch zeigt sich eine homogene Speicherung von ^{99m}Tc-PTT in der Schilddrüse, keine umschriebenen Mehrspeicherungen im ^{201}Tl-Bild.
- Nebenschilddrüsenadenom:
  Suche nach fokalen Mehrspeicherungen im Halsbereich oder im Mediasti-

num, deren Aktivität im Gegensatz zu dem des normalen Schilddrüsengewebes über die Dauer der Untersuchung annähernd konstant bleibt. Die Aktivität in der Schilddrüse nimmt während der Untersuchungszeit ab.

7.3.3 Szintigraphie mit ^{99m}Tc-MIBI

Physiologie

Die Anreicherung von MIBI beruht auf dessen Speicherung in oxophilen, mitochondrienreichen Zellen der Epithelkörperchen.

Technische Durchführung

- Spezielle Patientenvorbereitung:
  Entfällt; Gesamtuntersuchungsdauer ca. 2,5 h.
- Kameravorbereitung:
  LEAP-Kollimator, Tc-Fenster.
- Applikation und Aufnahmetechnik:
  - Applikation von 600 MBq ^{99m}Tc-MIBI *in eine Fußvene*,
  - planare Aufnahmen nach 15 min und 2 h nach Injektion vom Halsbereich und vom Mediastinum (Zoom ausprobieren); angestrebt werden sollten jeweils 1 Mio. Counts/Aufnahme,
  - gegebenenfalls SPECT-Technik anwenden.

Ergebnisse

- Normalbefund:
  Physiologische homogene Speicherung von ^{99m}Tc-MIBI in der Schilddrüse, keine umschriebenen Mehrspeicherungen.
- Nebenschilddrüsenadenom
  Mehrspeicherung sowohl nach 15 min post injectionem als auch nach 120 min post injectionem Suche nach fokalen Mehrspeicherungen im Halsbereich oder im Mediastinum, deren Aktivität im Gegensatz zu dem des normalen Schilddrüsengewebes über die Dauer der Untersuchung annähernd konstant bleibt. Die Aktivität in der Schilddrüse nimmt während der Untersuchungszeit ab.

> **Wichtig:** Da autonome Knoten in der Schilddrüse im MIBI-Szintigramm sich sowohl positiv als auch negativ darstellen können, ist eine Schilddrüsenszintigraphie mit ^{99m}Tc-PTT oder ^{123}I zum Ausschluss autonomer Areale bzw. deren Lokalisation Voraussetzung zur korrekten Interpretation des MIBI-Befundes!

Alternativ zur ^{99m}Tc-PTT oder ^{123}I-Szintigraphie kann auch eine Sonographie der Schilddrüse durchgeführt werden.

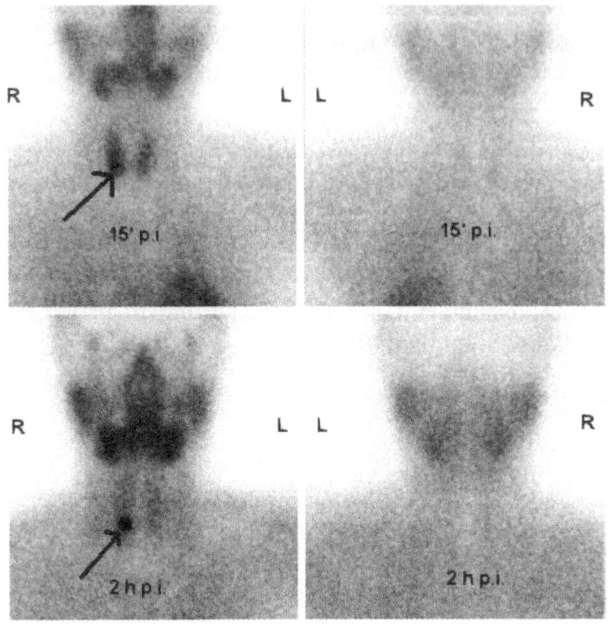

Abb. 7.36. ^{99m}Tc-MIBI-Szintigraphie bei einer 38-jährigen Frau mit erhöhtem Parathormonspiegel. Mehranreicherung in einem Nebenschilddrüsenadenom im rechten unteren Schilddrüsenpol. Charakteristisch ist die Retention des Radiopharmakons über 2 h, während die Speicherung im Schilddrüsengewebe abnimmt.

Tabelle 7.7. Vergleich der Ergebnisse der Nebenschilddrüsenszintigraphie mit Tc-MIBI und der Tc/Tl-Subtraktionsszintigraphie (Literaturzusammenstellung)

Autor	Methode	Sensitivität [%]	Spezifität [%]
Tallifer, 1992, Montreal	Tc-MIBI	90	
Gallacher, 1993, Glasgow	Tc/Tl	42	97
	HR-Sonographie	38	89
Simon, 1992, Barcelona	Tc/Tl	73	97
	HR-Sonographie	80	100
Suchiro, 1992, Hyogo, Japan	^{131}I/Tl	96	99
Doppman, 1991, Bethesda	Tc/Tl	55	87
	Sonographie	66	88
	CT	75	?
	MRT		82
Basso, 1992, Palo Alto	Tc/Tl	80	

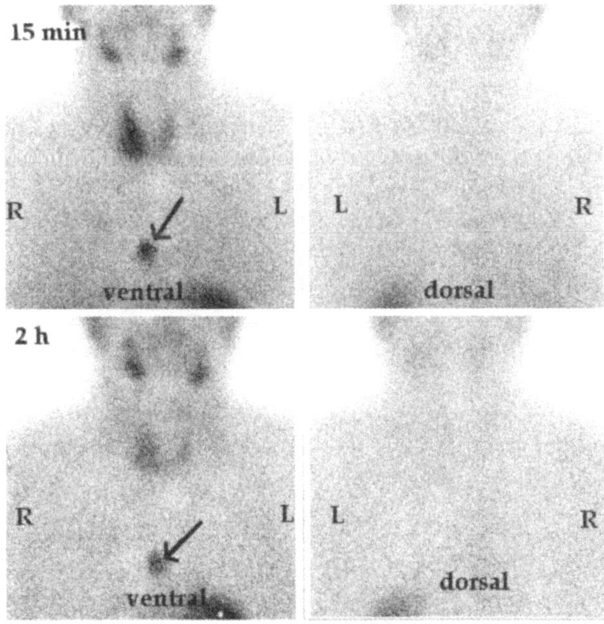

Abb. 7.37. Nebenschilddrüsenszintigraphie mit ^{99m}Tc-MIBI bei einem ektop im vorderen Mediastinum gelegenen Nebenschilddrüsenadenom.

Vergleich der 4 Verfahren

Die MIBI-Szintigraphie ist in Bezug auf die Lokalisationsdiagnostik von Nebenschilddrüsenadenomen der Tl/Tc-Szintigraphie gleichwertig (Sensitivität ca. 80%, bei Kombination mit Sonographie ca. 90%; Tabelle 7.7).

7.4 Nebennieren

Die Nebennieren sind paarig angelegte endokrine Organe mit zentraler Bedeutung für die Regulation des Stoffwechsels sowie des Salz- und Wasserhaushalts des Körpers. Die Nebennieren bestehen entwicklungsgeschichtlich aus 2 Organen: dem Nebennierenmark, welches aus dem Sympathikus hervorgeht, und der Nebennierenrinde. Die Nebennierenrinde wird, wie die Schilddrüse, zentral durch den Hypothalamus und die Hypophyse gesteuert.

7.4.1 Nebennierenrinde

Physiologie

Histologisch lässt sich die Nebennierenrinde in 3 Zonen unterteilen, die jeweils unterschiedliche Steroidhormone produzieren.

- Das Mineralokortikoid Aldosteron
  - entsteht in der äußersten Schicht der Nebennierenrinde, der Zona glomerulosa;
  - erhöht die Rückresorption von Natrium im distalen Tubulus der Niere;
  - fördert die Kaliumausscheidung über die Nieren.

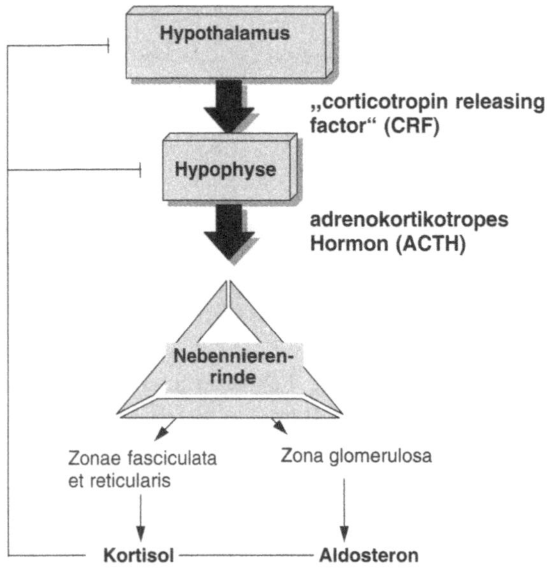

Abb. 7.38. Schema der Hypothalamus-Hypophysen-Nebennierenrinden-Achse.

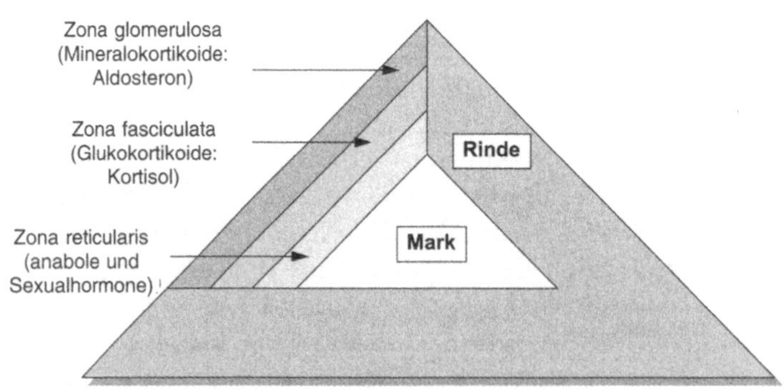

Abb. 7.39. Funktioneller Aufbau der Nebennierenrinde.

Eine Überfunktion der Zona glomerulosa bezeichnet man als *primären Hyperaldosteronismus (Conn-Syndrom).*

Die Ursachen für einen primären Hyperaldosteronismus sind
- ein Adenom in der Zona glomerulosa oder
- eine beidseitige Hyperplasie der Nebennieren.

Leitsymptom des Hyperaldosteronismus ist die hypokaliämische Hypertonie mit Muskelschwäche, Obstipation und EKG-Veränderungen.
- Das Glukokortikoid Kortisol
  - wird in der mittleren Schicht der Nebennierenrinde, in der Zona fasciculata, produziert;
  - hat zentrale Bedeutung für den Fett- und Proteinstoffwechsel.

Bei einer Überfunktion der Zona fasciculata entsteht *ein primärer Hyperkortisolismus (M. Cushing).* Klinisch kommt es zu Vollmondgesicht und Stammfettsucht, Muskelatrophie und einer steroidinduzierten Osteoporose. Über eine vermehrte Glukosefreisetzung entsteht ein Diabetes mellitus. Bei Kindern kann eine Hemmung des Wachstumshormons zu einem Minderwuchs führen. Durch Hemmung der Gonadotropine können bei Männern Potenzstörungen und Oligospermie, bei Frauen eine Amenorrhö auftreten. Die mineralokortikoide Wirkung kann eine metabolische Alkalose verursachen.

Mögliche Ursachen für einen primären Hyperkortisolismus (M. Cushing) sind:
- ein ACTH-produzierendes Adenom des Hypophysenvorderlappens,
- ein Adenom oder eine beidseitige Hyperplasie der Zona fasciculata,
- eine ektope ACTH-Produktion, z. B. durch ein kleinzelliges Bronchialkarzinom oder ein Thymom.

- Die Androgene (Gonadotropine der Nebennierenrinde)
  - werden in der inneren Schicht der Nebennierenrinde, der Zona reticularis, produziert;
  - haben eine wichtige Funktion bei der Ausbildung der sekundären Geschlechtsmerkmale;
  - nehmen Einfluss auf die Knochenreifung;
  - haben zusätzlich eine mineralokortikoide Wirkung.

Eine Überfunktion bezeichnet man als *Hyperandrogenismus.* Klinisch stehen bei Mädchen eine Vermännlichung sowie eine Oligo- oder Amenorrhö im Vordergrund. Durch einen vorzeitigen Epiphysenschluss kann es zu einem Minderwuchs kommen. Die mineralokortikoide Wirkung kann zu Hypertonie und Hypokaliämie führen.

Mögliche Ursachen für einen primären Hyperandrogenismus sind
- ein Adenom der Nebennierenrinde,

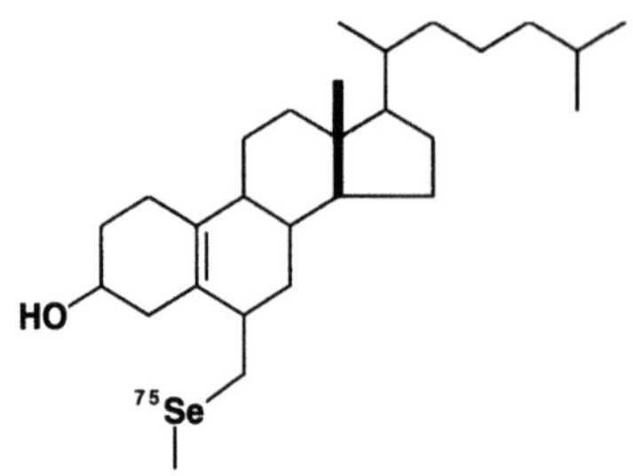

Abb. 7.40. ^{75}Se-Methylnorcholesterol.

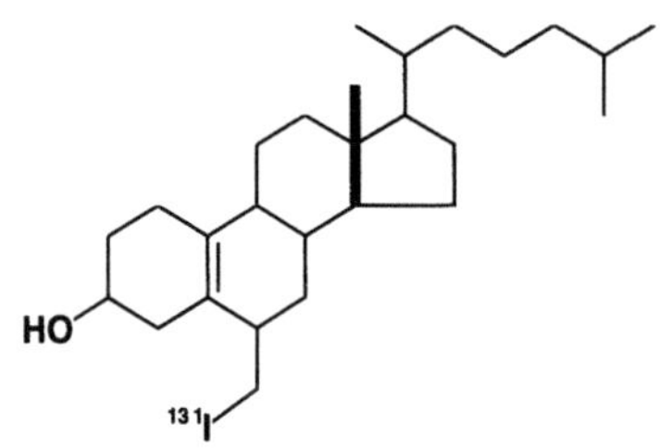

Abb. 7.41. ^{131}I-Methylnorcholesterol.

- eine beidseitige Nebennierenrindenhyperplasie, hervorgerufen durch einen angeborenen oder erworbenen Enzymdefekt in der Kortisolsynthese.

7.4.2 Nebennierenrindenszintigraphie

Indikationen

- Primärer Hyperaldosteronismus (Conn-Syndrom),
- primärer Hyperkortisolismus (M. Cushing),
- Hyperandrogenismus? (Strahlenexposition).

Radiopharmakon

Zur Szintigraphie der Nebennierenrinde werden ^{131}J-methylnorcholesterol oder ^{75}Se-Methylnorcholesterol eingesetzt. Cholesterol ist eine Vorstufe der Nebennierenrindenhormone. Wegen der höheren Komplexstabilität verwendet man nahezu nur noch die mit ^{75}Se markierte Verbindung. Mit ^{75}Se (EC, HWZ = 120 d, $\text{Gamma}_{\text{Hauptenergielinien}} = 265$, 136 keV) markierte Cholesterinderivate reichern sich physiologisch in der Leber, dem Darm und in den Nebennieren an. Die Ausscheidung erfolgt über den Darm. Der Uptake in der Nebennierenrinde beträgt nach Fischer[2] 0,2–0,5%, bei einer Über-

[2] Fischer M, Gross MD, Shapiro B, Vetter H (1993) Nebenniere, Nuklearmedizinische Diagnostik und Therapie. Springer, Berlin, Heidelberg, S. 8–126.

funktion bis 2,5%. Der Nebennierenrindenuptake kann durch Stoffwechselstörungen und zahlreiche Medikamente beeinflusst werden.

Reduzierend auf den ^{75}Se-Methylnorcholesteroluptake in den Nebennieren wirken

- eine Hypercholesterinämie;
- Aldosteronantagonisten, z. B. Spironolacton:
  - eine Kurzzeittherapie führt zu einem verminderten Uptake,
  - eine Dauertherapie erhöht den Uptake im gesunden Nebennierenrindengewebe;
- Beta-Blocker, z. B. Propranolol;
- Dexamethason:
  - eine Dauertherapie hat keinen Einfluss auf den Uptake,
  - eine kurzzeitige Suppression vermindert den Uptake im nichtautonomen Gewebe und erhöht die Sensitivität der Szintigraphie.

Technische Durchführung

- Patientenvorbereitung
  - Bei Verdacht auf einen primären Hyperaldosteronismus (Conn-Syndrom) oder einen Hyperandrogenismus muss eine Prämedikation mit Dexamethason (4 mg/d über 7 Tage vor bis 5 Tage nach Applikation des Radiopharmakons) durchgeführt werden.
  - Falls ^{131}I zur Markierung verwendet wird, muss eine Schilddrüsenblockade mit Natriumperchlorat (Irenat®) 30 min vor der Applikation erfolgen (1 Trpf./kg Körpergewicht).
- Kameravorbereitung:
  Medium-energy-Kollimator.
- Applikation und Aufnahmetechnik:
  - intravenöse Applikation von 11 MBq ^{75}Se-Methylnorcholesterol/1,73 m^2 Körperoberfläche (Erwachsener),
  - statische Aufnahmen der Nieren- und Nebennierenregion von ventral und dorsal und ggf. seitlich am 3., 5. und 7. Tag post injectionem, am besten mit Hilfe einer Doppelkopfkamera,
  - manchmal sind zusätzliche Spätaufnahmen am 8.–9. Tag nach Applikation zur Beurteilung des zeitlichen Verlaufs der Aktivitätsverteilung hilfreich; für die Einzelaufnahmen sollten jeweils 80 000–100 000 Counts akquiriert werden.

Ergebnisse

- Normalbefund:
  Das gesunde Nebennierengewebe ist im Normalfall nicht zu erkennen. Eine geringe Speicherung im gesunden Nebennierengewebe kann ab dem 5. Tag auftreten.

> **Merke:** Bei Erkrankungen der Nebennierenrinde kann das szintigraphische Ergebnis nicht ohne Kenntnis der Laborbefunde interpretiert werden, da im Szintigramm nicht zwischen den einzelnen Rindenabschnitten unterschieden werden kann!

- Primärer Hyperaldosteronismus
  Speicherung:
  - einseitig <5 Tage post injectionem → Adenom,
  - beidseitig <5 Tage post injectionem → bilaterale Hyperplasie,
  - beidseitig gering ab 5 Tagen post injectionem → physiologisch?
- Cushing-Syndrom
  Speicherung:
  - einseitig → Adenom,
  - beidseitig,
  - asymmetrisch → autonome bilaterale noduläre Hyperplasie,
  - symmetrisch
    - → ACTH-produzierendes Adenom des Hypothalamus oder der Hypophyse,
    - → ektope ACTH-Produktion (z. B. kleinzelliges Bronchialkarzinom, Thymom),
  - fehlt → Nebennierenkarzinom.
- Hyperandrogenismus
  Speicherung:
  - einseitig <5 Tage post injectionem → Adenom,
  - beidseitig <5 Tage post injectionem → beidseitige Hyperplasie,
  - keine <5 Tage post injectionem → Ursache außerhalb der Nebennierenrinde.

7.4.3 Nebennierenmark

Das *Nebennierenmark* ist eng verwandt mit dem sympathischen Nervensystem. Im Nebennierenmark werden die Hormone Adrenalin, Noradrenalin und in geringem Maße auch Dopamin produziert. Wegen der chemischen Ähnlichkeit bezeichnet man diese Hormone auch als Katecholamine.

- Noradrenalin
  - ist ein Alpha-Rezeptorenstimulator und verengt die peripheren Arteriolen und Venolen,
  - kann einen Bluthochdruck hervorrufen,
  - beeinflusst die Herzfunktion wenig.

- Adrenalin
  - ist ein Beta-Rezeptorenstimulator,
  - steigert das Herzzeitvolumen,

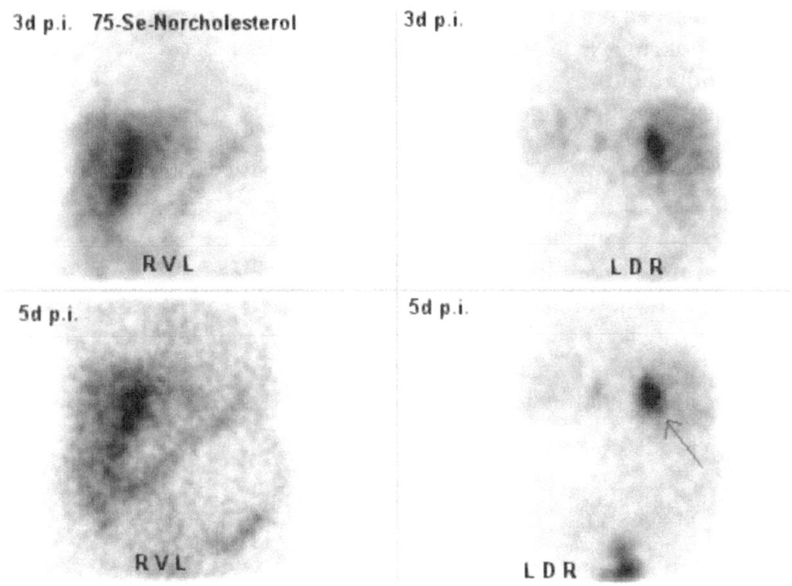

Abb. 7.42. Adenom der rechten Nebennierenrinde bei M. Cushing.

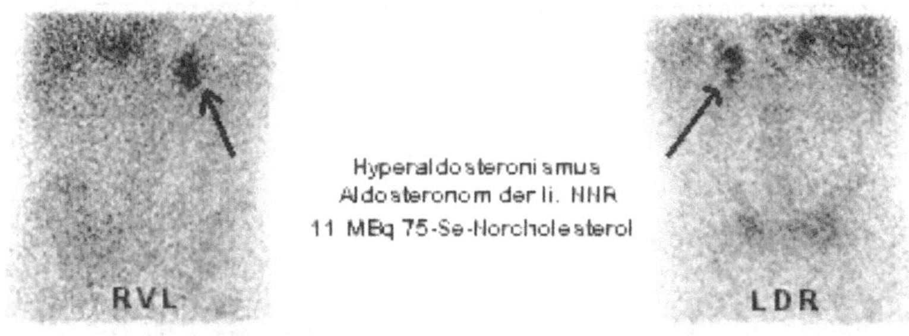

Abb. 7.43. Nebennierenrindenszintigraphie bei Hyperaldosteroismus (Verdacht auf Adenom der linken Nebennierenrinde).

- erhöht die Pulsfrequenz,
- führt zu einem systolischen Bluthochdruck (bei gleichbleibendem diastolischen Blutdruck),
- steigert den Grundumsatz,
- erhöht den Blutzuckerspiegel und den Anteil freier Fettsäuren im Blut,
- erweitert die Bronchien.

Phäochromozytome
- sind Tumoren, die häufig im Nebennierenmark lokalisiert sind,
- produzieren Noradrenalin und selten Adrenalin,

- kommen gehäuft zusammen mit anderen endokrinen Neoplasien (multiple endokrine Neoplasien - MEN), z. B. mit dem medullären Schilddrüsenkarzinom, vor,
- können metastasieren.

Das klinische Leitsymptom ist eine komplikationsreiche Hypertonie, die entweder anfallsartig auftritt oder persistiert. Manchmal kann sie durch Erhöhung des abdominalen Drucks ausgelöst werden. Bei Hochdruckpatienten findet man in ca. 0,5% aller Patienten Phäochromozytome als Ursache der Hypertonie. Weitere klinische Symptome sind Blässe, Kopfschmerzen, Schweißausbrüche, Nervosität und Bauchschmerzen. Charakteristisch ist der Nachweis von Vanillinmandelsäure, Adrenalin und Dopamin im über 24 h gesammelten Urin.

Neuroblastome
- sind maligne embryonale Tumoren des sympathischen Nervensystems,
- treten überwiegend bei Kindern unter 10 Jahren auf,
- können metastasieren.

Klinisch steht häufig eine zufällig entdeckte palpable Schwellung im Vordergrund. Bei intrathorakal lokalisierten Neuroblastomen kann der Tumor zu Hustenanfällen, Stridor und Schluckbeschwerden führen. In Abhängigkeit vom Tumorstadium können uncharakteristische Symptome, wie Blässe, Anämie, Appetitlosigkeit, erhöhte Temperatur, und eine Hypertonie auftreten. Im über 24 h gesammelten Urin sind Homovanillinmandelsäure und Vanillinmandelsäure nachweisbar.

7.4.4 Nebennierenmarkszintigraphie

Indikationen

Indikationen sind:
- Phäochromozytome,
- Neuroblastome,
- Paragangliome,
- medulläres Schilddrüsenkarzinom? → Somatostatin?

Radiopharmakon

Mit Hilfe von Metajodbenzylguanidin (MIBG) können Tumoren des Nebennierenmarks spezifisch dargestellt werden. Unmittelbar nach Applikation des Radiopharmakons beginnt eine rasche Elimination über die Nieren. Der maximale Uptake im Tumor wird in der Regel zwischen 24 h und 48 h nach der Applikation erreicht. MIBG kann in den Nebennieren nicht verstoffwechselt werden und wird unverändert über die Nieren und zu einem

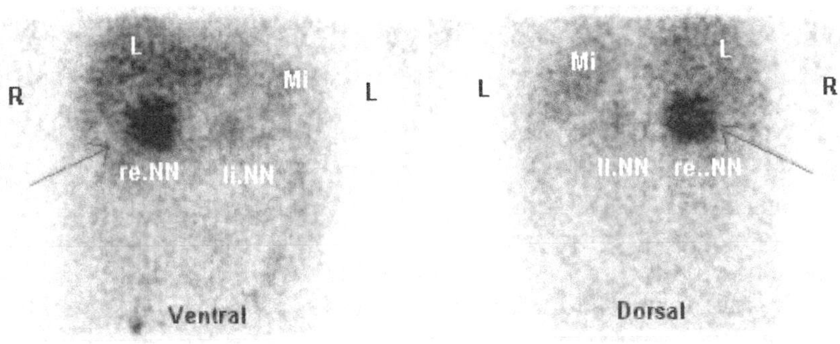

Abb. 7.44. ^{131}I-MIBG-Szintigraphie bei 29-jähriger Patientin mit Phäochromozytom der rechten Nebenniere. Physiologische Anreicherung im gesunden linken Nebennierenmark.

geringen Teil auch über den Darm und die Speicheldrüsen ausgeschieden. MIBG ist sowohl mit ^{131}I als auch mit ^{123}I markierbar. Wegen der kürzeren physikalischen Halbwertszeit und der günstigeren Strahlungseigenschaften ist bei Kindern die Verbindung mit ^{123}I vorzuziehen.

Technische Durchführung

- Patientenvorbereitung:
  Wegen der Möglichkeit der Aufnahme von ungebundenem Jodid in die Schilddrüse muss vor der Applikation eine Schilddrüsenblockade mit Natriumperchlorat (Irenat®, 1 Trpf./kg Körpergewicht) erfolgen.
- Kameravorbereitung:
  LEHR-Kollimator.
  Applikation und Aufnahmetechnik:
  - Appliziert werden 37 MBq ^{131}I-MIBG bzw. 100 MBq ^{123}I-MIBG/1,73 m^2 Körperoberfläche.
  - Da MIBG Noradrenalin freisetzen kann, besteht die Gefahr einer hypertensiven Reaktion. Deshalb sollte die intravenöse Injektion langsam erfolgen.
- Befunddokumentation:
  - Es sollten mindestens nach 24 h und 48 h Ganzkörperaufnahmen und Einzelaufnahmen der Nebennieren in ventraler und dorsaler Projektion angefertigt werden. Bei den Einzelbildern werden zwischen 60 000 und 100 000 Counts angestrebt. Zur Lokalisation speichernder Metastasen kann manchmal ein zusätzlich durchgeführtes Knochenszintigramm in Doppelnuklidtechnik hilfreich sein.

Ergebnisse

- Normalbefund:
  Das Nebennierenmark und Organe mit starker sympathischer Innervation, z. B. das Myokard, die Milz und die Speicheldrüsen, zeigen eine phy-

siologische Anreicherung im Szintigramm. Eine diffuse passagere Anreicherung in der Lunge ist nach 48 h nicht ungewöhnlich.
- Phäochromozytome und Neuroblastome zeigen in der Regel eine Mehrspeicherung in der betroffenen Nebenniere.

Das Verfahren ist ein hochspezifisches Verfahren mit ca. 90–100%iger Spezifität und ein ausreichend sensitives Verfahren zur Darstellung von Phäochromozytomen und Neuroblastomen. Neben der Darstellung von Weichteilmetastasen erlaubt es auch Aussagen über eine Knochenmarkinfiltration des Tumors.

Bei medullären Schilddrüsenkarzinomen ist die Somatostatinszintigraphie der MIBG-Szintigraphie überlegen.

7.5 Lungen

7.5.1 Physiologie

In den Lungen wird überschüssiges Kohlendioxid (CO_2) abgeatmet und das Blut mit Sauerstoff aus der Atemluft beladen. Dieser Gasaustausch findet in den Alveolen statt. Das regionale alveoläre Ventilations-zu-Perfusions-Verhältnis ist einerseits abhängig von der Schwerkraft und somit von der Lage des Patienten und andererseits von den pulmonalen Ventilations- oder Perfusionsverhältnissen. Eine Störung der alveolären Ventilation in einem Lungenabschnitt bewirkt über einen CO_2-Anstieg in den Alveolen eine Drosselung der Durchblutung des entsprechenden Lungenabschnitts (*alveolo-vaskulärer Reflex, von-Euler-Liljestrand-Reflex*).

Ventilations- und Perfusionsstörungen lassen sich einteilen in:
- kombinierte Perfusions- und Ventilationsausfälle („*match*") und
- Perfusionsausfälle bei unauffälliger Ventilation („*mismatch*").

Ein Ventilations-Perfusions-Mismatch kann bedingt sein durch:
- Lungenarterienembolien,
- Kompression von Gefäßen,
- (zentrale Tumoren und Metastasen, mediastinale Lymphknoten),
- primäre Gefäßerkrankungen (Hypo- oder Aplasie),
- vorausgegangene Radiatio.

Ein Ventilations-Perfusions-Match kann bedingt sein durch
- Bronchusstenosen (z. B. akut durch Fremdkörperaspiration oder bei chronisch-obstruktiven Lungenerkrankungen),
- Thoraxwandprozesse (z. B. Pleuritis, Erguss, Schwarte, Tumor),
- Lungenparenchymerkrankungen (z. B. Pneumonie, Emphysem, Narben),
- intrapulmonale Raumforderungen (z. B. Zysten, Tumoren, Metastasen).

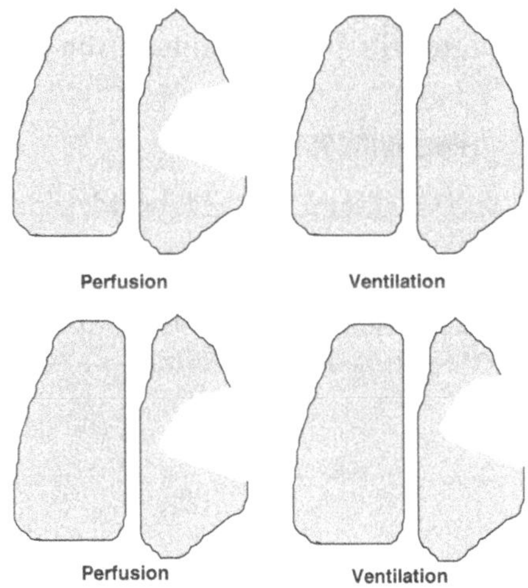

Abb. 7.45. Ventilations-Perfusions-Mismatch (oben) und -Match (unten).

Lungenszintigraphie

Die Lungenszintigraphie gliedert sich in:

- Lungenperfusionsszintigraphie mit ^{99m}Tc-Makroalbuminaggregaten (MAA),
- Lungeninhalationsszintigraphie mit ^{99m}Tc-markierten Aerosolen,
- Lungenventilationsszintigraphie mit radioaktiven Edelgasen (^{81m}Kr, ^{133}Xe).

7.5.2 Physiologische Grundlagen

Zur Bestimmung der Lungenperfusion werden mit ^{99m}Tc markierte Makroalbuminaggregate (MAA) intravenös appliziert. Die Teilchengröße beträgt 20–50 μm und entspricht somit annähernd der Größe der pulmonalen Arteriolen. Die aus dem rechten Ventrikel ankommenden Albuminpartikel können das Lungenkapillarbett nicht passieren, sondern embolisieren die jeweilige Arteriole. Durchschnittlich wird jede 10 000ste Arteriole embolisiert. Die Verteilung der Aktivität entspricht der regionalen Durchblutung.

7.5.3 Lungenperfusionsszintigraphie

Indikationen

Indikationen sind:

- Verdacht auf Lungenembolie,
- akute Bronchusobstruktion durch Fremdkörperaspiration,
- bronchopulmonale Fehlbildungen,

- prä- und postoperative Einschätzung der Lungenfunktion,
- quantitative Bestimmung von Rechts-links-Shunts bei Herzfehlern.

Radiopharmakon

Makroalbuminaggregate werden nach intravenöser Applikation in den Lungenkapillaren abgelagert. Sie verbleiben ca. 2–8 h im Kapillarbett. Die Elimination erfolgt teilweise durch Makrophagen der Lunge, teilweise nach mechanischer Zerkleinerung durch Zellen des retikuloendothelialen System (RES) in Leber und Milz.

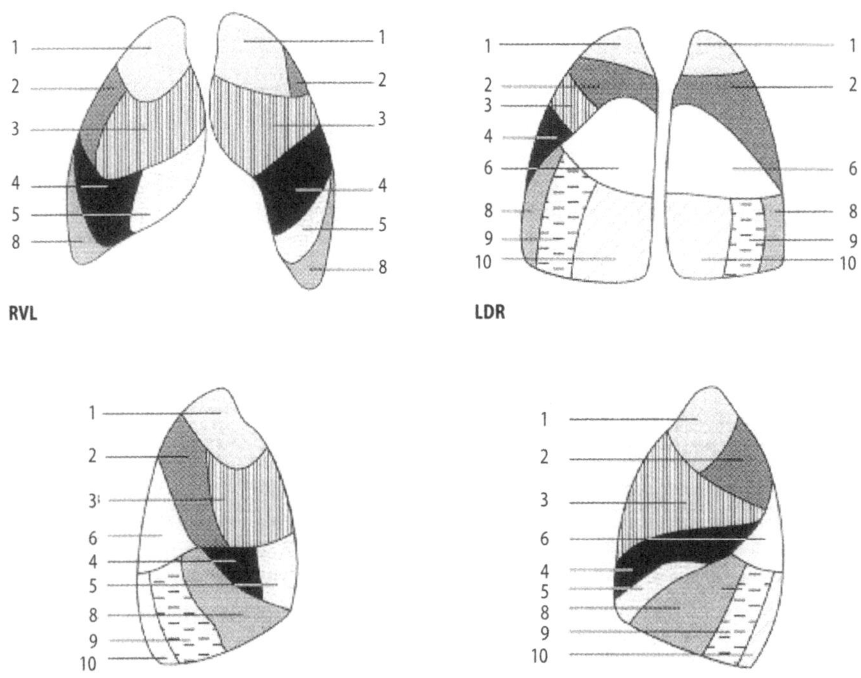

Abb. 7.46. Bronchopulmonale Segmente in den Projektionen anterior (RVL), posterior (LDR), rechts lateral (RL) und links lateral (LL). Rechte Lunge: Oberlappen: S1–S3, Mittellappen: S4 und S5, Unterlappen: S6–S10[1], linke Lunge: Oberlappen: S1–S3, Lingula: S4 und S5, Unterlappen: S6, S7 fehlt, S8–S10.

[1] Segment S7 liegt basal medial und ist deshalb in den dargestellten Projektionen nicht erkennbar.

Tabelle 7.8. Normalverteilung der Lungenperfusion bei Applikation im Liegen (nach Beaulieu).

	Rechte Lunge	Linke Lunge
Oberfeld	18%	13%
Mittelfeld	12%	12%
Unterfeld	25%	20%
Gesamte Lunge	52%	42%

Tabelle 7.9. Normalverteilung der Lungenperfusion bei Applikation im Sitzen (nach Waters).

	Rechte Lunge	Linke Lunge
Oberfeld	8%	8%
Mittelfeld	21%	18%
Unterfeld	23%	22%
Gesamte Lunge	52%	42%

Technische Durchführung

- Kameravorbereitung:
  LEHR- oder LEAP-Kollimator.
- Spezielle Patientenvorbereitung:
  Wegen der Schwerkraft sollte die Applikation immer im Liegen und die Aufnahmen nach Möglichkeit im Sitzen erfolgen (bessere Expansion der Lunge).
- Applikation und Aufnahmetechnik:
  - Pro Untersuchung sind ca. 200 000 Teilchen bei Erwachsenen ausreichend. Bei Kindern ist das Kapillarbett kleiner, deshalb sollten nicht mehr als 10 000–50 000 Teilchen appliziert werden (ggf. Kontrolle mit Mikroskop).
  - Das ^{99m}Tc-Eluat sollte nicht älter als 4–6 h sein.
  - Bei der Präparation muss Luftsauerstoff vermieden werden, deshalb keine Entlüftungskanüle bei der Kitmarkierung verwenden.
  - MAA-Partikel neigen zur Aggregation, das Eluat muss daher vor der Applikation geschüttelt werden.
  - Es werden jeweils 100 MBq ^{99m}Tc-MAA intravenös appliziert; falls eine Ventilation mit Aerosolen vorausgeht 150 MBq. Die Applikation erfolgt grundsätzlich im Liegen, ohne zuvor Blut in die Spritze zu aspirieren (Aggregationsgefahr).
- Befunddokumentation:
  - Es werden statische Szintigramme aus mindestens 6 (besser 8) Projektionen (RVL, RDL, RAO, RPO, LAO, LPO, RL und LL) im Sitzen aufgenommen. Empfohlen werden 400 000 Counts für die RVL- und LDR-Projektionen und 350 000 Counts für die schrägen und lateralen Aufnahmen.

  - Falls eine Quantifizierung angefordert wird, sind zusätzliche digitale Aufnahmen der Lunge, bei Verdacht auf Rechts-links-Shunt zusätzliche Ganzkörperaufnahmen von ventral und dorsal notwendig.
- Auswertung:
  - Visuell durch Zuordnung von Perfusionsausfällen zu einem korrespondierenden Lungensegment,
  - semiquantitativ durch Rechts-links-Vergleich über Rechner.

Ergebnisse

- Normalbefund:
  Das Radiopharmakon ist weitgehend homogen in beiden Lungen verteilt, das Mediastinum ist frei. Im Sitzen werden die basalen Abschnitte etwas besser als die apikalen durchblutet. Außerdem zeigt sich in den obliquen Schnitten eine höhere Perfusion in den posterioren Lungenabschnitten als in den ventralen. Bei den Aufnahmen im Sitzen ist die Lunge besser ausgedehnt als in liegender Position.

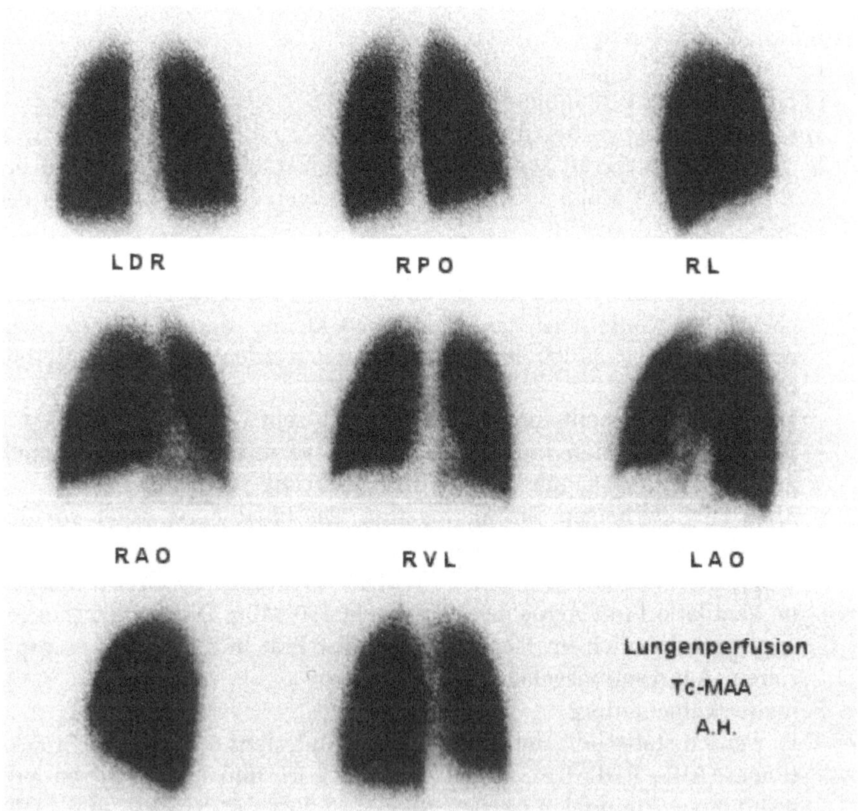

Abb. 7.47. Lungenperfusionsszintigraphie mit ^{99m}Tc-MAA, Normalbefund.

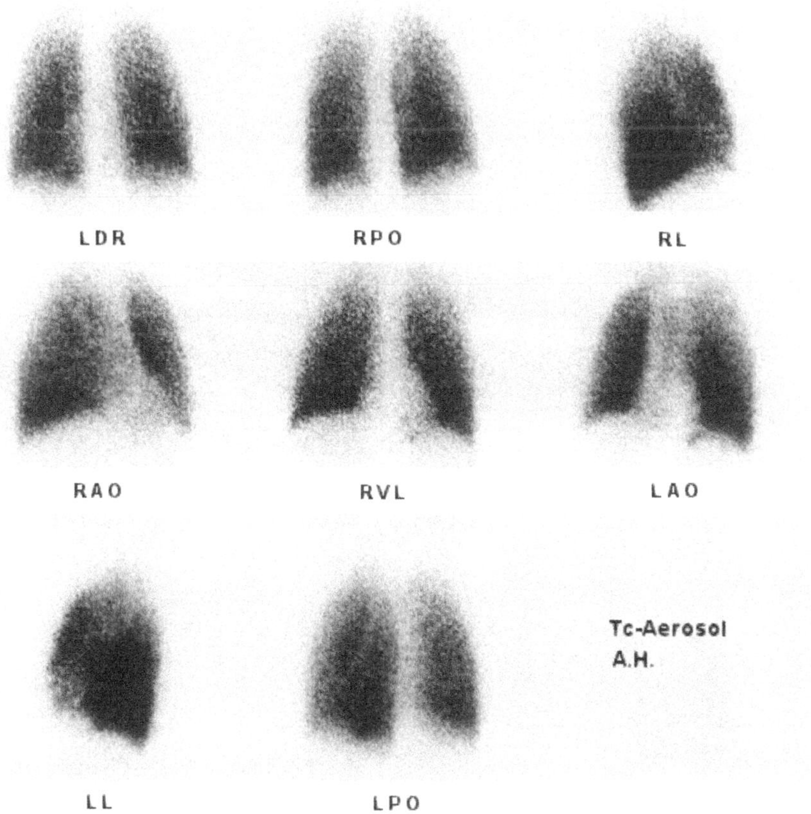

Abb. 7.48. Lungeninhalationsszintigraphie mit ^{99m}Tc-Aerosolen, Normalbefund.

- Artefakte:
  - Durch Applikation über eine Braunüle kann bei einer vermehrten Aggregation der Makroaggregate an die Braunülenwand eine ungenügende Traceranreicherung in der Lunge auftreten.
  - Multiple „hot spots" in beiden Lungen können durch Aspiration von Blut in die Spritze infolge einer Aggregation der Makroaggregate bedingt sein.
- Lungenembolien sind anhand segmentaler oder subsegmentaler Minderspeicherungen zu erkennen. Da aber ein Perfusionsausfall unspezifisch ist, kann die Diagnose einer Lungenembolie nur durch den Vergleich des aktuellen Thoraxbefundes oder mit Hilfe einer zusätzlichen Ventilations- oder Inhalationsszintigraphie gestellt werden (s. Abschnitt „Kriterien für eine Lungenembolie"). Die Thoraxaufnahme sollte dazu nicht länger als 6–8 h zurückliegen.
- Chronisch-obstruktive Lungenerkrankungen können zu einer sehr inhomogenen Verteilung der Aktivität führen. Dadurch können bei schweren

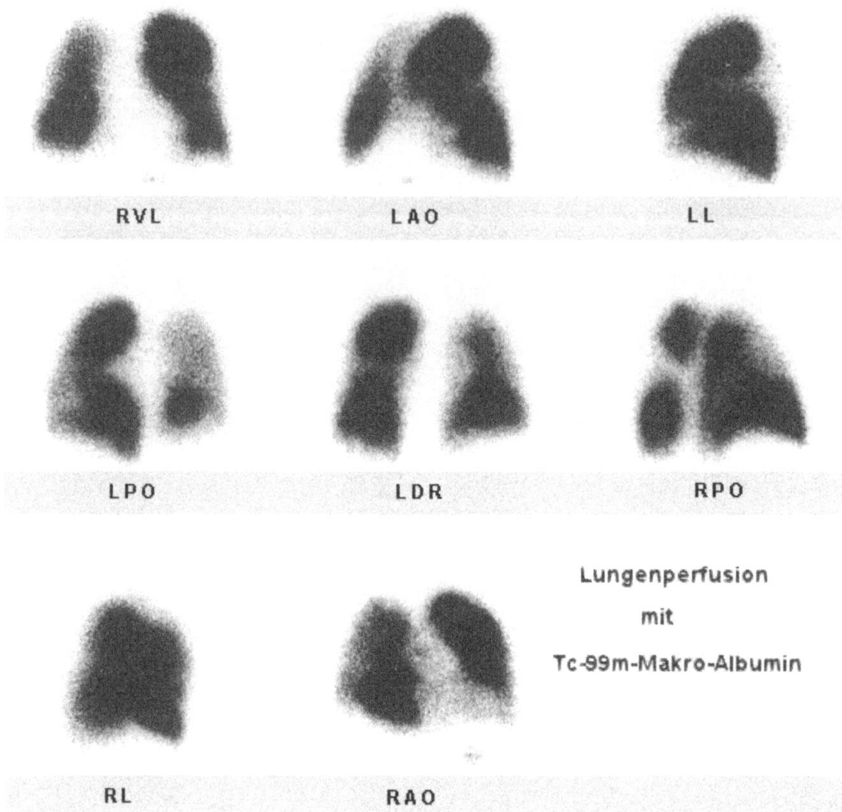

Abb. 7.49. Lungenperfusion mit ^{99m}Tc-MAA bei multiplen Embolien in rechtem Oberfeld und linkem Mittelfeld.

chronisch-obstruktiven Lungenerkrankungen zusätzliche subsegmentale Embolien nicht ausgeschlossen werden.

- Perfusionsausfälle können auch durch Pneumonien, Infarkte, Lungeninfiltrate, zentrale Tumoren, Pleuraergüsse oder durch Gefäßanomalien (z. B. Hypoplasien und Atresien der Pulmonalarterien) bedingt sein. Die Differenzierung zu einer Lungenembolie ist nur mit Hilfe der Ventilations- oder Inhalationsszintigraphie und dem Röntgenbefund des Thorax möglich.
- Eine pulmonale Hypertonie kann zu einer regionalen Umverteilung der Lungenperfusion mit einer höheren Durchblutung in den apikalen Lungenabschnitten führen.

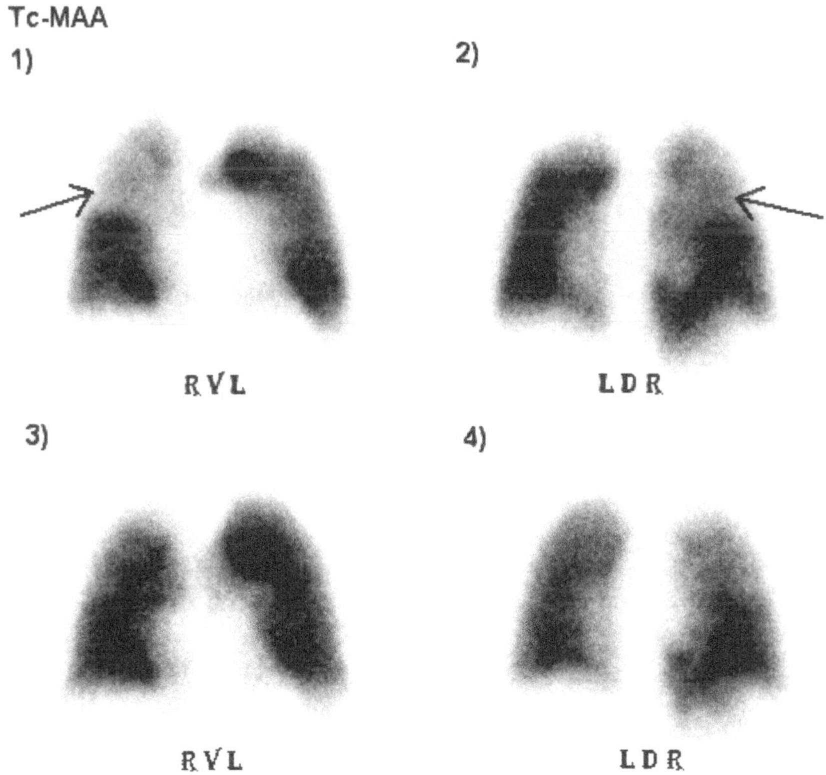

Abb. 7.50. Lungenperfusionsszintigraphie mit ^{99m}Tc-MAA vor (Bilder 1+2) und nach (Bilder 3+4) Lysetherapie. Ausgedehnte Minderperfusion im rechten Oberfeld vor der Therapie, das nach erfolgreicher Therapie nahezu vollständig reperfundiert wird.

7.5.4 Berechnung von Rechts-links-Shuntvolumina

Das Shuntvolumen lässt sich errechnen nach:

$$\frac{(\text{geometrisches Mittel Impulse Gesamtkörper} - \text{geometrisches Mittel Impulse Lunge}) \times 100}{\text{geometrisches Mittel Impulse Gesamtkörper}} = \text{Shuntvolumen } [\%]$$

Tabelle 7.10. Emboliewahrscheinlichkeit >95%.

Perfusionsszintigraphie	Röntgenbefund des Thorax, Ventilations- u. Inhalationsszintigraphie
▮ Zwei große Ausfälle (>75% eines Segments)	Unauffällig oder wesentlich kleinere Befunde als in der Perfusionsszintigraphie
▮ Zwei mittelgradige segmentale Ausfälle (≥25% und ≤75% eines Segments) und ein großer segmentaler Mismatch-Defekt	Unauffällig und ein großer segmentaler Mismatch-Defekt
≥4 mittelgradige segmentale Ausfälle	Unauffällig

Tabelle 7.11. Emboliewahrscheinlichkeit <5%.

Perfusionsszintigraphie	Röntgenbefund des Thorax, Ventilations- u. Inhalationsszintigraphie
▮ Keine segmentalen Ausfälle	
▮ Solitärer mittelgradiger segmentaler Mismatch-Defekt	Röntgenbefund, Ventilation und Inhalation wie Perfusionsszintigraphie
▮ Jeglicher Ausfall	Röntgenbefund wesentlich größer als Perfusionsbefund
▮ Große oder mittelgradige segmentale Ausfälle, ≤4 Lungensegmente in einer Lunge und ≤3 Lungensegmente in einer Lunge mit Match-Defekt, >3 kleine segmentale Ausfälle (<25% eines Segments)	Match-Defekt gleich groß oder größer, Röntgenbefund unauffällig oder wesentlich kleiner als Perfusionsbefund Röntgenbefund unauffällig

Tabelle 7.12. Emboliewahrscheinlichkeit <3%.

Perfusionsszintigraphie	Röntgenbefund des Thorax, Ventilations- u. Inhalationsszintigraphie
≤3 Kleine subsegmentale Ausfälle	Röntgenbefund unauffällig

7.5.5 Kriterien für das Vorliegen einer Lungenembolie nach der PIOPED-Studie[3]

- Hohe Emboliewahrscheinlichkeit (>95%; Tabelle 7.10).
- Mittlere Emboliewahrscheinlichkeit (30–70%); alle Perfusionsausfälle, die nicht in die anderen Kategorien fallen.

---

[3] Hull RD, Hirsh J, Carter CJ et al. (1991) Diagnostic value of the ventilation-perfusion scan in acute pulmonary embolism: results of the prospective investigation of pulmonary embolism diagnosis (PIOPED). JAMA 263:2753–2759.

- Geringere Emboliewahrscheinlichkeit (<5%; Tabelle 7.11).
- Sehr geringe Emboliewahrscheinlichkeit (<3%; Tabelle 7.12).
- Normalbefund, keine Perfusionsausfälle.

7.5.6 Lungeninhalationsszintigraphie

Die Belüftung der Alveolen kann mit Hilfe von inhalierten, ^{99m}Tc-markierten Aerosolen geprüft werden. Die regionale Verteilung in der Lunge ist abhängig von der Partikelgröße und von der regionalen Ventilation. Nur Partikel <2 μm erreichen die Alveolen. Bei Verwendung größerer Partikel kommt es zu einer vorzeitigen Ablagerung in der Trachea oder im Bronchialsystem („hot spots"). Mit Hilfe von Aerosolpartikeln (>5 μm) kann die mukoziliäre Clearance des Bronchialsystems und mit kleineren Partikeln (<2 μm) die resorptive Clearance der Alveolen bestimmt werden.

Indikationen

Indikationen sind:
- Darstellung der regionalen alveolären Ventilation,
- Verdacht auf Lungenembolie,
- chronisch-obstruktive Lungenerkrankungen,
- Berechnung der mukoziliären Clearance.

Radiopharmakon

- Eine ^{99m}Tc-markierte DTPA-Lösung wird mit Hilfe von Pressluft in einem speziellen Vernebler vernebelt. Durch Sedimentation lassen sich größere Partikel abtrennen. Über ein Mundstück ist der Patient mit dem Vernebler verbunden. Nach der Ablagerung in den Alveolen diffundiert das Radiopharmakon in die Lungenkapillaren und in den Extrazellulärraum und wird schließlich durch glomeruläre Filtration durch die Nieren ausgeschieden.
- Eine neuere Methode (^{99m}Tc-Pseudogas) beruht auf dem Verdampfen von ^{99m}Tc-Pertechnetat auf Graphit bei 2500 °C in einer Argonatmosphäre. Dadurch lassen sich ultrafeine ^{99m}Tc-markierte Kohlepartikel (<1 μm) erzeugen, die direkt inhaliert werden können. Die gewonnenen Partikel sind deutlich kleiner als die Aerosolpartikel und haben gasähnliche Eigenschaften.

Technische Durchführung

- Spezielle Patientenvorbereitung:
  Der Patient sollte vor der Untersuchung in die Atemtechnik (ruhige, tiefe und langsame Inspiration) eingewiesen werden.
- Kameravorbereitung:
  LEHR-Kollimator, LEAP-Kollimator.

- Applikation und Aufnahmetechnik:
  - Der Patient inhaliert in sitzender Position gleichmäßig über ein Mundstück mit zugeklemmter Nase über 3–5 min den Aerosolnebel.
  - Nach ausreichender Anreicherung in den Lungen kann mit den Aufnahmen begonnen werden. Die in die Lunge inhalierte Aktivität sollte mindestens 10 MBq betragen (Kontrolle mittels Gamma-Kamera während der Inhalation; für 100 000 Counts/Bild sollten ca. 10 000 Counts innerhalb von 5 s akquiriert werden).
- Befunddokumentation:
  Dieselben Aufnahmen wie bei der Lungenperfusionsszintigraphie; wegen der im Vergleich zur Perfusionsszintigraphie geringeren Aktivität sind ca. 100 000 Counts pro Aufnahmeprojektion ausreichend.

Ergebnisse

- Normalbefund:
  Die Aerosolpartikel sind in beiden Lungenflügeln homogen verteilt. Das Mediastinum ist frei. Ein kleiner Anteil wird auch bei unauffälligen Patienten zentral in den großen Bronchialästen deponiert. Ein Teil der applizierten Aktivität wird geschluckt und gelangt über den Ösophagus in den Magen, deshalb ist eine geringe Anreicherung des zentralen Bronchialsystems, des Ösophagus und des Magens bei der Aerosolszintigraphie nicht ungewöhnlich.
- Artefakte:
  - Sie können infolge zu schneller und zu flacher Atmung (Tachypnoe) auftreten, dadurch kann es zu einer vermehrten Ablagerung der Aerosole im zentralen Bronchialsystem kommen.
  - Durch eine undichte Maske kann die inhalierte Aktivität zu gering sein, dadurch werden die Aufnahmezeiten stark verlängert.
- Lungenembolien beeinflussen die Inhalation und Ventilation nicht.
- Chronisch-obstruktive Lungenerkrankungen (COLD) führen zu einer vermehrten Ablagerung der Aerosole im zentralen Bronchialbaum („hot spots“) und einer häufig zu geringen Anreicherung in den peripheren Lungenabschnitten, dadurch wird die Diagnostik einer Embolie erschwert. Semiquantitative Vergleiche mittels „regions of interest“ sind bei COLD deshalb nicht zu empfehlen.

7.5.7 Lungenventilationsszintigraphie

Radiopharmakon ^{81m}Kr-Gas

^{81m}Kr, ein Gamma-Strahler mit kurzer Halbwertszeit (13 s) entsteht im ^{81}Rb-^{81m}Kr-Generator durch isomeren Übergang mit einer Photonenergie von 190 keV. Wegen der kurzen Halbwertszeit muss Krypton, im Unterschied zu den Aerosolen und zu ^{133}Xe, während der Aufnahme ständig eingeatmet werden.

Die Ausatmung erfolgt über ein offenes Schlauchsystem. Spezielle Strahlenschutzvorrichtungen sind nicht erforderlich. Die Gamma-Energie von 190 keV ermöglicht eine gute Ortsauflösung und Aufnahmen in derselben Position wie die Perfusionsaufnahmen durch Umschalten des Energiefensters. Wegen der kurzen Halbwertszeit wird ein Äquilibrium zwischen alveolärer Konzentration und Einatemluft nie erreicht; eine Washout-Phase wie bei ^{133}Xe fehlt. Infolgedessen kann im Gegensatz zu ^{133}Xe nur die regionale Ventilation, nicht aber das Atemvolumen bestimmt werden. Die Sensitivität von ^{133}Xe beim Erkennen von chronisch-obstruktiven Lungenerkrankungen wird wegen der fehlenden Washout-Phase nicht erreicht. Der Nachteil der Ventilation mit ^{81m}Kr besteht in der kurzen Halbwertszeit der Muttersubstanz ^{81}Rb (4,5 h), dadurch ist der Generator nur einen Tag verfügbar und müsste täglich erneuert werden. Damit empfiehlt es sich, alle Ventilationsuntersuchungen nach Möglichkeit an einem oder 2 Tagen in der Woche durchzuführen.

Technische Durchführung

- Spezielle Patientenvorbereitung:
  Der Patient sollte vor der Untersuchung über die Atemtechnik (tiefe, ruhige Atemzüge) informiert werden.
- Kameravorbereitung:
  Mittelenergetischer Kollimator.
- Applikation und Aufnahmetechnik:
  - Die Einatmung erfolgt im Sitzen vor der Kamera.
  - In den gleichen Projektionen wie bei der Perfusion werden statische Aufnahmen von jeweils 300 000–500 000 Counts pro Bild akquiriert. Die Untersuchung kann zwischen den Perfusionsaufnahmen durch Änderung des Energiefensters erfolgen.
- Auswertung:
  Wie bei der Perfusionsszintigraphie.

Radiopharmakon ^{133}Xe-Gas

^{133}Xe-Gas ist ein Beta- und Gamma-Strahler mit einer Halbwertszeit von 5,27 Tagen. Die geringe Gamma-Energie (81 keV) bedingt eine schlechtere Ortsauflösung als bei ^{81m}Kr und liegt in einem Compton-Anteil von ^{99m}Tc. Deshalb müssen Ventilationsstudien mit ^{133}Xe immer vor der Perfusionsuntersuchung stattfinden. ^{133}Xe-Gas ist schwerer als Luft, aus diesem Grund muss über ein geschlossenes Spirometersystem ein- und ausgeatmet werden.

Technische Durchführung

- Spezielle Patientenvorbereitung:
  Der Patient muss über die Atemtechnik informiert werden.
- Kameravorbereitung:
  LEAP- oder LEHR-Kollimator, geschlossenes Atmungssystem oder Abluft unter starkem Sog (falls möglich und genehmigt).

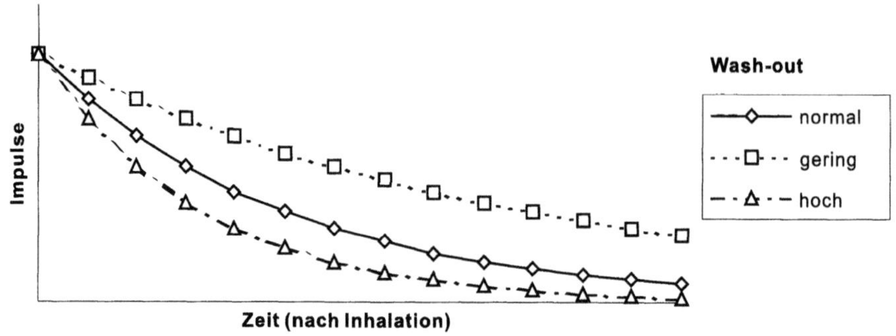

Abb. 7.51. Schema der Lungendurchblutung mit ^{133}Xe-Gas, Wash-out-Funktion.

- Applikation und Aufnahmetechnik:
  Die Ventilationsuntersuchung mit ^{133}Xe besteht aus 3 Abschnitten:
  - Phase 1 = Wash-in-Phase. Nach einem tiefen Atemzug aus einem geschlossenen System, das ca. 50 MBq/l ^{133}Xe enthält, wird der Atem so lange wie möglich angehalten, um eine statische Aufnahme über 20–30 s durchzuführen.
  - Phase 2 = Steady-state-Phase. Diese wird nach Einatmung aus einem geschlossenen System nach ca. 3–5 min erreicht (statische Aufnahmen mit ca. 100 000 Counts).
  - Phase 3 = Wash-out-Phase. Nach Öffnen des Systems (Ausatemluft auffangen) werden Sequenzbilder über 3–5 min angefertigt.

Ergebnisse

- Normalbefund:
  Das Xenon ist in Phase 1 und Phase 2 homogen verteilt. In der Wash-out-Phase wird das Xenon schnell und gleichförmig abgeatmet. Die Verteilung des Edelgases in Phase 1 und Phase 3 entspricht der regionalen Ventilation, in der 2. Phase den regionalen Atemvolumina.
- Chronisch-obstruktive Lungenerkrankungen:
  Schlecht belüftete Areale zeigen in der Wash-in-Phase eine verzögerte Speicherung, im Äquilibrium ein unauffälliges Speicherverhalten und in der Wash-out-Phase eine relative Mehranreicherung durch eine verzögerte Entleerung (Trapping-Phänomen).

7.6 Skelett

7.6.1 Physiologie und Anatomie

Das Knochensystem dient einerseits zur Erhaltung der Statik als Stützorgan, andererseits durch den Gehalt an Mineralstoffen als Speicherorgan. Es besteht aus Kalziumphosphatkristallen, im Wesentlichen Apatit, das von Kollagenfasern umgeben und durchzogen wird. Diese Knochenmatrix (Osteoid) beinhaltet Zellen für den Knochenabbau (Osteoklasten) sowie Zellen für den Knochenneubau (Osteoblasten). Die Osteozyten sind untereinander durch Kanäle verbunden und haben Bedeutung für den lokalen Knochenumbau.

Das „Mineraldepot" des Knochensystems enthält hauptsächlich Kalzium und Phosphat, in geringeren Mengen Magnesium und Natrium. Den Kalziumhaushalt steuern 3 Hormone: das Parathormon aus den Epithelkörperchen, das Kalzitonin aus der Schilddrüse sowie das Vitamin-D-Hormon (Cholekalziferol). Parathormon erhöht den Ca^{2+}-Spiegel im Serum durch Förderung der Osteoklastentätigkeit. Zusätzlich steigert es die Ca^{2+}-Resorption der Nieren sowie die Ca^{2+}-Aufnahme über den Darm. Vitamin-D-Hormon wirkt wie Parathormon fördernd auf die Ca^{2+}-Mineralisation im Skelett und unterstützt die Parathormonwirkung am Darm und an den Nieren. Ein Mangel an Cholekalziferol führt zu Rachitis. Kalzitonin aus den C-Zellen der Schilddrüse senkt den Kalziumgehalt im Serum durch eine Hemmung der Osteoklastentätigkeit. Es wird dadurch mehr Kalzium in das Knochensystem eingebaut. An den Nieren begünstigt Kalzitonin die Ausscheidung von Ca^{2+} über den Urin.

Um sich den funktionellen Anforderungen anzupassen, erfolgt ein ständiger Knochenumbau im Skelettsystem. An- und Abbau sind normalerweise im Gleichgewicht. In der Wachstumsphase ist die Aktivität der Osteoblasten in den Wachstumszonen besonders intensiv und führt zum Längenwachstum. Später regulieren sich der An- und Abbau des Knochens nach den biomechanischen Anforderungen. Im Alter überwiegt der Knochenabbau.

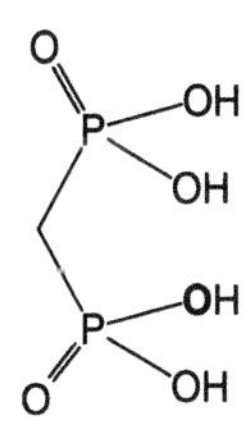

Abb. 7.52. Methylendiphosphonat (MDP).

7.6.2 Knochenszintigraphie

Bei der Knochenszintigraphie werden physiologische Marker verwendet, um lokale Störungen des Knochenstoffwechsels frühzeitig zu erkennen. Es handelt sich hierbei um ein sehr sensitives Verfahren. Gegenüber dem konventionellen Röntgenbild können Prozesse, welche die Knochendichte nur wenig beeinflussen, z. B. Entzündungen, Metastasen oder inkomplette Frakturereignisse, früher erkannt werden. Ferner kann mit Hilfe der Ganzkörperknochenszintigraphie die Ausdehnung einer Erkrankung auf das gesamte Skelettsystem beurteilt werden.

Radiopharmaka

Als erstes Isotop wurde ^{35}P 1935 von Hewesy und Chiewitz zur Messung des Knochenmetabolismus eingesetzt. Wegen der schlechten Strahlungseigenschaften (Beta-Emitter) dienten später Strontiumisotope und ^{18}Fl zur Messung des Knochenstoffwechsels. Seit Anfang der 1970er Jahre sind Technetiumverbindungen erhältlich. Die heute gebräuchlichsten sind das Methylendiphosphonat (MDP) und das Hydroxymethylendiphosphonat (HMDP). Beide sind als kommerzieller Kit erhältlich. Wie autoradiographische Untersuchungen zeigen, beruht der Uptake der Diphosphonate auf einer Anlagerung an die Knochenoberfläche im Extravasalraum (Chemisorption). Dabei findet die Anreicherung vorwiegend an den Orten der Knochenneubildung (Osteoblastentätigkeit) statt. Der Knochenuptake des Radiopharmakons ist einerseits abhängig von der Osteoblastenaktivität und andererseits von der Durchblutung des Knochens. Diphosphonate zeigen nach Injektion eine rasche Blutclearance. Die Ausscheidung des ungebundenen Komplexes erfolgt über die Nieren. Die maximale Aktivität in den Nieren wird nach ca. 20 min erreicht. Nach 6 h sind bei unauffälliger Nierenfunktion nur noch 40% der Ausgangsaktivität im Körper nachweisbar.

Tabelle 7.13. Dosierungsempfehlung für die Skelettszintigraphie mit ^{99m}Tc-Methylendiphosphonat für Kinder und Erwachsene.

Alter [Jahre]	Dosis pro kg Körpergewicht	Strahlenexposition [mSv/MBq]
unter 10	ca. 4 MBq	max. 0,05
10–15	ca. 6 MBq	max. 0,015
15–20	ca. 8 MBq	max. 0,01
Erwachsene	9–10 MBq	0,008

Indikationen

Indikationen sind:
- Knochentumor- und Metastasennachweis (Staging, Verlaufs- und Therapiekontrollen);
- tumorähnliche Knochenläsionen, z. B. Osteoidosteome, juvenile oder aneurysmatische Knochenzysten, eosinophile Granulome;
- Trauma: Haarrissfrakturen, Marschfrakturen, Ermüdungsfrakturen, Algodystrophien, z. B. Sudeck-Syndrom, posttraumatische Nekrosen, z. B. Hüftkopfnekrosen, Battered-child-syndrome;
- postoperative Verlaufskontrollen: fragliche Pseudarthrosen, Verlaufskontrolle von Endoprothesen (Auslockerung, Entzündung), Verlaufskontrollen nach Knochentransplantation, Vitalität von Knochenfragmenten nach Trümmerfrakturen;
- aseptische Knochennekrosen, z. B. M. Perthes;
- Entzündungen, z. B. Osteomyelitis, Verlaufskontrolle rheumatoider Erkrankungen;
- degenerative Skelettveränderungen;
- lokale und generalisierte Knochenstoffwechselstörungen: M. Paget, Osteomalazie, Osteoporose, primärer oder sekundärer Hyperparathyreoidismus;
- gutartige Knochenneubildungen, z. B. Myositis ossificans.

Technische Durchführung

- Kameravorbereitung:
  LEHR- oder LEAP-Kollimator, ein ganzkörperfähiges System ist zu empfehlen; für die 3-Phasen-Skelettszintigraphie ist ein Kamerasystem mit angeschlossenem Rechnersystem notwendig.
- Patientenvorbereitung:
  Nach der Applikation des Radiopharmakons sollten alle Patienten ausreichend hydriert werden (mindestens 10 ml Flüssigkeit/kg Körpergewicht). Vor dem Untersuchungsbeginn ist es notwendig, die Harnblase zu entleeren, um die Harnblasenaktivität zu verringern. Alle metallenen Gegenstände (Geldbörsen, Uhren, Schmuck, Gürtel, Zahnprothesen usw.) sollte der Patient vor der Untersuchung ablegen, um Artefakte durch Abschattungen möglichst zu vermeiden. Bei einigen klinischen Fragestellungen kann es notwendig sein, das Einstromverhalten des Radiopharmakons zu beurteilen, dazu dient die 3-Phasen-Skelettszintigraphie. Hierbei erfolgt die Applikation direkt unter der Kamera.
- Applikations- und Aufnahmetechnik:
  Der Applikationsort sollte möglichst weit von der klinisch interessanten Körperstelle entfernt liegen.
  - Konventionelles Knochenszintigramm.
  - Applikation von 400–600 MBq ^{99m}Tc-MDP oder HMDP i.v., für Kinder entsprechend dem Alter und Körpergewicht weniger (s. Tabelle 7.11).
  - Beginn der statischen Einzelaufnahmen bzw. Ganzkörperaufnahmen 2–3 h nach Applikation, in Einzelfällen (schlechte Weichteilclearance)

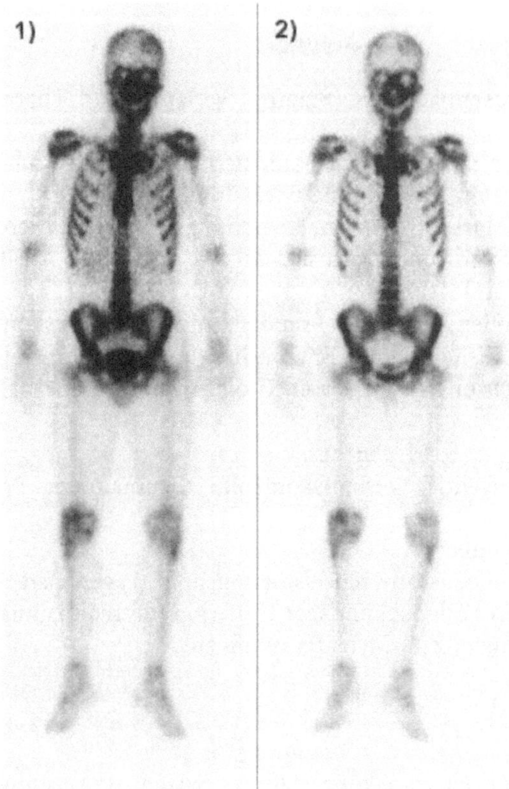

Abb. 7.53. Auswirkung der Zeitspanne zwischen Applikation und Aufnahme auf die Bildqualität. **1**) Aufnahme 2 h post injectionem, **2**) Aufnahme 4 h post injectionem mit deutlich verbessertem Knochen-Weichteil-Verhältnis in der 4-h-Aufnahme.

später. Bei dialysepflichtigen Patienten ist es zu empfehlen, die Applikation vor der Dialyse durchzuführen und erst nach der Dialyse die Aufnahmen zu starten. Anzustreben sind 300000–500000 Counts für Einzelaufnahmen und 750000–1 Mio. Counts für Ganzkörperaufnahmen. Einzelaufnahmen sind in Bezug auf die Auflösung der Ganzkörperszintigraphie überlegen und sollten deshalb in Zweifelsfällen zusätzlich angefertigt werden. Falls die Harnblase nicht vollständig entleert werden kann, ist es möglich, durch schräge Projektionen oder durch Aufnahmen in halbsitzender Position über der Kamera die Knochen im kleinen Becken möglichst überlagerungsfrei abzubilden. Auch Spätaufnahmen 12–14 h nach Injektion können in Einzelfällen hilfreich sein. In bestimmten Fällen, z.B. im Schädelbereich, im Becken oder in der Wirbelsäule, kann eine 2-D- oder 3-D-Darstellung mit Kontrastanhebung durch die SPECT-Technik hilfreich sein, um Befunde überlagerungsfrei zuordnen zu können.

- 3-Phasen-Skelettszintigramm: Die Applikation findet direkt unter der Kamera statt.
- In der ersten Phase (Radionuklidangiographiephase) dynamische Akquisition über 0–3 min,

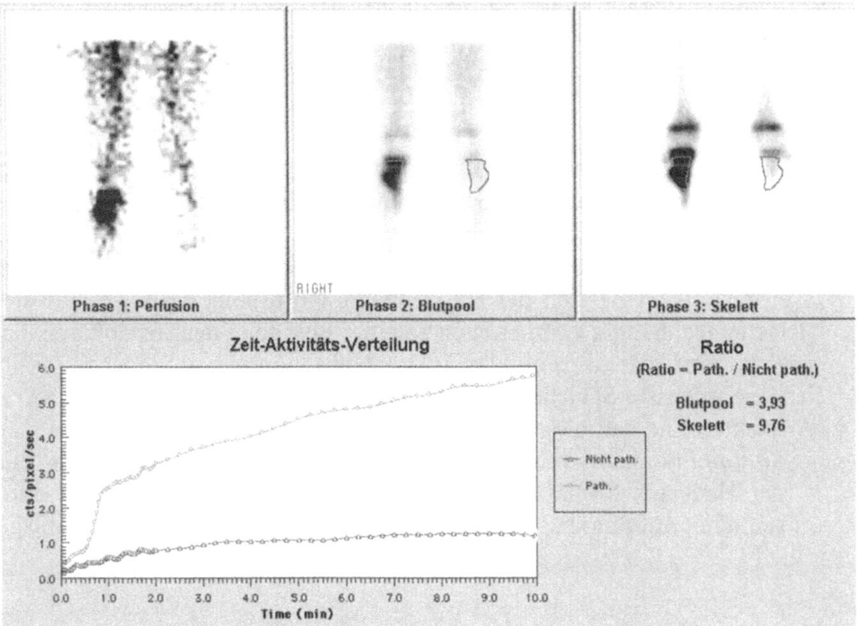

Abb. 7.54. 3-Phasenskelettszintigraphie bei einem Osteosarkom der rechten Tibia mit Berechnung des relativen MDP-Uptakes im Tumor.

- in der zweiten Phase in der ca. 2.–10. min post injectionem (Bloodpool- oder Weichteilphase) statische Akquisition,
- in der ossären Phase 2 h post injectionem statische Akquisition.

- Befunddokumentation:
  In der Regel ist eine analoge Befunddokumentation mittels Röntgenfilm ausreichend. Bei speziellen klinischen Fragestellungen, z. B. für die Beurteilung des Ansprechens auf eine Chemotherapie bei Osteosarkomen, ist eine digitale Befunddokumentation vorgeschrieben. Dazu werden „regions of interest" der pathologischen Seite mit der gesunden Seite verglichen. Eine Abnahme der Aktivität in der Tumorregion im Vergleich zum Ausgangsbefund spricht für ein Ansprechen der Chemotherapie.

3-Phasen-Skelettszintigraphie

Diese dient der Beurteilung entzündlicher oder tumoröser Skelettveränderungen. Die erste Phase (Radionuklidangiographie) ermöglicht die Darstellung der Durchblutungsverhältnisse im betroffenen Bereich. Zusätzlich kann, als Zeichen einer erhöhten Gefäßpermeabilität, eine frühzeitige Anreicherung des Radiopharmakons perivaskulär im Weichteilgewebe beobachtet werden. Die frühstatische Szintigraphie (Bloodpool- oder Weichteilphase, 2.–10. min) stellt die Weichteilvaskularität dar. Die spätstatische

Szintigraphie (ossäre Phase, ca. 2–3 h post injectionem) dient der Beurteilung der Osteoblastenaktivität.

Ergebnisse

- Normalbefund:
  Ein physiologisch erhöhter Uptake ist im Bereich der Sakroiliakalfugen, im Becken und in der Wirbelsäule belastungsbedingt zu erwarten. Spongiöse Knochen, z.B. Sternum, Wirbelkörper, zeigen gegenüber Röhrenknochen, z.B. Femur oder Humerus, eine höhere Nuklidaufnahme. Im Schädelskelett kann im Bereich der Schädelnähte ein erhöhter Uptake auftreten. Belastungsabhängig kann es auch zu einer Betonung der Sternoklavikulargelenke sowie der Akromioklavikulargelenke kommen. Im Wachstumsalter ist eine intensive Speicherung in den Wachstumsfugen physiologisch.
- Artefakte ohne pathologische Bedeutung:
  - *Kontaminationen* treten meist an der Oberfläche der Kleidung oder der Haut auf. Sie lassen sich von echten Skelettveränderungen durch seitliche Aufnahmen abgrenzen. Nach Waschen oder nach Ablegen

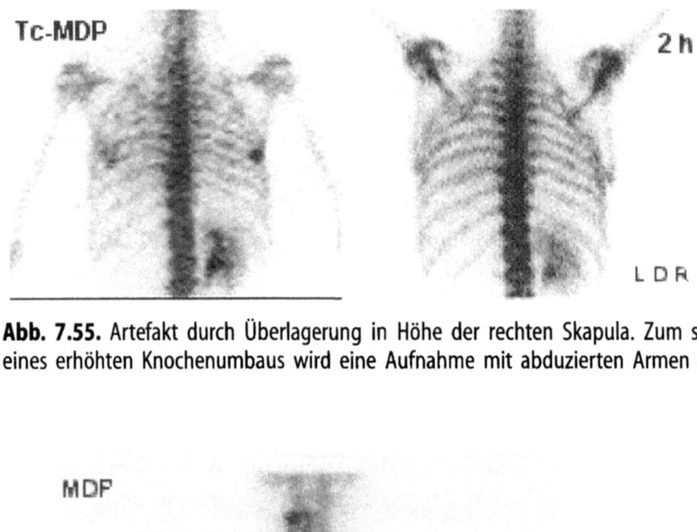

Abb. 7.55. Artefakt durch Überlagerung in Höhe der rechten Skapula. Zum sicheren Ausschluss eines erhöhten Knochenumbaus wird eine Aufnahme mit abduzierten Armen empfohlen.

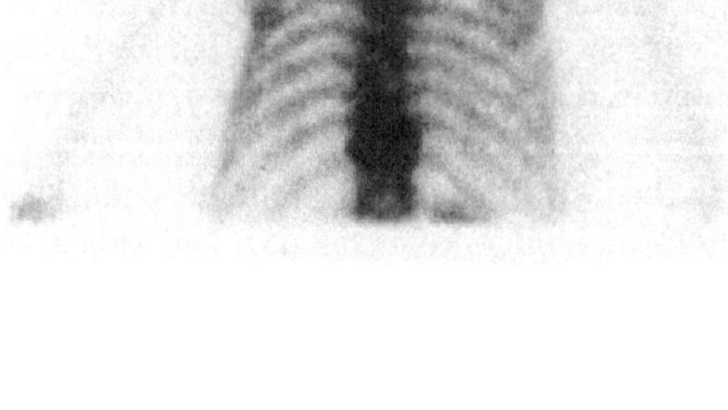

Abb. 7.56. Degenerative Skelettveränderungen finden sich häufig an den Halswirbelsäulengelenken und im Bereich der Schultern.

der kontaminierten Kleidung muss der Speicherherd abnehmen oder vollständig beseitigt sein.

- *Narben:* Charakteristisch sind Mehrspeicherungen unmittelbar an der Hautoberfläche in Bereichen ohne ossäres Korrelat im Abdomen, z. B. bei Zustand nach Cholezystektomie.
- *Scharf begrenzte Minderspeicherungen* in einem Bereich mit unauffälligen Knochenspeicherungen können z. B. verursacht werden durch Herzschrittmacher, nicht abgelegte Medaillons und andere Schmuckgegenstände, Gürtelschnallen etc.; auch der Ausfall eines Photomultipliers kann sich als „cold lesion" dokumentieren.
- *Mehrspeicherungen durch Überlagerungen* treten häufig am unteren Skapularand durch Überprojektion der Rippen auf. Hier empfiehlt sich eine zusätzliche Aufnahme mit Strecken der Arme nach kranial. Ferner sind Überlagerungen durch ein gefülltes Nierenbecken mit den kaudalen Rippen nicht selten. Zur Differenzierung sind schräge oder seitliche Projektionen hilfreich.

▌ Degenerative Veränderungen:
Diese sind meistens an stark belasteten Gelenken zu beobachten, z. B. Akromioklavikulargelenke, Hüft- und Kniegelenke und Fußgelenke, sowie im Bereich der Wirbelsäule, besonders in den Ileosakralfugen. Charakteristisch ist ein beidseitiges symmetrisches oder nur gering asym-

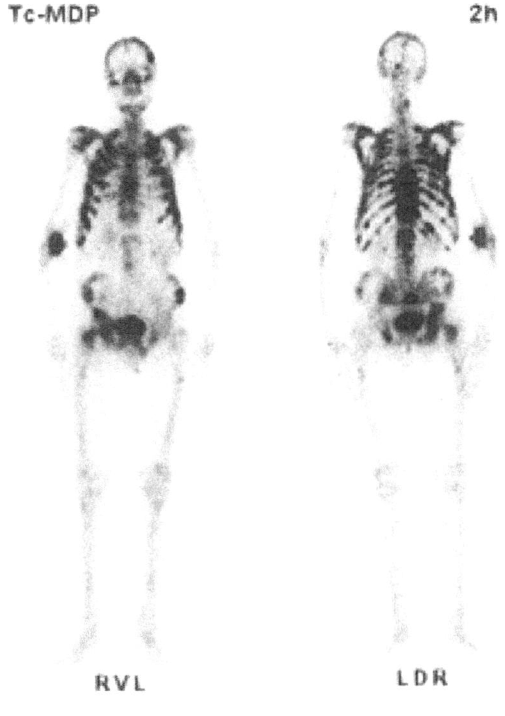

Abb. 7.57. Knochenszintigraphie bei Prostatakarzinom mit multifokalem, ossärem Befall.

metrisches Auftreten. Vereinzelt können aktivierte Arthrosen einen deutlich erhöhten Uptake verursachen. Skoliosen der Wirbelsäule können belastungsbedingte Mehrspeicherungen der betroffenen Wirbelgelenke und Wirbelkörper hervorrufen. Ein erhöhter Uptake in einem Bereich mit überwiegend degenerativen Veränderungen kann ein malignes Geschehen nicht sicher ausschließen, deshalb sollte in Zweifelsfällen zusätzlich eine radiologische Abklärung erfolgen.

- Metastasen:
  Diese verursachen überwiegend asymmetrische Mehrspeicherungen. Charakteristisch ist ein vielfältiges Erscheinungsbild ohne erkennbare Regelmäßigkeiten (vgl. Abb. 7.57). Bei einer diffusen Knochenmarkkarzinose fehlen umschriebene Mehranreicherungen, stattdessen ist ein diffus erhöhter Knochenuptake erkennbar. Eine genaue Beurteilung der Ausdehnung einer Metastasierung ist in diesen Fällen nur durch eine zusätzliche Knochenmarkszintigraphie möglich. Ein diffus erhöhter Knochenuptake ohne Nierendarstellung wird auch als „Superscan" bezeichnet. Als „Flare-Phänomen" bezeichnet man eine Zunahme des Uptakes in Metastasen und neu auftretende Läsionen in zuvor unauffälligen Gebieten nach Beginn einer systemischen Therapie (in der Regel antihormonelle Therapie). Das Flare-Phänomen kann hauptsächlich bei Metastasen des Mammakarzinoms und bei Prostatakarzinomen beobachtet werden.

Tabelle 7.14. Übersicht über das Speicherverhalten der häufigsten Knochentumoren und Metastasen sowie die wichtigsten Differenzialdiagnosen.

Tumor/Metastasen	Speicherverhalten
Bösartige Knochentumoren	
Prostatakarzinom (Knochenmetastasen)	+ +
Mammakarzinom (Knochenmetastasen)	+
Lungenkarzinom (Knochenmetastasen)	±
Ewing-Sarkom	+ + +
Osteosarkom	+ + +
Extraossales Osteosarkom	+
Chondrosarkom	+ +
Plasmozytom	±
Gutartige Knochentumoren	
Osteoidosteom	+ + +
Osteoblastom	+ +
Tumorähnliche Erkrankungen	
Fibröse Dysplasie (Jaffé-Lichtenstein)	+ + +
Eosinophiles Granulom (Histiozytosis X)	+ +, ±
M. Paget	+ + +

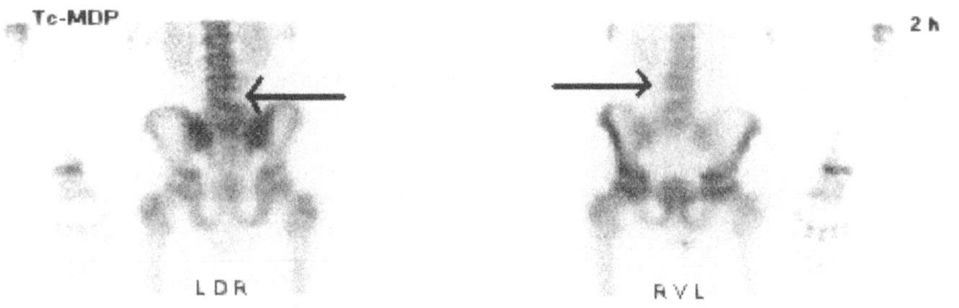

Abb. 7.58. Beispiel für eine „cold lesion": malignes Schwannom in Höhe des 5. Lendenwirbelkörpers.

Die Dauer des Flare-Phänomens beträgt in der Regel 3 Monate, danach ist der Uptake wieder rückläufig.

- Tumoren:
  Tumoren zeigen in der Regel einen positiven Uptake im Skelettszintigramm, wenn sie als maligne einzustufen sind. Benigne primäre Knochentumoren zeigen eine pathologisch erhöhte Speicherung nur, wenn sie von der Knochenmatrix ausgehen; gehen sie dagegen vom Bindegewebe oder dem Knorpel aus, zeigt sich meist nur ein gering erhöhter Uptake oder ein gleich starker wie im normalen benachbarten Knochen (Ausnahme ist die fibröse Dysplasie). Tumoren, die überwiegend im Knochenmark metastasieren und erst spät die Kortikalis infiltrieren, z. B. das Plasmozytom, können sich auch minderspeichernd darstellen („cold lesion"). Auch bei gut vaskularisierten Metastasen, z. B. beim Schilddrüsenkarzinom, kann in ca. 50% der Fälle eine Metastasierung mittels MDP übersehen werden. Das Ausmaß des Uptakes korreliert nicht mit der Bösartigkeit eines Tumors. Auch gutartige Tumoren, z. B. das Osteoidosteom, können einen ausgeprägt hohen Uptake aufweisen. Besonders hoch ist der Uptake zentral im Osteoidosteom, im sog. Niddus. Mit Hilfe von Messsonden kann dadurch der Niddus intraoperativ lokalisiert werden.
- Trauma:
  Ein frisches Frakturereignis ist keine Indikation zur Knochenszintigraphie! Abhängig von der Lokalisation und von der Belastung kann es unterschiedlich lange dauern, bis ein Frakturereignis speichert. In stark belasteten Arealen, z. B. Hüfte, wird eine Fraktur frühestens innerhalb von 24 h positiv, in wenig belasteten Arealen, wie z. B. im Schädelskelett, kann es bis zu 10 Tage dauern, bis eine Fraktur erkennbar wird. Daher ist ein sicherer Ausschluss einer traumatischen Knochenläsion in der Regel erst nach 10 Tagen sinnvoll. Die Indikation zur Skelettszintigraphie bei Trauma besteht in den Fällen, in denen radiologisch eine Fraktur schlecht nachgewiesen werden kann.
  - Mikrofrakturen, z. B. Stressfrakturen der Tibia bei Gewichthebern, Marschfrakturen mit unzureichender Kortikalisunterbrechung: In der

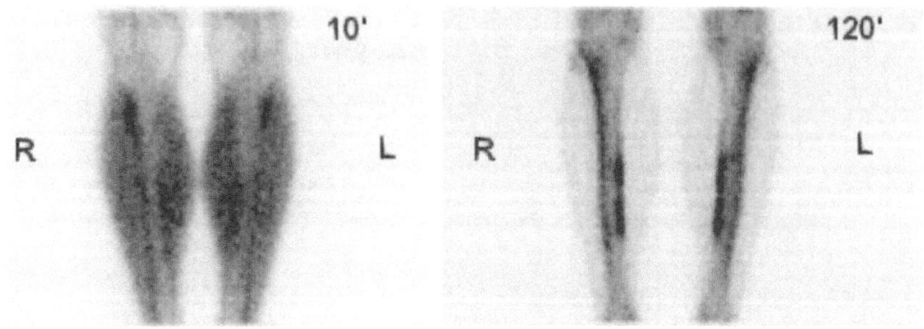

Abb. 7.59. Skelettszintigraphie bei entzündlichen Veränderungen im Bereich beider Tibiae (Periostitis). 2-Phasen-Skelettszintigraphie mit erhöhter Weichteil- und Knochenanreicherung.

3-Phasen-Szintigraphie sind in den ersten Monaten nach dem Ereignis eine Hyperämie und ein erhöhter ossärer Uptake im Frakturspalt zu erkennen.

- Wirbelkörperfrakturen und Frakturen des Os sacrum stellen sich in der Regel bandförmig dar. Charakteristisch sind Kompressionsfrakturen einzelner Wirbelkörper bei Osteoporose.
- Bei Verdacht auf Kindesmisshandlung („battered child syndrome") besteht die Indikation im Nachweis atypischer Skelettfrakturen.
- Bei polytraumatisierten Patienten kann mit Hilfe der 3-Phasen-Szintigraphie die Vitalität eines Knochenfragments überprüft werden. Ein positiver Uptake spricht für eine Durchblutung des Fragments.

▮ Osteonekrosen:
Diese treten spontan oder nach einem Frakturereignis auf. Am häufigsten ist die Hüftkopfnekrose. Charakteristisch ist in der Frühphase eine Minderspeicherung, „cold lesion", die korrelierend mit dem Grad der Reparation langsam in eine Mehrspeicherung übergeht, welche sich im weiteren Verlauf langsam normalisiert.

▮ Entzündliche Skelettveränderungen:
Ein florider entzündlicher Prozess stellt sich im 3-Phasen-Szintigramm in allen Phasen positiv dar. Das Skelettszintigramm wird innerhalb der ersten 24–72 h positiv. In Ausnahmefällen, z.B. bei abgekapselten Abszessen, ist im Skelettszintigramm eine Minderspeicherung („cold lesion") zu erkennen. Bei chronisch-entzündlichen Prozessen können die ersten 2 Phasen negativ sein. In Zweifelsfällen sollte zusätzlich ein Leukozytenszintigramm zur Abklärung erfolgen. Bei Säuglingen muss bei der Suche nach Abszessherden besonders auf Minderspeicherungen geachtet werden. Erschwert oder unmöglich ist die Befundung bei Abszessherden in Gebieten mit physiologisch starker Speicherung, wie den Wachstumsfugen. Aufgrund einer bestehenden Gefäßverbindung zwischen den Diaphysen und den Epiphysen sind bei Kindern bei einer hämatogenen Infektion septische Arthritiden besonders häufig.

- Endoprothesen:
  Die Indikation zur Skelettszintigraphie besteht bei unklaren Schmerzen zum Nachweis einer Auslockerung der Prothese oder einer Entzündung. Dazu ist die Kenntnis des verwendeten Prothesenmaterials Voraussetzung. Bei zementierten Prothesen ist ein erhöhter Uptake bis ein Jahr nach Operation physiologisch. Bei zementlosen Prothesen kann die Einheilungsphase nach Operation bis zu 2 Jahre andauern. Ein erhöhter Uptake am Prothesenschaft, der die Einheilungsphase deutlich überzieht, ist verdächtig auf eine Entzündung oder eine Lockerung des Prothesenmaterials. Sowohl bei einer Entzündung als auch bei einer Lockerung sind alle Phasen des 3-Phasen-Szintigramms positiv. Zur Differenzierung ist daher eine zusätzliche Entzündungsszintigraphie mit markierten Granulozyten oder Gallium notwendig.
- Generalisierte Knochenstoffwechselstörungen:
  Metabolische Knochenstoffwechselstörungen, z. B. Osteomalazie, Osteoporose und Hyperparathyreoidismus, zeigen häufig einen diffus erhöhten Knochenumbau im Stammskelett („superscan"). Bei Osteomalazie kann manchmal ein erhöhter Knochenumbau an den Knorpel-Knochen-Rändern der Rippen („Rosenkranz-Zeichen") beobachtet werden. Charakteristisch sind bandförmige Mehrspeicherungen der Wirbelkörper für Sinterungsfrakturen bei Osteoporose.
- Lokalisierte Knochenstoffwechselstörungen:
  - *M. Paget:* Charakteristisch ist eine stark erhöhte Aktivitätsaufnahme des betroffenen Knochens in allen Phasen des 3-Phasen-Szintigramms. Beim M. Paget können sowohl ein einzelner als auch mehrere Knochen betroffen sein. Im Knochenszintigramm erscheint der betroffene Knochen vergrößert und gebogen (Säbelscheidenphänomen). Häufig sind Femur oder Tibia betroffen.
  - *Fibröse Knochendysplasie (Jaffé-Lichtenstein):* Bei der fibrösen Dysplasie ist der Uptake in einem Areal eines Knochens stark erhöht, selten ist der ganze Knochen betroffen. In der Regel tritt sie am häufigsten in den Schädelknochen auf. Die Skelettszintigraphie dient der Beurteilung der Ausdehnung eines Befundes und der Planung einer Biopsie (bei multifokalem Auftreten).
  - *Algodystrophien (Sudeck-Syndrom)* sind überwiegend posttraumatisch oder vaskulär bedingte Störungen der Blutversorgung distaler Extremitäten. Neben einer Weichteilschwellung und einem Muskelschwund kommt es zu einer trophischen Störung des Knochen- und Hautstoffwechsels mit Osteoporose. Die 3-Phasen-Szintigraphie zeigt in den ersten Monaten eine häufig strumpfförmig konfigurierte, flächenhafte, überproportional erhöhte Durchblutung und Weichteilanreicherung sowie eine Zunahme des Knochenstoffwechsels. Später ist nur noch der Knochenstoffwechsel gesteigert.

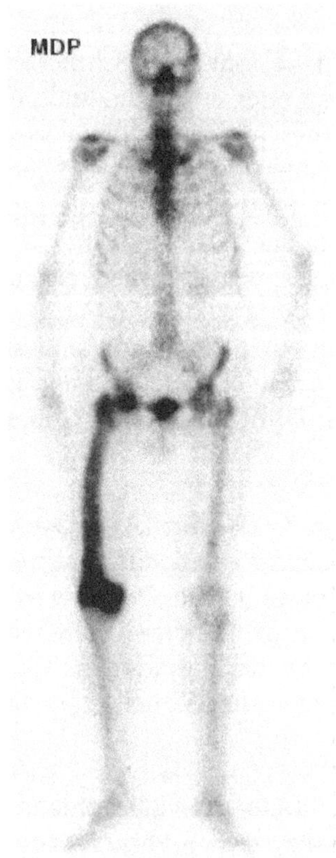

Abb. 7.60. M. Paget der rechten Tibia.

7.7 Kardiovaskuläres System

Koronare Herzerkrankungen sind eine der häufigsten Todesursachen in Europa und Nordamerika, deshalb kommt ihrer frühzeitigen Diagnostik eine wichtige Bedeutung zu.

7.7.1 Anatomie und Physiologie

Die Hauptaufgabe des Herzens besteht in der Blutversorgung des großen und kleinen Kreislaufs. In der maximalen Füllungsphase, der Diastole, enthält das Herz ca. 500 ml Blut. Der rechte Vorhof erhält venöses Blut aus der oberen und unteren Hohlvene. Über die Trikuspidalklappe ist er mit dem rechten Ventrikel verbunden. Der linke Vorhof erhält sauerstoffreiches Blut aus dem Lungenkreislauf. Durch die Mitralklappe ist der linke Vorhof mit dem linken Ventrikel verbunden. In der Diastole werden beide Ventrikel aus den

Vorhöfen gefüllt. Von dort wird das Blut durch eine muskuläre Kontraktion, in der Systole, durch die Pulmonalklappe bzw. die Aortenklappe in den kleinen und großen Kreislauf gepumpt. Da der rechte Ventrikel nur den relativ kleinen Lungenkreislauf versorgt, beträgt der durchschnittliche endsystolische Druck nur 15–30 mmHg und die Wanddicke 3–4 mm. Der linke Ventrikel speist den großen Kreislauf, wozu durchschnittlich ein wesentlich höherer endsystolischer Druck aufgebaut werden muss (100–140 mmHg), entsprechend ist die Wand dicker (8–12 mm). Eine chronische Druckbelastung des Herzens, z.B. durch eine Stenose der abführenden Gefäße, führt kompensatorisch zu einer Myokardhypertrophie und später zu einer Myokardinsuffizienz. Eine Volumenbelastung des Herzens, z.B. durch Pendelblut infolge einer Insuffizienz der Aortenklappe, führt initial zu einer Dilatation des Herzmuskels, später ebenfalls zu einer Myokardinsuffizienz. Das Herz erhält seine Blutversorgung aus den Herzkranzgefäßen (Koronararterien), diese entspringen aus der Aorta. Man unterscheidet die rechte und die linke Herzkranzarterie. Die rechte Koronararterie (RCA) versorgt den rechten Vorhof, den rechten Ventrikel, den basalen Anteil des linken Ventrikels und Teile der Hinterwand des linken Ventrikels. Die linke Koronararterie teilt sich unmittelbar nach dem Abgang aus der Aorta in einen links anterioren Zweig (LAD) und einen Ramus circumflexus (LCX). Der LAD-Zweig speist die Herzvorderwand, das Septum und Teile der seitlichen Wand des linken Ventrikels. Der LCX-Zweig versorgt den linken Vorhof und die seitliche und hintere Wand des linken Ventrikels. Der Sauerstoffbedarf des Herzens ist ungewöhnlich hoch, ca. 70% des angebotenen Sauerstoffs werden aufgenommen, eine Verengung der Koronararterien führt zu einer Minderversorgung des Herzens (Ischämie) und nachfolgend zu einer Abnahme der Kontraktilität des Herzmuskels und schließlich zu einer Herzinsuffizienz. Unter Ruhebedingungen müssen ca. 90% des Lumens der Herzkranzgefäße verschlossen sein, bis die Durchblutung des Herzmuskels abnimmt. Unter Belastungsbedingungen wird mehr Blut zur Versorgung benötigt, deshalb kann schon eine 50%ige Lumeneinengung zu einer Minderversorgung führen.

7.7.2 Myokardszintigraphie

Dies ist ein nichtinvasives Verfahren zur Diagnostik einer myokardialen Perfusionsstörung. Ihr kommt daher neben dem Belastungs-EKG eine besondere Bedeutung zu als Entscheidungshilfe vor einer Bypassoperation oder einer Katheterdilatation.

Radiopharmakon

Thallium

^{201}Thallium besitzt ähnliche biologische Eigenschaften wie Kalium und wird daher in Muskelgewebe aufgenommen. Die Aufnahme in die Zelle erfolgt überwiegend durch passive Diffusion, teilweise aber auch energieabhängig

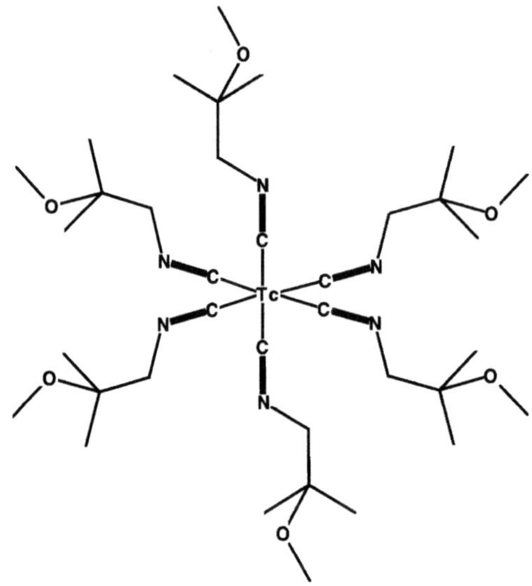

Abb. 7.61. ^{99m}Tc-Methoxyisobutylisonitril (MIBI).

durch aktive Transportsysteme (Na^+-K^+-ATPase). Somit ist die Aufnahme in das Myokardgewebe einerseits abhängig von den lokalen Durchblutungsverhältnissen, andererseits ist sie aber auch an das Vorhandensein eines intakten Energiestoffwechsels der Muskelzelle gebunden. Unmittelbar nach Injektion des Thalliums werden bereits 80% der maximal zu erwartenden Aktivität in das Myokard eingelagert. Der maximale Uptake wird nach ca. 20 min erreicht. Anschließend überwiegt die Ausscheidung. Die biologische Halbwertszeit im Herzmuskel beträgt 4–7 h. In Myokardgebieten, die unter Belastungsbedingungen minderperfundiert werden und unter Ruhebedingungen einen ausgeglichenen Energiestoffwechsel besitzen, kann die Aufnahme des Thalliums verzögert sein (*Redistributionsphänomen*). Im Belastungsszintigramm ist entsprechend der Uptake vermindert, unter Ruhebedingungen ausgeglichen. Das Ausmaß der Redistribution hängt neben der Größe des ischämischen Areals auch von der Verfügbarkeit von ^{201}Tl im Blut ab. Bei besonders ausgeprägten Stenosen ist es daher möglich, dass das ischämische Areal überbewertet wird. In diesem Fall kann durch eine erneute Applikation von Thallium die Serumkonzentration angehoben und dadurch ein zuvor persistierender Speicherdefekt reversibel werden.

^{99m}Tc-MIBI

^{99m}Tc-MIBI wird, ähnlich wie ^{201}Tl, perfusionsabhängig und abhängig von der Funktion der Na^+-K^+-ATPase in die Myokardzelle aufgenommen. Im Gegensatz zu Thallium findet jedoch keine Redistribution statt, daher ist es notwendig, jeweils für die Ruhe- und für die Belastungsaufnahme getrennt zu applizieren. Der myokardiale Uptake beträgt nach Angaben des Herstellers 1,2% der applizierten Aktivität in Ruhe und ca. 1,5% unter Belastungsbedingungen. Die Ausscheidung ist überwiegend hepatobiliär, 33% werden innerhalb von 48 h über den Darm ausgeschieden, 27% der Aktivität werden innerhalb von 24 h über den Urin eliminiert. Gegenüber Thallium besitzt es den Vorteil der besseren Verfügbarkeit und der besseren Bildqualität, bedingt durch das Nuklid ^{99m}Tc. Ein Nachteil ist die fehlende Redistribution.

Indikationen

- Ruhe- und Belastungsszintigraphie:
  - koronare Herzerkrankung,
  - Dokumentation des postoperativen Zustands nach Bypassoperation oder Dilatation,
  - Beurteilung der hämodynamischen Wirksamkeit von Stenosen,
  - Einschätzung des Risikos koronarer Ereignisse (unauffälliger Befund = geringes Risiko).
- Ausschließliche Ruheszintigraphie:
  - instabile Angina pectoris,
  - Beurteilung der Infarktgröße und Lokalisation nach Infarkt,
  - Trennung von irreversibel geschädigtem Myokard (Infarkt, Narbe) von potenziell reversiblen Schäden.

Technische Durchführung

- Patientenvorbereitung:
  Der Patient soll für die Untersuchung nüchtern sein. Alle antiischämischen Medikamente, z. B. Nitrate, Kalziumantagonisten, sollten einen Tag vor der Szintigraphie abgesetzt werden (Beta-Blocker 48 h). Zur Belastungsszintigraphie kann eine medikamentöse Vasodilatation durch Dipyridamol oder durch Adenosin provoziert werden. Die Untersuchung muss dann unbedingt nüchtern, ohne vorheriges Trinken von Kaffee oder Tee, durchgeführt werden. Eine medikamentöse Belastung ist bei Patienten möglich, die in der Ergometrie nicht ausbelastet werden können, d. h. unterhalb von 85% der angestrebten Leistungsstufe bleiben.
  - Vasodilatation mit Hilfe von Dipyridamol:
    - Applikation von 0,56 mg Dipyridamol/kg Körpergewicht (KG) langsam, innerhalb von 3–10 min i.v., unter EKG-Kontrolle,
    - nach Applikation leichtes Gehen,
    - 3 min nach Dipyridamolgabe Applikation von 75–100 MBq ^{201}Tl-Cl. i.v.,
    - Start der Aufnahmen 5 min nach Applikation von ^{201}Tl-Cl.
  - Vasodilatation mit Adenosin:
    - Applikation von 0,14 mg Adenosin/kgKG/min innerhalb von 6 min i.v. unter EKG-Kontrolle,
    - 3 min nach Adenosingabe Applikation von ^{201}Tl-Cl (75–100 MBq) über einen zweiten Zugang,
    - Beginn der Aufnahmen 9 min nach ^{201}Tl-Cl-Injektion.

Absolute Kontraindikationen für eine medikamentöse Vasodilatation:

- hochgradige Aortenstenose,

- akuter Myokardinfarkt,
- AV-Block II° + III°,
- Asthma bronchiale,
- schwere zerebrovaskuläre Insuffizienz.

Die Kontraindikationen für die Belastungsszintigraphie entsprechen denen des Belastungs-EKGs:

- Kameravorbereitung:
  LEHR-Kollimator mit SPECT-Aufnahmesystem.
- Applikations- und Aufnahmetechnik:
  - ^{201}Tl:
    - Die Belastung wird in 25-Watt-Stufen über jeweils 2 min langsam gesteigert.
    - Bei der maximalen Belastungsstufe werden 75–100 MBq ^{201}Tl-Cl i.v. appliziert.
    - Die Belastung wird weitere 1–2 min fortgesetzt.
    - Direkt im Anschluss beginnen die SPECT-Aufnahmen (32 Bilder, 30–40 s pro Bild, 64×64 Matrixgröße, 180°-Drehung). Die Ruheszintigraphie beginnt 3–4 h nach Applikation in gleicher Technik.
    - Im Fall einer Reinjektion beginnt die Aufnahme 30–35 min nach erneuter Applikation von 40–60 MBq ^{201}Tl-Cl.
  - ^{99m}Tc-MIBI:
    - Eintagesprotokoll:
      - die Belastung wird in 25-Watt-Stufen über jeweils 2 min langsam gesteigert.

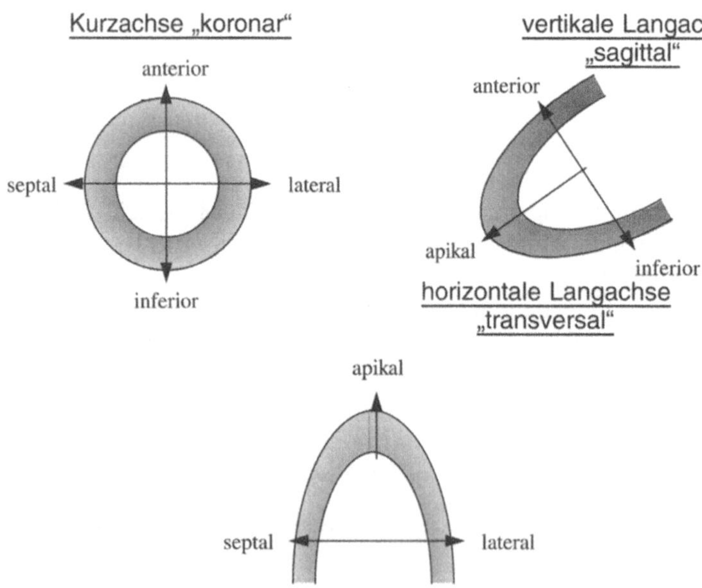

Abb. 7.62. Schema der anatomischen Rekonstruktionsebenen für die Herzszintigraphie.

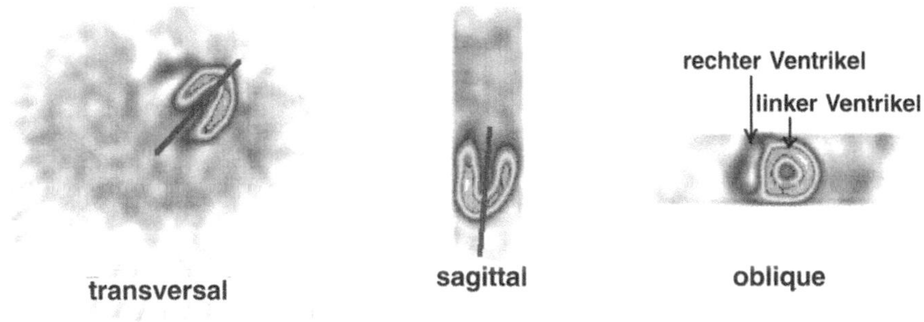

Abb. 7.63. Rekonstruktion von transversalen, sagittalen und obliquen Schnitten.

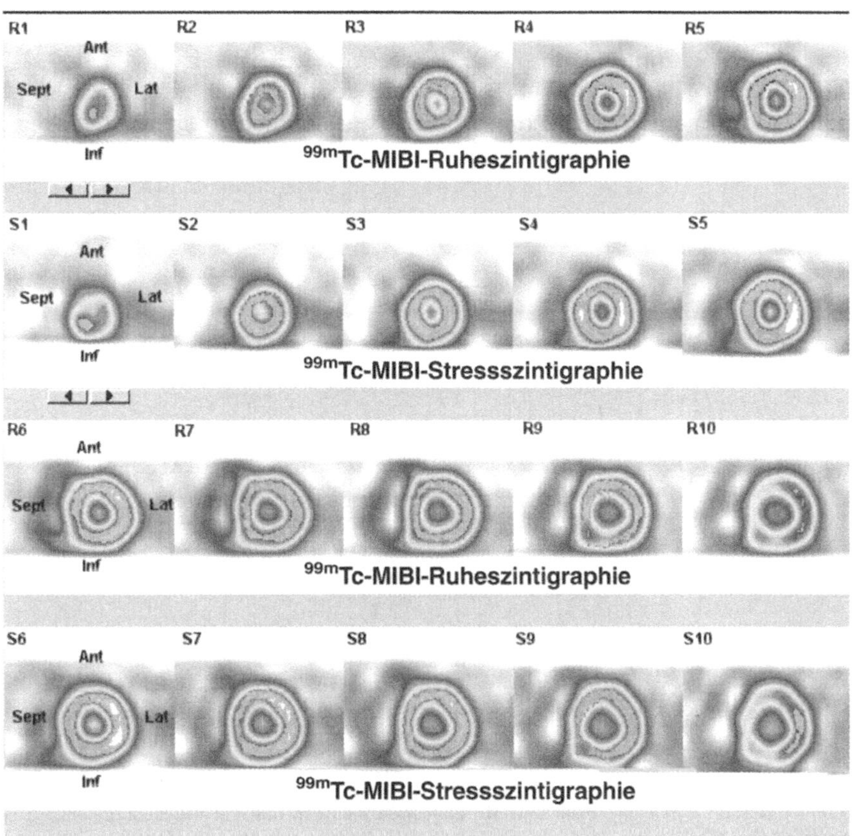

Abb. 7.64. Darstellung der errechneten Kurzachsenschnitte (jeweils korresponierende Ruhe- und Stressaufnahmen dienen dem visuellen Vergleich).

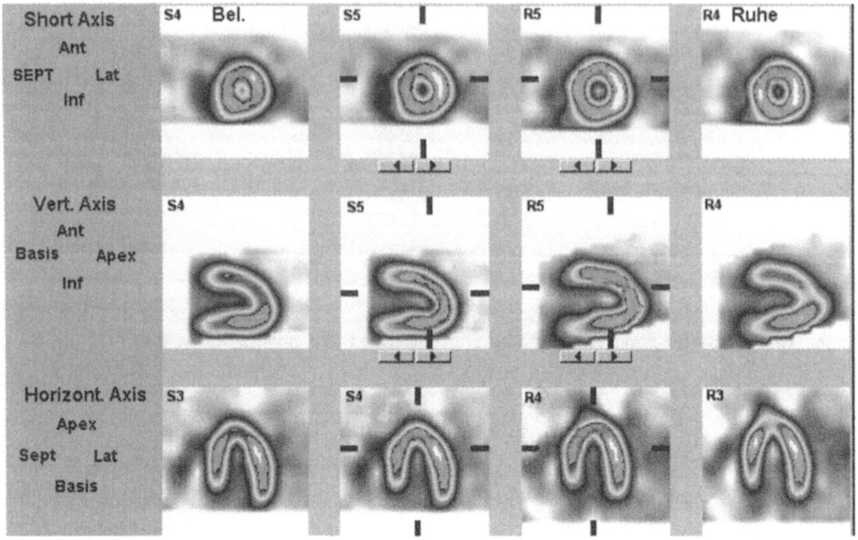

Abb. 7.65. In Ergänzung zur Kurzachsendarstellung lassen sich einzelne Befunde in der vertikalen und horizontalen Achse erfassen.

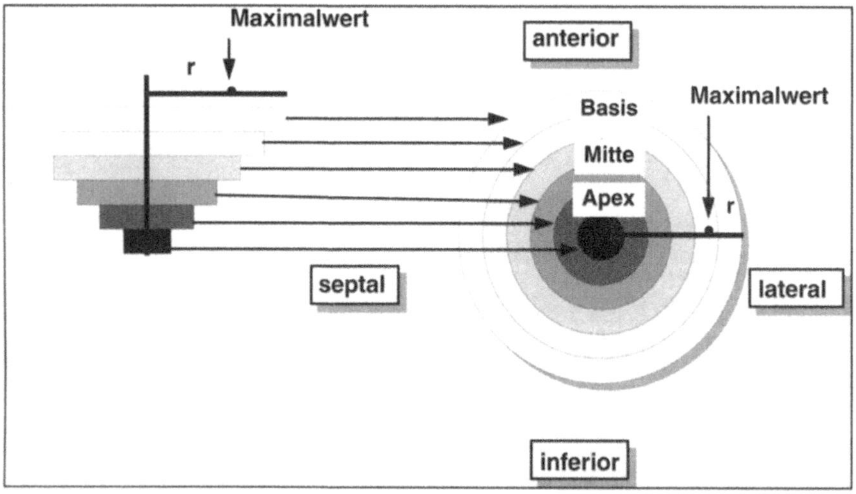

Abb. 7.66. Schema der Polar-map-Darstellung. Nach Übereinanderlagerung der Kurzachsenschnitte werden jeweils die Maximalwerte entlang jedes Radius an die korrespondierende Stelle des Plot eingefügt.

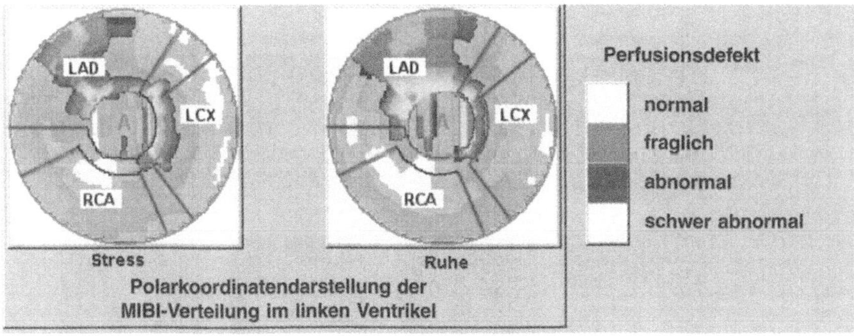

Abb. 7.67. Quantifizierung der Befunde mittels Polarkoordinatendarstellung.

- Bei der maximalen Belastungsstufe werden 400 MBq ^{99m}Tc-MIBI i.v. appliziert.
- Die Belastung wird weitere 1–2 min fortgesetzt.
- Nach einer Pause von 1 h beginnen die SPECT-Aufnahmen (32 Bilder, 30–40 s pro Bild, 64×64 Matrixgröße, 180°-Drehung).
- In der Pause zwischen Belastung und szintigraphischer Aufnahme sollte der Patient eine fetthaltige Nahrung zu sich nehmen, z. B. Milch trinken, um die physiologische Speicherung in der Leber zu vermindern.
- Vier Stunden nach Belastung werden für die Ruheszintigraphie zusätzlich 750–800 MBq ^{99m}Tc-MIBI i.v. appliziert.
- Nach erneuter Nahrungsaufnahme erfolgt die Ruheszintigraphie in gleicher Technik wie die Belastungsaufnahmen.

▮ 2-Tages-Protokoll
- Die Ruhe- und die Belastungsszintigraphie werden jeweils an verschiedenen Tagen durchgeführt. Es werden jeweils nur 400–600 MBq ^{99m}Tc-MIBI appliziert.

▮ Auswertung:
- Die SPECT-Daten werden auf Vollständigkeit und auf Bewegungsartefakte im Cine-Modus oder mittels Sinogramm überprüft.
- Nach Filterung (Butterworth-Filter) und Schwächungskorrektur werden transversale, koronar-oblique und sagittal-oblique Schnitte rekonstruiert.
- Anschließend kann eine relative Quantifizierung mittels Polar-map-Darstellungen erfolgen.

▮ Ergebnisse

▮ Normalbefund:
Im Myokardszintigramm ist normalerweise nur der linke Ventrikel wegen seiner größeren Muskelmasse erkennbar. Der rechte Ventrikel erscheint nicht oder nur schwach speichernd. Eine gute Darstellung des rechten Vent-

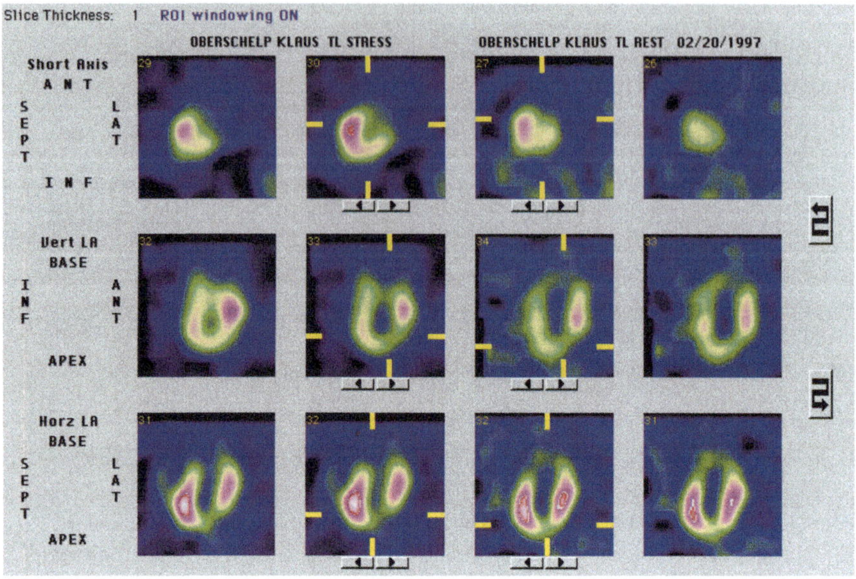

Abb. 7.68. Reversible Ischämie apikal (^{201}Tl).

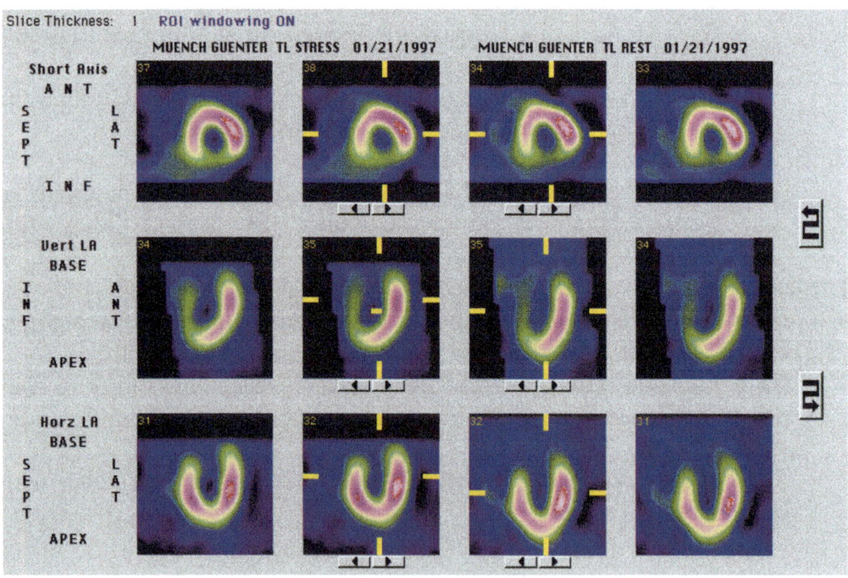

Abb. 7.69. Irreversible Ischämie (Narbe) bei Hinterwandinfarkt.

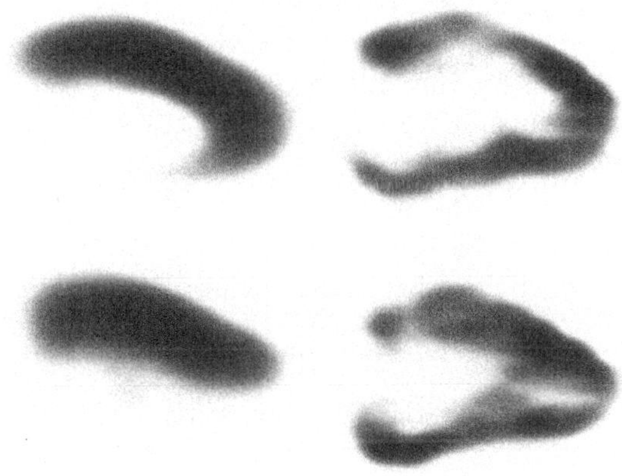

Abb. 7.70. „Hibernating myocardium". Zwei benachbarte Myokardlängsachsenschnitte: links Perfusionsszintigramm in Ruhe, die Hinterwand scheint nicht perfundiert, also vernarbt; rechts ^{18}FDG, die Hinterwand hat einen normalen Zuckerstoffwechsel, ist also klar vital, und damit lohnt sich ein Eingriff, der den Blutfluss zur Hinterwand verbessert (Gefäßaufdehnung, Bypass).

rikels lässt auf eine muskuläre Hypertrophie infolge einer Druckbelastung des rechten Herzens schließen. Der linke Ventrikel speichert weitgehend homogen, mit Ausnahme der Apexregion und des Septums. Schwächungsartefakte können bei Frauen mit großen Mammae an der Vorderwand und bei Männern mit Zwerchfellhochstand an der Hinterwand auftreten.

- Reversible Ischämie:
  - Diese ist gekennzeichnet durch eine Minderperfusion nach Belastung und eine unauffällige Perfusion unter Ruhebedingungen.
- „Hybernating myocardium":
  Dies bezeichnet Herzmuskulatur, die im Perfusionsszintigramm nicht perfundiert erscheint, aber im ^{18}FDG-PET einen normalen Zuckerstoffwechsel aufweist.

- Ursachen für eine reversible Ischämie:
  - Koronarspasmen,
  - Linksschenkelblock im Septalbereich,
  - großer Mitralklappenprolaps mit extremer Myokardhypertrophie,
  - Schwächungsartefakt bei weiblichen Patienten mit großen Mammae.
- Irreversible Ischämie
  - Diese zeigt nach Belastung und in der Ruheszintigraphie eine Minderspeicherung.
  - Ursachen: Narbe, z. B. Infarkt.

7.7.3 Antimyosinszintigraphie

Diese dient zur Früherkennung einer Abstoßung nach Herztransplantation oder einer Myokarditis, ferner zur positiven Darstellung von Infarktarealen.

Technische Durchführung

- Patientenvorbereitung, Applikation und Aufnahmetechnik:
  - Applikation von 70 MBq ^{111}In-Myoscint® i.v., planare Aufnahmen 48 h post injectionem (RVL- u. LAO-Projektionen);
  - als „mapping" ist zusätzlich eine Thallium- oder ^{99m}MIBI-Szintigraphie erforderlich, um das gesunde Myokardgewebe zu erkennen.

7.7.4 ^{99m}Tc-Pyrophosphatszintigraphie

Diese wird ähnlich der Antimyosinszintigraphie zur positiven Darstellung von Infarktnarben eingesetzt.

Technische Durchführung

- Patientenvorbereitung, Applikation und Aufnahmetechnik:
  Applikation von 300 MBq i.v., planare Aufnahmen nach 12–48 h post injectionem (vgl. Myoscint®-Szintigraphie).

7.7.5 ^{123}I-Fettsäurenszintigraphie

Diese ist momentan noch in Entwicklung. Das Ziel dieser Methode ist die Beurteilung der Homogenität des myokardialen Fettsäureumsatzes; mit Hilfe von Sequenztechniken kann der myokardiale Fettsäureumsatz quantifiziert werden.

7.7.6 Herzbinnenraumszintigraphie, Blutpoolszintigraphie

Diese ermöglicht neben der Erfassung von Herzwandbewegungsstörungen die Ermittlung verschiedener Funktionsparameter, z. B. des Herzminutenvolumens, der Auswurfvolumina und der Ventrikelvolumina.

Indikationen

Indikationen sind:

- kongestive oder dilatative Kardiomyopathie,
- Aneurysma.

Kontraindikationen

Kontraindikationen sind:

- Vorhofflimmern,
- sehr schnelle Tachyarrhythmien.

Technische Durchführung

- Patientenvorbereitung:
  Entfällt.
- Kameravorbereitung:
  LEHR-Kollimator, Kamera mit angeschlossenem Rechnersystem und der Möglichkeit der EKG-Triggerung.
- Applikation und Aufnahmetechnik:
  - ^{99m}Tc-markierte Eigenerythrozyten (600–800 MBq) werden i.v. appliziert.

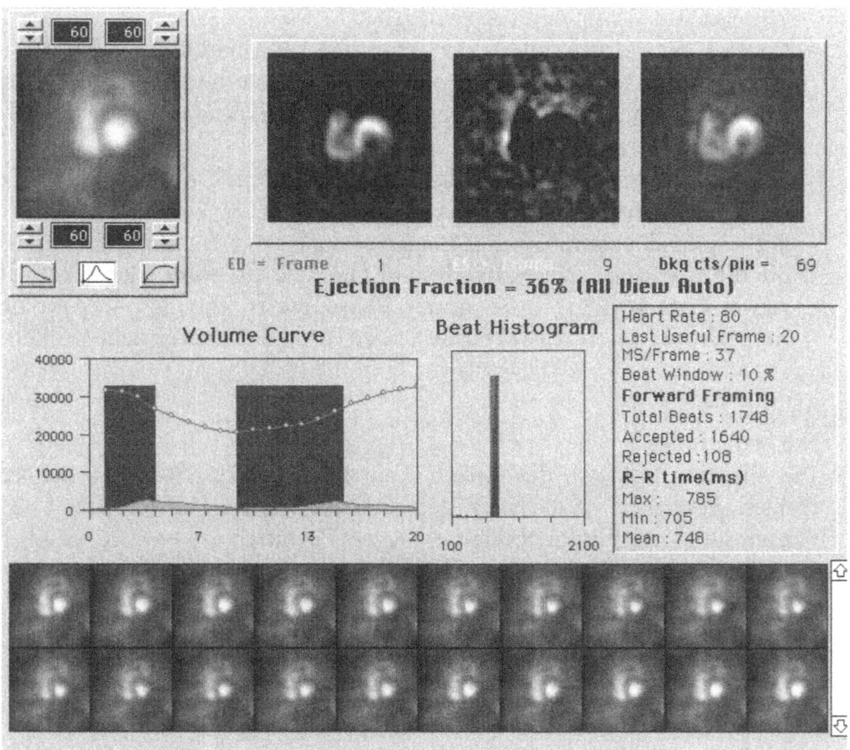

Abb. 7.71. Beispiel einer EKG-getriggerten Radionuklidventrikulographie. Bild oben links: In einer Art „Videomodus" sind die Einzelaufnahmen abrufbar, um die interessierenden Regionen (ROI) festzulegen. Das endsystolische und das enddiastolische Bild sind oben rechts dargestellt, die Volumenkurve und die Schlagfrequenzauswertung in der Mitte, die Einzelbilder im „sequenziellen Modus" darunter dargestellt.

- Fünf Minuten nach Applikation (Äquilibriumphase) folgt eine schnelle EKG-getriggerte Sequenzszintigraphie des Herzens in LAO-Position der Kamera (ca. 35–40°).
- Die Akquisitionsdauer beträgt 20–50 ms, sie wird automatisch der aktuellen Herzfrequenz des Patienten angepasst.
- Um trotz der kurzen Akquisitionszeit ausreichend hohe Impulsraten zu erhalten, werden die Ergebnisse mehrerer Herzzyklen (>100) phasengerecht aufaddiert.
- Die Untersuchung kann sowohl unter Ruhebedingungen als auch nach Belastung erfolgen.
- Nach Belastung ist die Gesamtakquisitionszeit auf 2–3 min beschränkt, um die Herzfrequenz annähernd konstant zu halten. Unter Ruhebedingungen beträgt die Gesamtakquisitionszeit ca. 10 min.
- Abnahme von ca. 5 ml venösen Patientenblutes zur Kalibrierung.

- Auswertung:
  - Eine Zeit-Aktivitäts-Kurve über dem linken Ventrikel wird erstellt.
  - Aus den enddiastolischen und endsystolischen Bildern wird die linksventrikuläre Volumenkurve ermittelt.
  - Durch Kalibrierung mittels der Blutprobe kann durch Vergleich der in einem bekannten Volumen gemessenen Zählrate mit der Zählrate aus den enddiastolischen Bildern des linken Ventrikels das enddiastolische Volumen bestimmt werden.
  - Das endsystolische Volumen lässt sich dann durch Multiplikation mit der Ejektionsfraktion berechnen.
  - Die regionale Wandbewegungsanalyse kann durch Amplitudenbilder, die die maximale Aktivitätsschwankung während eines Herzzyklus pixelweise darstellen, sowie durch Phasenbilder, die den Beginn der Kontraktion relativ zur R-Zacke zeigen, graphisch dargestellt werden.

Ergebnisse

- Normalbefund:
  Die Ejektionsfraktion des linken Ventrikels beträgt 50–65%, die des rechten Ventrikels 45–60%. Mittels Fourier-Transformation lassen sich Phasen- und Amplitudenbilder erzeugen. Dadurch ist es z. B. möglich, Wandbewegungsstörungen zu erkennen.

$$EF = \frac{(\mathrm{Counts}_{\mathrm{Enddiastole}} - \mathrm{Bkg}) - (\mathrm{Counts}_{\mathrm{Endsystole}} - \mathrm{Bkg})}{(\mathrm{Counts}_{\mathrm{Enddiastole}} - \mathrm{Bkg})}$$

$$= \frac{(\mathrm{Counts}_{\mathrm{Enddiastole}} - \mathrm{Counts}_{\mathrm{Endsystole}})}{(\mathrm{Counts}_{\mathrm{Enddiastole}} - \mathrm{Bkg})}$$

EF = Ejektionsfraktion
Bkg = Hintergrund

7.8 Blut

7.8.1 Physiologie

Erythrozytenvolumenbestimmung

Der relative Anteil des Blutvolumens am Körpergewicht beträgt bei Erwachsenen ca. 6–8%. Dies entspricht bei Männern ca. 5000 ml, bei Frauen ca. 3800 ml. Der Anteil an korpuskulären (zellulären) Bestandteilen am Gesamtblut wird „Hämatokrit" genannt. Im Mittel beträgt der Hämatokrit bei Männern 46%, bei Frauen 41%. Die zellulären Anteile setzen sich zu 99% aus Erythrozyten und zu 1% aus Leukozyten, Thrombozyten und Makrophagen zusammen. Der prozentuale Anteil der zellulären Elemente am Gesamtblutvolumen kommt somit näherungsweise dem Erythrozytenvolumen gleich.

Indikationen

Indikationen sind:
- Polyzythämie,
- Polyglobulie, erhöhte Erythrozytenzahl infolge O_2-Mangel (in großen Höhen) oder aufgrund einer kardiopulmonalen Erkrankung,
- im Rahmen einer Extremitätenperfusion bei malignen Melanomen ohne Metastasierung.

Technische Durchführung

- Kameravorbereitung:
  Entfällt.
- Patientenvorbereitung:
  Keine.
- Applikation und Messtechnik:
  - In-vitro-Markierung von Erythrozyten mit $Na_2{}^{51}CrO_4$.
  - Zehn bis 15 ml Vollblut werden mit einer heparinisierten Spritze entnommen und bei 1000 U/min zentrifugiert.
  - Anschließend werden dem Erythrozytensediment 1–2 MBq ^{51}Cr zugegeben und bei Raumtemperatur über 20 min inkubiert.
  - Nach dem Waschen mit 0,9%iger NaCl-Lösung wird das Sediment mit 0,9%iger NaCl-Lösung auf ein Volumen von ca. 5 ml aufgefüllt und geschüttelt (Erythrozyten neigen zur Aggregation), anschließend wird der Hämatokrit bestimmt.
  - Für die Standardlösung werden 0,1 ml der aufgefüllten Sedimentlösung auf 100 ml verdünnt.
  - Die markierten Erythrozyten werden dem Patienten reappliziert (Volumen in g messen).

- Die Markierungsausbeute lässt sich errechnen nach:

$$\text{Markierungsausbeute [\%]} = \frac{\text{Aktivität}_{\text{Sediment}}}{\text{Aktivität}_{\text{gesamt}}} \times 100 \quad \text{(Normal 70–80\%)}$$

- Nach 1 h werden dem Patienten 5 ml Blut aus einer ungestauten Vene kontralateral zur Injektionsstelle entnommen.
- Die Aktivität der Proben (1 ml) wird im Bohrlochzähler gemessen.
- Aus den Proben wird zusätzlich der Hämatokrit bestimmt.
- Anschließend wird der Standardhämatokrit auf den Patientenhämatokrit umgerechnet. Aus dem Verhältnis des Standardvolumens zum Patientenvolumen kann dann das Erythrozytenvolumen des Patienten errechnet werden.

▌ Blut- und Erythrozytenvolumen lassen sich errechnen nach:

$$\text{Blutvolumen [g]} = \frac{\text{Imp}_{\text{Standard}}/\text{ml} \times 1000 \times \text{appliziertes Volumen [g]}}{\text{Imp}_{\text{Vollblut}}/\text{ml}}$$

(Das Blutvolumen wird in g angegeben, da die Masse einfacher und genauer bestimmbar ist. Bei der Umrechnung wird 1 ml = 1 g vorausgesetzt. $\text{Imp}_{\text{Standard}}$ und $\text{Imp}_{\text{Vollblut}}$ müssen zuvor auf denselben Hämatokrit umgerechnet werden.)

$$\text{Erythrozytenvolumen [g]} = \frac{\text{Blutvolumen [g]} \times \text{Hämatokrit}}{100}$$

$$\frac{\text{Erythrozytenvolumen [ml]}}{\text{kg}_{\text{Körpergewicht}}} = \frac{\text{Erythrozytenvolumen [ml]}}{\text{Körpergewicht [kg]}}$$

Ergebnisse

▌ Normwerte:
- Männer: 41±2,4% (30 ml/kgKG);
- Frauen: 46±1,5% (25 ml/kgKG).

▌ Das Erythrozytenvolumen bei verschiedenen Bluterkrankungen ist in Tabelle 7.15 dargestellt.

Plasmavolumenbestimmung

Prinzipiell lassen sich durch Verdünnungsanalysen mit radioaktiven Stoffen auch Verteilungsräume berechnen.

Technische Durchführung

▌ Kameravorbereitung:
Entfällt.

Tabelle 7.15. Erythrozytenvolumen bei Bluterkrankungen.

	Erythrozytenvolumen	Plasmavolumen	Hämatokrit
Polyzythämie	↑↑	Konstant	↑↑
Pseudopolyglobulie	Konstant	↓↓	↑↑

- Patientenvorbereitung:
  Keine.
- Applikation und Messtechnik:
  - Etwa 200 kBq ^{131}I-HSA(humanes Serumalbumin)-Lösung in einem Volumen von ca. 5 ml werden nach Bestimmung der Ausgangsaktivität ($=A_1$) in einem Bohrlochzähler dem Patienten intravenös appliziert.
  - Nach 10, 20 und 30 min post injectionem werden jeweils 5–10 ml Blut am kontralateralen Arm entnommen und bei 4000 U/min über 20 min zentrifugiert.
  - Der Überstand (Serum) wird im Bohrloch gemessen.
  - Die Messwerte werden auf halblogarithmisches Papier aufgetragen und die Aktivität im Serum zum Zeitpunkt t_0 extrapoliert ($=A_2$).
  - Das Plasmavolumen kann dann nach folgender Formel bestimmt werden:

$$V_{\text{Plasma}} = \left(\frac{A_1(\text{Counts/ml})}{A_2(\text{Counts/ml})} - 1\right) \times V_{\text{applizierter Tracer}}$$

7.8.2 Erythrozytenüberlebenszeit

Physiologie

Die Erythrozyten werden beim Erwachsenen im Knochenmark gebildet. Im Fetus besteht überdies die Möglichkeit der Blutbildung in Milz und in Leber. Die Erythrozytenbildung wird hormonell durch das Hormon Erythropoetin aus der Niere stimuliert. Zusätzlich kann die Erythrozytenausschüttung auch zentralnervös reguliert werden. Im Normalfall besteht ein Gleichgewicht zwischen Erythrozytenproduktion und Erythrozytenabbau. Die mittlere Überlebensdauer der Erythrozyten beträgt 115–120 Tage. Markierte Erythrozyten zeigen zusätzlich einen Aktivitätsverlust von ca. 1–3% pro Tag. Als Folge einer Erythrozytenüberlebenszeitverkürzung resultiert schließlich eine Anämie.

Als Ursachen für Anämien kommen infrage:
- Erkrankungen des Knochenmarks,
- Störungen der Erythropoese,

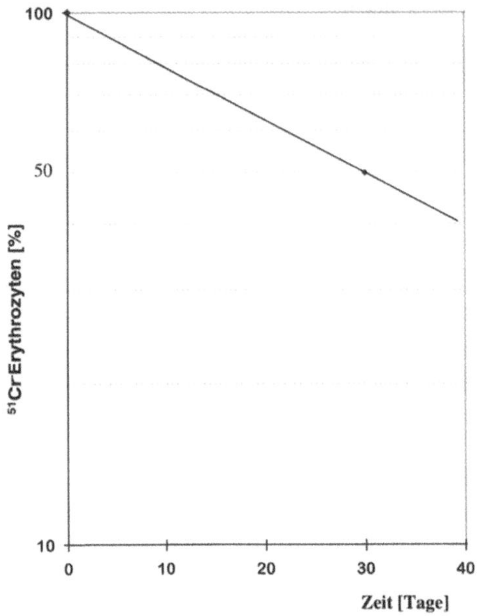

Abb. 7.72. Halblogarithmische Darstellung der Erythrozytenelimination aus dem Blut.

- Blutungen,
- Hämolysen,
- Splenomegalie (vermehrter Abbau).

Indikationen

Indikation ist die Differenzierung von Anämien durch
- beschleunigten Abbau, z. B. infolge:
  - Splenomegalie,
  - Blutung (Verlust),
  - intravasale Hämolyse;
- eingeschränkte Erythropoese, z. B. durch:
  - eine Erkrankung des Knochenmarks.

Technische Durchführung

- Kameravorbereitung:
  Entfällt, nur Blutabnahmen.
- Patientenvorbereitung:
  Keine.
- Applikation und Blutanalyse:
  - Die Markierung der Eigenerythrozyten kann sowohl mit ^{51}Cr als auch mit $^{111}InCl$ durchgeführt werden (s. Kap. 7.8.1 „Erythrozytenvolumenbestimmung" bzw. Kap. 7.8.3 „Lokalisation des Erythrozytenabbaus").

- Nach Rückinjektion werden ca. 5 ml Blut nach 60 min (=100%-Wert) sowie nach 1, 2, 6, 10, 20 und 30 Tagen post injectionem entnommen.
- Die Messergebnisse werden halblogarithmisch aufgetragen und graphisch die scheinbare Erythrozytenhalbwertszeit (halbe Erythrozytenüberlebenszeit) ermittelt.

Ergebnisse

- Normalwerte:
  Die scheinbare Erythrozytenüberlebenszeit (Erythrozytenhalbwertszeit) beträgt 25–40 Tage, bei hämolytischen Anämien 5–20 Tage.

7.8.3 Lokalisation des Erythrozytenabbaus

Physiologie
Erythrozyten werden vom retikuloendothelialen System (RES) der Leber, der Milz und des Knochenmarks abgebaut. Bei hämolytischen Anämien, perniziöser Anämie und hereditärer Sphärozytose kommt es zu einem vermehrten Abbau markierter Erythrozyten in der Milz.

Indikationen

Indikation ist die Differenzierung von Anämien durch
- beschleunigten Abbau, z. B. infolge:
  - Splenomegalie,
  - Blutung (Verlust),
  - intravasale Hämolyse;
- eingeschränkte Erythropoese, z. B. durch:
  - eine Erkrankung des Knochenmarks.

Technische Durchführung

- Kameravorbereitung:
  Mittelenergetischer Kollimator, Kamera mit angeschlossenem Rechnersystem.
- Patientenvorbereitung:
  Keine.
- Applikation und Aufnahmetechnik:
  - Blutabnahme von 5 ml Vollblut mit einer heparinisierten Spritze,
  - Zentrifugation und Markierung der Erythrozyten mit ^{111}In-Cl_3 mit Trisacetylaceton,
  - „Heparinblut“ in steriles Zentrifugenröhrchen umfüllen, mit NaCl auffüllen,
  - bei 4000 Umdrehungen 2 min zentrifugieren,
  - Überstand abpipettieren,
  - mit NaCl auffüllen,

- nochmals bei 4000 Umdrehungen 2 min zentrifugieren,
- Überstand abziehen,
- 1 ml Trispuffer (Trisacetylaceton) in ein Röhrchen füllen,
- 50–60 MBq Indiumchlorid hinzufügen,
- Indium-Puffer-Lösung zu den Erythrozyten hinzufügen,
- etwa 15 min inkubieren lassen,
- bei 4000 Umdrehungen 2 min zentrifugieren,
- Überstand abheben,
- 1–2 ml Kochsalzlösung hinzupipettieren,
- Reinjektion,
- statische Aufnahmen der Leber und der Milz von ventral und dorsal in Intervallen von 24 h bis 4 Tagen post injectionem,
- Auswertung durch ROI über Leber und Milz,
- Berechnung des Milz-Leber-Quotienten.

Ergebnisse

- Normwert: Milz-Leber-Quotient = 1.
- Ein Anstieg des Milz-Leber-Quotienten über die Zeit lässt auf einen vermehrten Abbau der Erythrozyten in der Milz schließen. Eine Milzexstirpation oder -verkleinerung wäre somit von Vorteil für den Patienten.

7.8.4 Thrombozytenüberlebenszeit

Physiologie

Die Thrombozyten werden, wie die Erythrozyten, beim Erwachsenen im Knochenmark gebildet. Beim Fetus besteht überdies die Möglichkeit der Blutbildung in der Milz und in der Leber. Ähnlich wie bei den Erythrozyten tritt eine Überlebenszeitverkürzung auf, diese bezeichnet man als Thrombopenie.

Als Ursachen für Thrombopenien kommen infrage:

- Erkrankungen des Knochenmarks,
- Störungen der Thrombopoese,
- erhöhter Verlust durch Blutungen,
- Hämolysen
- Splenomegalie (vermehrter Abbau).

Indikationen

Indikation ist die Differenzierung von Thrombopenien durch

- beschleunigten Abbau, z. B. infolge:
  - Splenomegalie,
  - Blutung (Verlust),
  - intravasale Hämolyse;

- eingeschränkte Thrombopenie, z. B. durch:
  - eine Erkrankung des Knochenmarks.

Technische Durchführung

- Kameravorbereitung:
  Entfällt, nur Blutabnahmen.
- Patientenvorbereitung:
  Keine.
- Applikation und Blutanalyse:
  - Markierung mit ^{111}In-Chlorid,
  - Blutabnahme in 2 heparinisierten 20-ml-Spritzen,
  - 3 50-ml-Falcon-Röhrchen vorbereiten,
  - in das erste Falcon-Röhrchen ca. 40 ml Vollblut einbringen, über 20 min bei 1200 U/min ohne Bremse zentrifugieren,
  - mit einer Pipette den Überstand in das zweite Falcon-Röhrchen umfüllen, über 10 min bei 2200 U/min ohne Bremse zentrifugieren,
  - mit einer Pipette den Überstand aus dem zweiten Röhrchen in ein drittes Falcon-Röhrchen geben,
  - das Sediment aus dem zweiten Röhrchen ausklopfen und 5 ml „Thrombozytenwaschlösung“ zugeben und aufschütteln,

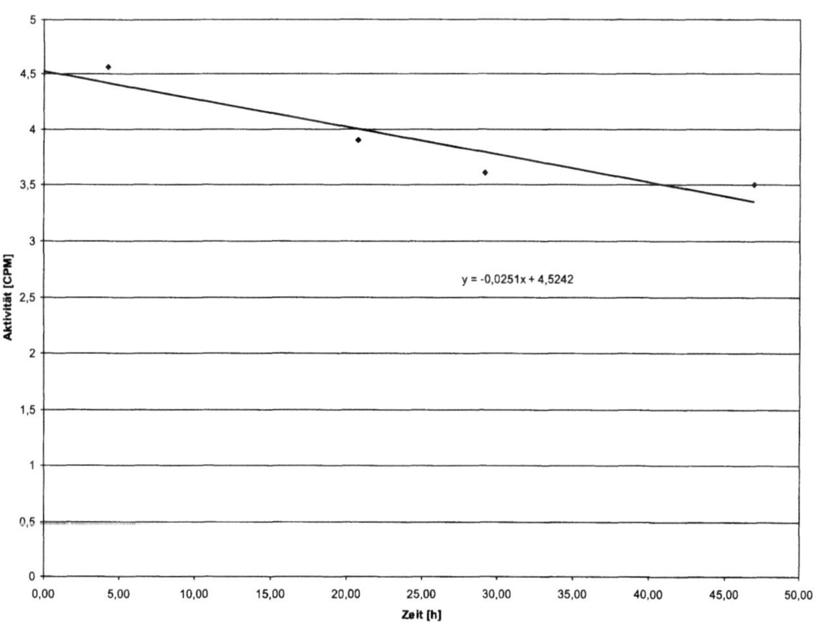

Abb. 7.73. Halblogarithmische Darstellung der Thrombozytenelimination aus dem Blut (Markierung mit ^{111}In-Chlorid).

- 10 min bei 2200 U/min zentrifugieren, Überstand verwerfen, Sediment aufschütteln, 60–80 MBq In-Oxin bzw. Chlorid zugeben,
- bei Raumtemperatur 10 min inkubieren lassen,
- dann bei 2200 U/min über 6 min zentrifugieren, anschließend messen, Überstand abheben und Sediment messen,
- Ausbeute = Sediment/Gesamt-X100 [%],
- etwa 2–3 ml Überstand vom zweiten Röhrchen zum Sediment geben und aufmischen, fertig!

Beachte: Falls In-Chlorid verwendet wird, dann 1 ml Trispuffer zugeben, bei In-Oxin ist dies nicht notwendig!
- Nach Rückinjektion werden ca. 5 ml Blut nach 60 min (= 100%-Wert) 12, 24, 36, 48, 60 und 72 h post injectionem entnommen.
- Die Messergebnisse werden halblogarithmisch aufgetragen und graphisch die effektive Halbwertszeit (= scheinbare Thrombozytenüberlebenszeit) ermittelt.

Ergebnisse

- Normalwerte: Die scheinbare Thrombozytenüberlebenszeit (Thrombozytenhalbwertszeit) beträgt 68,5 h, bei hämolytischen Anämien ist sie deutlich verkürzt. Das jeweilige Ergebnis wird relativ zum Normalwert angegeben. Beispiel: $HWZ_{eff} = 27,6$ h, entspricht einer relativen Thrombozytenüberlebenszeit von 40,4%.

7.8.5 Lokalisation des Thrombozytenabbauorts

Physiologie

Die Thrombozyten werden vom RES der Leber, der Milz und des Knochenmarks abgebaut. Bei einer Splenomegalie kann es zu einem vermehrten Abbau markierter Thrombozyten in der Milz kommen. Nach einer Milzexstirpation ist dann eine Normalisierung der Thrombozytenzahl zu erwarten.

Indikationen

Indikation ist die Differenzierung von Thrombopenien durch
- beschleunigten Abbau, z. B. infolge:
  - Splenomegalie,
  - Blutung (Verlust),
  - intravasale Hämolyse;
- eingeschränkte Thrombopoese, z. B. durch:
  - eine Erkrankung des Knochenmarks.

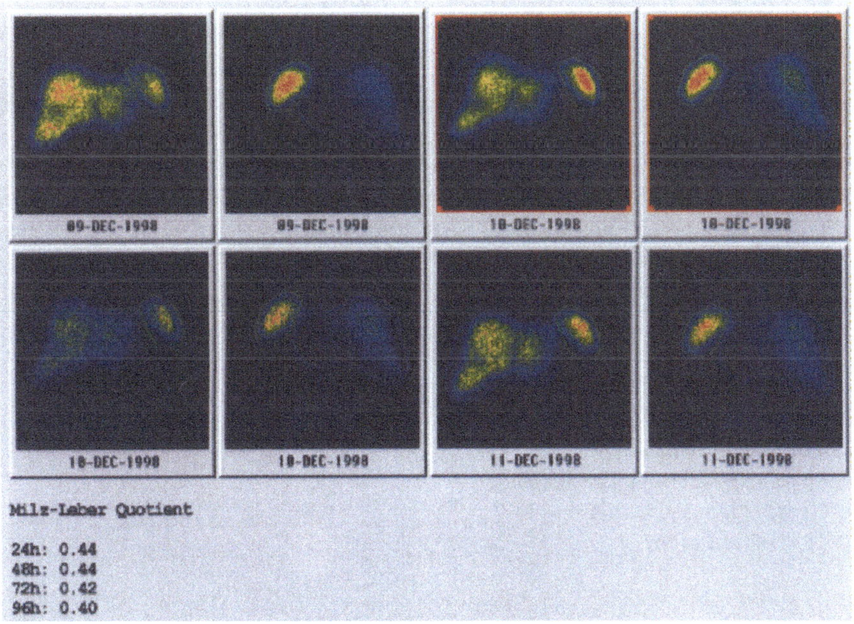

Abb. 7.74. Thrombozytenszintigraphie mit ^{111}In-Chlorid-markierten Eigenthrombozyten.

Technische Durchführung

- Kameravorbereitung:
  Mittelenergetischer Kollimator, Kamera mit angeschlossenem Rechnersystem.
- Patientenvorbereitung:
  Keine.
- Applikation und Aufnahmetechnik:
  - Markierung der Thrombozyten, wie im Kapitel „Thrombozytenüberlebenszeit" beschrieben, mit ^{111}In-Chlorid,
  - Reinjektion,
  - statische Aufnahmen der Leber und der Milz von ventral und dorsal in Intervallen von 24 h bis 4 Tagen post injectionem,
  - Auswertung durch ROI über Leber und Milz,
  - Berechnung des Milz-Leber-Quotienten.

Ergebnisse

- Ein Anstieg des Milz-Leber-Quotienten über die Zeit lässt auf einen vermehrten Abbau der Thrombozyten in der Milz schließen, eine Milzexstirpation oder -verkleinerung wäre somit von Vorteil für den Patienten.

7.8.6 Eisenresorption

Physiologie
Beim Menschen beträgt die Gesamtmenge an Eisen 2,5–3,3 g. Davon sind ca. 70% an das Hämoglobin der Erythrozyten (Erythropoese), 15–30% an Ferritin und Hämosiderin als Speichereisen gekoppelt, der Rest ist an Myoglobin und eisenhaltige Enzyme gebunden. Täglich werden 11–17 mg Eisen aus der Nahrung aufgenommen. Die Absorption aus dem Darm wird bedarfsabhängig gesteuert, bei erhöhtem Bedarf wird die Resorption im Duodenum gesteigert.

Eine Störung des Eisenstoffwechsels kann vorliegen bei
- vermehrtem Eisenbedarf,
- Menstruation,
- Schwangerschaft,
- nach der Geburt (Blutverlust),
- Resorptionsstörungen,
- Entzündungen.

Indikation

Indikation ist die Abklärung von Eisenmangelanämien, z. B. infolge einer Resorptionsstörung für Eisen oder nach Blutverlusten.

Technische Durchführung
- Patientenvorbereitung:
  Zehn bis 14 Tage vor der Untersuchung sollten alle eisenhaltigen Medikamente abgesetzt werden.
- Kameravorbereitung:
  Entfällt.
- Applikation und Messtechnik:
  - Nach oraler Gabe von 0,5 MBq ^{59}Fe-Citrat zusammen mit 5 mg Ferrochlorid und 200 mg Vitamin C wird die über 4–5 Tage gesammelte Stuhlmenge gemessen und mit einem Standard verglichen.
  - Alternativ können in Doppeltracertechnik dieselbe Menge ^{59}Fe intravenös sowie ^{55}Fe oral appliziert werden. Der Gehalt der Erythrozyten an ^{55}Fe und ^{59}Fe wird an mehreren aufeinander folgenden Tagen bestimmt und aus dieser Relation die Resorption des oral applizierten ^{59}Fe errechnet.

Ergebnisse
- Normalwerte: Die nicht ausgeschiedene Menge entspricht dem resorbierten Eisen, sie beträgt je nach Methode 10–30%. Bei Eisenmangelanämie werden bis zu 90% des markierten Eisens resorbiert.

7.9 Leber

7.9.1 Physiologie

Die Leber ist Stoffwechsel- und Speicherorgan. Über die Leber werden zusätzlich nichtnierengängige Substanzen ausgeschieden. Neben Wasser und Elektrolyten enthält die Galle Bilirubin, Gallensäuren, Cholesterin und zahlreiche andere Stoffe, darunter auch Medikamente. Die Gallenflüssigkeit wird in der Gallenblase gespeichert und konzentriert. Eine Störung der Ausscheidungsfunktion führt über einen Anstieg des Bilirubingehalts im Plasma zur Gelbsucht (Ikterus).

Man unterscheidet:
- den prähepatischen Ikterus durch eine erhöhte Bilirubinentstehung,
- den intrahepatischen Ikterus infolge einer Schädigung des Leberparenchyms,
- den posthepatischen Ikterus, z. B. durch Obstruktion der Gallenwege.

7.9.2 Leberfunktionsszintigraphie, hepatobiliäre Szintigraphie

Indikationen

Indikationen sind:
- Leck im Gallengangsystem,
- prolongierter Neugeborenenikterus zur Differenzialdiagnose des hämolytischen Ikterus und kongenitaler Gallengangshypoplasien bzw. -atresien,
- Differenzialdiagnose von Lebertumoren, Nachweis der fokalen nodulären Hyperplasie (FNH).

Radiopharmazeutikum Trimethylbromoida

Lidocainderivate werden aktiv in die Hepatozyten konzentriert, der maximale Uptake wird ca. 20 min post injectionem erreicht, anschließend werden die Substanzen über die Gallengänge in den Dünndarm sezerniert. Bei Leberparenchymschäden kommt es zu einer zunehmenden heterotopen Ausscheidung über die Nieren. Bei Gesunden werden ca. 1–3% über die Nieren ausgeschieden.

Technische Durchführung

- Patientenvorbereitung:
  Der Patient sollte in den der Untersuchung vorausgehenden 2–4 h nüchtern sein. Um einen ausreichenden Reiz für eine Kontraktion der

Tabelle 7.16. Applikationsdosis von ^{99m}Tc-HIDA in Abhängigkeit vom Plasmabilirubinspiegel.

Plasmabilirubin [mg%]	Dosis [MBq]
<5	75–150
5–10	150–250
>10	250–300
Säuglinge und Kleinkinder	20–40

Tabelle 7.17. Mehrphasentechnik bei der hepatobiliären Szintigraphie der Leber.

Phase	Aufnahmemodus
▪ Perfusion	Je 1 Bild (3–4 s) über 2 min
▪ Parenchym	Je 1 Bild (60 s) über 20 min
▪ Reizmahlzeit	1 Bild 30 min nach Reizmahlzeit
▪ Spät (Exkretion)	Je 1 Bild im Abstand von 1–2 h, max. 24 h

Gallenblase zu erhalten, sollte die Fastenzeit jedoch nicht länger als 12 h andauern.

- Kameravorbereitung:
  LEAP-Kollimator, Kamera mit angeschlossenem Rechnersystem.
- Applikation und Aufnahmen:
  - Die Applikation von ^{99m}Tc-HIDA ist bilirubinabhängig, andere Lidocainderivate, z.B. Mebrofenin (Trimethylbromoida), können weitgehend unabhängig vom Bilirubinspiegel appliziert werden.
  - Die Applikation findet an der Kamera statt.
  - Anschließend wird eine dynamische Sequenzszintigraphie der Leber von ventral in 3 Schritten durchgeführt.
  - Bei Verdacht auf Stau (Aktivität in der Gallenblase) wird eine fettreiche Reizmahlzeit gegeben und nach 30 min die Ausscheidung dokumentiert.
  - Zur Differenzialdiagnose des Icterus neonatorum von posthepatischen Ikterusspätaufnahmen müssen auch nach 24 h statische Aufnahmen angefertigt werden.

Typische Ergebnisse

- Normalwerte:
  - maximale Speicherung im Leberparenchym nach ca. 10 min (<15 min) post injectionem,
  - Erscheinungszeit der großen Gallengänge ca. 10 min (<15 min) post injectionem,
  - Darstellung des Duodenums nach ca. 20 min (<30 min),
  - vollständige Parenchymentleerung nach ca. 60 min.

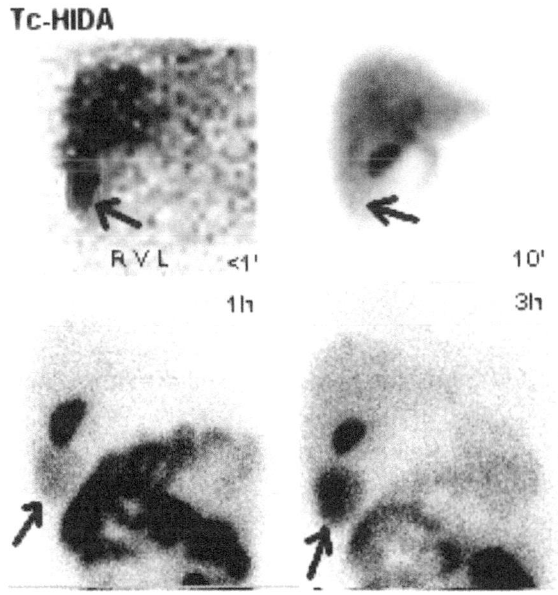

Abb. 7.75. Hepatobiliäre Szintigraphie bei fokaler nodulärer Hyperplasie (FNH) im rechten Leberlappen. Typischerweise finden sich eine Hyperperfusion in der Frühphase, eine unauffällige Parenchymphase und eine verzögerte Entleerung.

- Artefakte:
  - Eine fehlende Gallenblasendarstellung kann bei zu langer Nahrungskarenz (>12 h) vorkommen, dadurch kann eine akute Cholezystitis vorgetäuscht werden.
  - Als Normvariante wird manchmal ein geringer retrograder Abfluss der Aktivität in Richtung Magen beobachtet, in ausgeprägten Fällen kann dies Zeichen eines enterogastrischen Refluxes sein.
- Fokale noduläre Hyperplasie (FNH), Kriterien:
  - Hyperperfusion in der Frühphase,
  - unauffällige Darstellung in der Parenchymphase,
  - verzögerte Exkretion in der Ausscheidungsphase.
- Parenchymschaden:
  Der globale HIDA-Uptake der Leber ist vermindert, es zeigt sich eine vermehrte extrahepatische Ausscheidung über die Nieren. Das Radiopharmakon verbleibt im Parenchym, eine Ausscheidung in die Gallengänge ist nicht zu erkennen.
- Akute Cholezystitis: Die Gallenblase wird nicht dargestellt (fehlende Füllung).
- Chronische Cholezystitis: Die Gallenblasendarstellung ist verzögert oder fehlt.

Tabelle 7.18. Differenzialdiagnose der Lebertumoren.

Diagnose	Perfusion	Parenchymphase	Exkretion
FNH	+++	Unauffällig	+++
Metastase	+ –	–	Unauffällig
Hepatozelluläres Karzinom oder Adenom	+ –	–	Kann verzögert sein

+++ stark erhöht, – vermindert, FNH = fokale noduläre Hyperplasie.

7.9.3 Blutpoolszintigraphie, Nachweis von Hämangiomen

Bei unklaren Raumforderungen in der Leber können kavernöse Hämangiome mittels ^{99m}Tc-markierter Eigenerythrozyten nachgewiesen werden. Das Ausmaß des Erythrozytenpools im Hämangiom ist abhängig vom arteriovenösen Shuntvolumen.

Indikationen

Indikationen sind:
- Differenzialdiagnose von Lebertumoren/Metastasen,
- Nachweis von Hämangiomen.

Technische Durchführung
- Patientenvorbereitung:
  Entfällt.
- Kameravorbereitung:
  LEHR-Kollimator, wenn möglich SPECT-fähiges System.
- Applikation und Aufnahmetechnik:
  - Applikation von ca. 600 MBq ^{99m}Tc-markierter Eigenerythrozyten i.v. an der Gamma-Kamera,
  - anschließende dynamische Sequenzszintigraphie über 20 min (1 Bild/min),
  - anschließend statische Szintigraphie und nach Intervallen von 2–3 h,
  - bei kleineren Läsionen SPECT, 64×64-Matrix/64 Bilder, 1 Bild/30 s.

Ergebnisse
- Normalbefund: Eine Aufnahme der markierten Erythrozyten in die Leber, die Milz, die Nieren sowie in den Herzbinnenraum ist physiologisch.
- Hämangiom: In der Leber nimmt die Erythrozytenaktivität langsam ab, während sie im Hämangiom langsam ansteigt. Besonders bei großen kavernösen Hämangiomen ist die Füllung oft erst nach 30–60 min abgeschlossen.

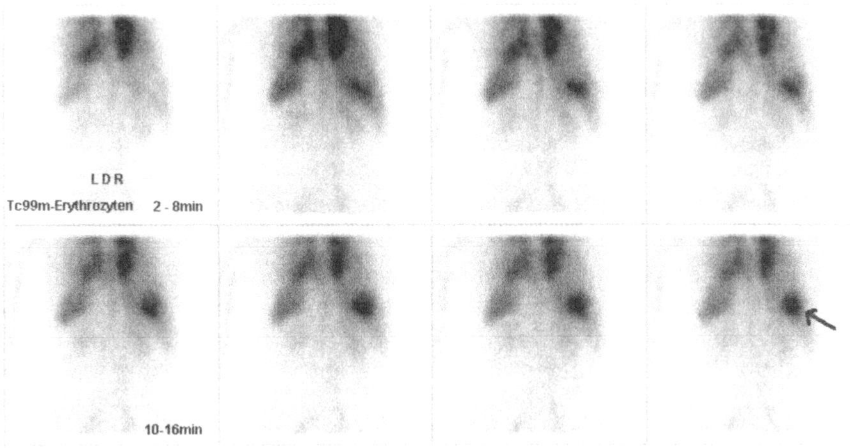

Abb. 7.76. Dynamische Erythrozytenszintigraphie der Leber. Hämangiom im rechten Leberlappen. Physiologische Speicherung in der Milz und im Herzbinnenraum.

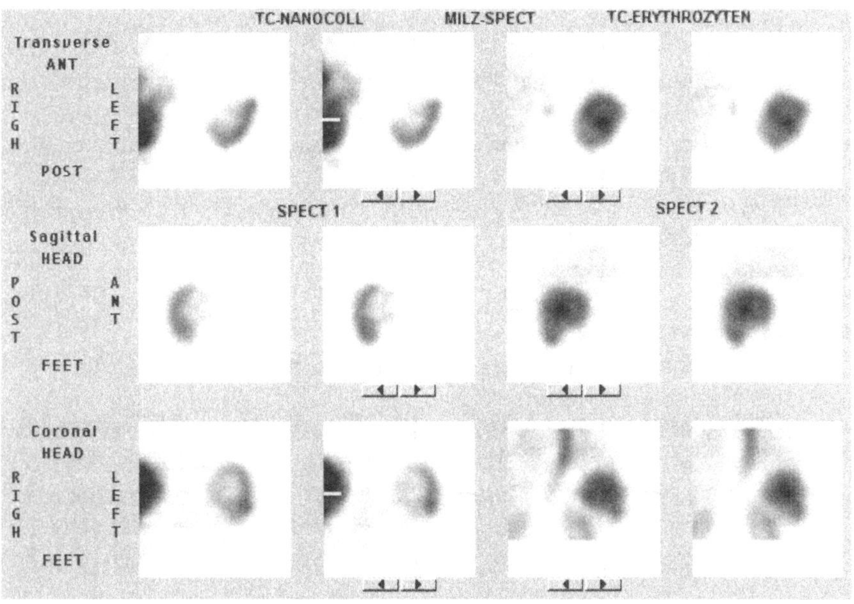

Abb. 7.77. Verdacht auf Hämangiom in der Milz. Kombinierte SPECT-Szintigraphie mit Nanokolloiden und Erythrozyten zum Nachweis eines Hämangioms im Milzhilus. SPECT 1 (Spalten 1+2 links) zeigt die Verteilung der Nanokolloide im Milzparenchym, erkennbar ist eine sichelförmige Konfiguration mit zentraler Minderspeicherung. SPECT 2 (rechte Spalten) zeigt die markierten Erythrozyten, die sich sowohl im Milzparenchym als auch im Gebiet der Minderspeicherung anreichern und somit den Verdacht auf ein Hämangiom in der Milz bestätigen.

7.9.4 Statische Leber-Milz-Szintigraphie

^{99m}Tc-markierte Kolloide

Physiologie

Die statische Leber- und Milzszintigraphie beruht auf dem Prinzip, dass das retikuloendotheliale System (RES) aus dem Blut Kolloidpartikel durch Phagozytose aufnehmen kann. Etwa 90% des RES befinden sich in Leber und Milz, der Rest im Knochenmark und in der Lunge. Die Aufnahme des Radiopharmakons ist einerseits abhängig von der regionalen Perfusion und andererseits von dem Vorhandensein funktionstüchtiger RES-Zellen. Früher wurde die statische Leber- und Milzszintigraphie zur anatomischen Darstellung dieser Organe verwendet. Dafür stehen heute morphologische Methoden, wie z.B. Sonographie und CT, mit einer höheren Auflösung zur Verfügung.

Indikationen

Indikationen sind:
- Suche nach ektopem Milzgewebe (s. „hitzedenaturierte Eigenerythrozyten"),
- diffuse Lebererkrankungen (Verlaufskontrolle bei Parenchymschädigungen),
- Kontrolle der regionalen Perfusion nach Anlage eines subkutanen Ports zur Zytostatikaapplikation.

Technische Durchführung
- Patientenvorbereitung:
  Keine.
- Kameravorbereitung:
  LEHR-Kollimator, wenn möglich mit zusätzlichem SPECT-System.
- Applikation und Aufnahmetechnik:
  - 100–150 MBq ^{99m}Tc-markierte Kolloide, z.B. Nanocoll®, werden entweder i.v. oder bei Portkontrolle in denselben appliziert, sofort im Anschluss werden zur Dokumentation der Portperfusion dynamische Sequenzaufnahmen von 0–10 min (1 Bild/min) oder statische Aufnahmen nach 20–30 min aus verschiedenen Projektionen durchgeführt.
  - Bei kleinen Läsionen wird eine SPECT-Untersuchung (64×64-Matrix, 1 Bild/30 s) angeschlossen.

Ergebnisse
- Normalbefund: Rasche Aufnahme und homogene Verteilung der applizierten Nanokolloide im Leber- und Milzparenchym.
- Metastasen oder Tumoren: Bei Parenchymschädigungen durch Metastasen oder Tumoren zeigt sich ein unspezifischer Speicherdefekt.

- Portkontrolle: Nicht durchblutete bzw. vom Portkatheter nicht erreichte Leberareale werden nicht dargestellt.

7.9.5 Milzszintigraphie mit hitzebehandelten Eigenerythrozyten

Physiologie

Die Milz und die Leber sind der Hauptabbauort für hitzegeschädigte Erythrozyten. Deshalb ist es möglich, ektopes Milzgewebe zu lokalisieren.

Indikationen

Indikationen sind:

- Suche nach ektopem Milzgewebe,
- Nachweis von Milzgewebe bei Kindern mit fraglichem Sonographiebefund,
- Suche nach Nebenmilzgewebe.

Technische Durchführung

- Patientenvorbereitung:
  Keine.
- Kameravorbereitung:
  LEHR- oder LEAP-Kollimator.
- Applikation und Aufnahmetechnik:
  - Entnahme von ca. 5 ml Patientenblut in einer zuvor heparinisierten Spritze,
  - In-vitro-Markierung der Erythrozyten mit ^{99m}Tc (s. Kap. „Blutungsquelle“),
  - Erwärmung im Wasserbad bei konstant 41,5 °C,
  - Reapplikation der hitzedenaturierten Erythrozyten i.v. mit anschließenden statischen Aufnahmen des Abdomens von ventral nach 20, 120 und 240 min post injectionem, ggf. nach 24 h.

Ergebnisse

- Normalbefund: langsame Akkumulation der hitzebehandelten Erythrozyten im Milzgewebe.
- Artefakte:
  - Zu wenig geschädigte Erythrozyten verbleiben intravasal.
  - Zu stark erhitzte Erythrozyten werden überwiegend in der Leber angereichert.

7.10 Knochenmark

7.10.1 Physiologie

Das Knochenmark ist der Ort der Blutbildung (Erythrozyten, Thrombozyten und Granulozyten sowie teilweise die Lymphozyten). Physiologisch kommt beim Erwachsenen blutbildendes Mark im Becken, in der Wirbelsäule, den Rippen, dem Sternum, im Schädel sowie in den proximalen Diaphysen der langen Röhrenknochen vor. Neben den blutbildenden Zellen enthält das Knochenmark auch Zellen des retikuloendothelialen Systems (RES) zur Phagozytose und Immunabwehr sowie Fettmark. Der relative Anteil des Knochenmark-RES am Gesamt-RES beträgt ca. 5%. Der Hauptanteil verteilt sich auf die Leber (85%) und die Milz (10%). Der hämatopoetische Anteil und das RES sind im Knochenmark in der Regel gleichmäßig verteilt.

7.10.2 Knochenmarkszintigraphie

Indikationen

Indikationen sind:
- Plasmozytom,
- Leukämien,
- Hodgkin- und Non-Hodgkin-Lymphome mit Verdacht auf Knochenmarkbeteiligung,
- solide Tumoren mit Verdacht auf Knochenmarkbeteiligung, z. B. Mammakarzinom, Bronchialkarzinom sowie bei Metastasierung und nach Radiatio zur Darstellung der blutbildenden Knochenmarkreserven,
- bei hämolytischen (myeloproliferativen) Erkrankungen *vor* Knochenmarkbiopsie zur Lokalisation betroffener Areale.

Radiopharmaka

^{99m}Tc-Nanokolloide
Diese werden aus menschlichem Serumalbumin hergestellt. Die Teilchen mit ^{99m}Tc-markierten Kolloids sind in der Regel kleiner als 80 nm. Nach Applikation fällt die Aktivität im Blut durch phagozytierende Zellen des retikuloendothelialen Systems in der Leber, der Milz und dem Knochenmark rasch ab. Durch die physiologische Aufnahme in Leber und Milz wird eine Beurteilung des Knochenmarks in diesem Bereich erschwert oder unmöglich. Im blutbildenden Knochenmark wird das markierte Kolloid von subendothelialen Phagozyten gespeichert. Das inaktive Fettmark speichert kein Nanokolloid, es entsteht eine „cold lesion".

^{99m}Tc-Antigranulozytenantikörper

Verwendet werden monoklonale murine Antikörper gegen Granulozyten und Granulozytenvorstufen (Myelozyten) im Knochenmark. Da es sich hierbei um Fremdeiweiß handelt, besteht die Möglichkeit allergischer Reaktionen. Einige Wochen nach Applikation sind humane Anti-Maus-Antikörper (HAMAS) im Serum nachweisbar, dadurch können im Wiederholungsfall falsch-negative Befunde auftreten. Der Vorteil gegenüber den Nanokolloiden besteht in der Möglichkeit der In-vivo-Markierung der Granulozytenvorstufen, also der direkten Darstellung des blutbildenden Knochenmarks. Im Vergleich zu den Nanokolloiden ist der Uptake in Leber und Milz geringer und der Uptake im Knochenmark höher. Antigranulozytenantikörper werden auch zur Entzündungsszintigraphie eingesetzt (s. auch Kap. 7.14 „Entzündungsszintigraphie").

Technische Durchführung

- Patientenvorbereitung:
  Der Patient sollte vor der Untersuchung die Harnblase entleeren.
- Kameravorbereitung:
  LEHR- oder LEAP-Kollimator, ein Kamerasystem mit ganzkörperfähigem Aufnahmesystem wird empfohlen.
- Applikation und Aufnahmetechnik:
  - ^{99m}Tc-Nanokolloide:
    - Es werden 150–200 MBq ^{99m}Tc-Nanokolloid (Nanocoll®) streng intravenös appliziert. Bei paravenöser Applikation besteht die Möglichkeit eines lymphogenen Transports des Tracers mit Artefakten durch Speicherung in axillären Lymphknoten.
    - Mit Ganzkörper- und Teilkörperaufnahmen kann in der Regel schon 20–30 min post injectionem begonnen werden. Durch zusätzliche Teilkörperaufnahmen ist eine Verbesserung der Auflösung möglich.
  - ^{99m}Tc-Antigranulozytenantikörper:
    - 500–600 MBq mit ^{99m}Tc markierte Antigranulozytenantikörper werden zur Vermeidung allergischer Reaktionen langsam intravenös appliziert.
    - Ganzkörper- und Teilkörperaufnahmen können 4–5 h post injectionem angefertigt werden.

Ergebnisse

- Normalbefund:
  Die Zellen des RES bzw. die blutbildenden Zellen sind homogen im Knochenmark verteilt. Physiologisch ist eine Speicherung in Leber und Milz, in der Wirbelsäule, im Becken und in den Rippen sowie in den Schädelknochen. Das blutbildende Mark reicht bis zu den Anfängen der Metaphysen der langen Röhrenknochen. Bei Kindern kann altersabhängig eine Blutbildung auch in den peripheren Skelettabschnitten in den distalen Humeri und Femora physiologisch sein.

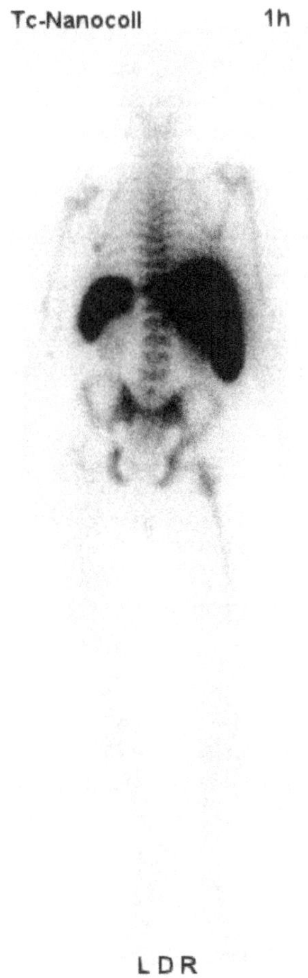

Abb. 7.78. Knochenmarkszintigraphie mit ^{99m}Tc-Kolloiden. Erkennbar sind ein physiologisch hoher Uptake in Leber und Milz und eine deutlich geringere Speicherung im Knochenmark.

- Eine verstärkte Kolloidaufnahme kann vorkommen:
  - im hyperplastischen Stadium der Polycythaemia vera,
  - bei akuter Leukämie,
  - beim Plasmozytom im Falle von pathologischen Frakturen,
  - bei chronisch-hämolytischen Anämien.
- Minderspeicherungen („cold lesions“) sind unspezifisch zu beobachten bei:
  - Plasmozytomen,
  - Leukämien,
  - Hodgkin- und Non-Hodgkin-Lymphomen mit Markbefall,
  - soliden Tumoren mit Markbefall, z. B. Mammaneoplasien mit Knochenmarkkarzinose und
  - nach Radiatio.

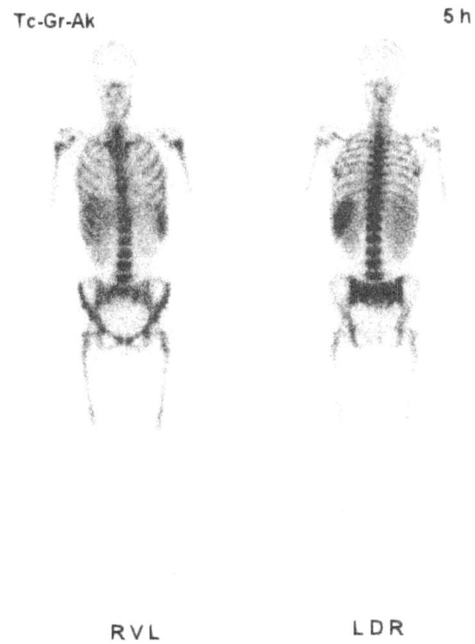

Abb. 7.79. Knochenmarkszintigraphie mit ^{99m}Tc-Antigranulozytenantikörpern. Im Vergleich zur Kolloidszintigraphie deutlich geringere Speicherung in Leber und Milz und ein höherer Uptake im blutbildenden Knochenmark.

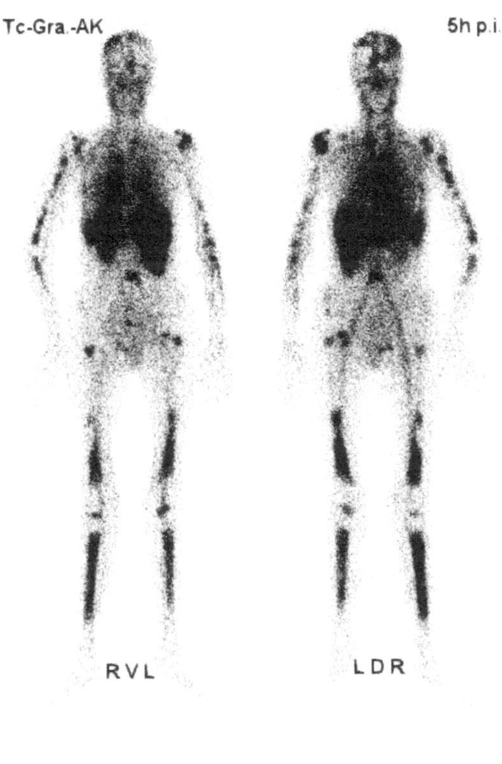

Abb. 7.80. Knochenmarkszintigraphie bei diffus metastasierendem Mammakarzinom. Durch Infiltration des Tumors in das Knochenmark wird das blutbildende Mark weitgehend in die Peripherie verdrängt.

Zentral verdrängend wachsende Prozesse, z.B. Phäochromozytome und Knochenmarkkarzinosen, oder Störungen der Blutbildung, z.B. bei Polycythaemia vera, können zu einer *peripheren Expansion des blutbildenden Knochenmarks* führen (vgl. Abb. 7.79).

7.11 Lymphsystem

7.11.1 Physiologie

Die interstitiellen Flüssigkeitsräume dienen zur Versorgung der Körperzellen. Die im Plasma gelösten Stoffe werden zusammen mit Wasser frei durch große Poren in den Blutkapillaren filtriert. Pro Tag werden ca. 20 l Flüssigkeit in den Zwischenzellraum abfiltriert. Der größte Teil (ca. 18 l) wird in die Kapillaren rückresorbiert, der restliche Anteil (ca. 2 l/d) wird über die Lymphbahnen geleitet. Nach subkutaner Injektion von Kolloidpartikeln werden diese über die Lymphbahnen drainiert und zu den Lymphknoten transportiert. In den Lymphknoten findet eine Phagozytose durch die Zellen des retikuloendothelialen Systems (RES) statt.

Indikationen

Indikationen sind:
- Verdacht auf Lymphödem,
- präoperative Darstellung der Lymphknotenstationen bei Tumoren, z.B. malignes Melanom, Mammaneoplasien.

Lymphszintigraphie

Technische Durchführung
- Patientenvorbereitung:
  Keine.
- Kameravorbereitung:
  LEHR-Kollimator, evtl. dynamische Akquisition.
- Applikation und Aufnahmetechnik:
  - Lymphödem:
    - Es werden 20–50 MBq ^{99m}Tc-Lymphoszint® in das interdigitale Bindegewebe zwischen 1. und 2. Strahl appliziert.
    - Der Lymphabstrom wird mittels dynamischer Sequenzaufnahmen über der Inguinalregion bzw. der Schulter unter fortlaufender Bewegung der Füße bzw. der Hände kontrolliert. Gegebenenfalls sind zusätzliche statische Aufnahmen der entsprechenden Extremitäten-

region in Intervallen von $\frac{1}{2}$–1 h erforderlich (hilfreich für die Lokalisation des Lymphabstroms ist eine externe Markierung der großen Gelenke, z. B. der Kniegelenke und des Beckens).

- Tumordrainage:
  Mittels mehrerer subkutaner Injektionen dicht neben dem Tumor werden die drainierenden Lymphbahnen dargestellt. Das Lymphabflussverhalten aus dem Tumor kann durch statische Aufnahmen in verschiedenen Ebenen in Abständen von jeweils 5, 10 und 30 min sowie 1 und 24 h dokumentiert werden (Sentinel-node-Szintigraphie).

Ergebnisse

Bei unauffälligem Lymphabfluss ist bereits 20–40 min nach Applikation Aktivität in der Leber und in der Harnblase zu erkennen. Über Zeit-Aktivitäts-Kurven kann die Lymphabflussgeschwindigkeit errechnet werden. Obstruktionen können semiquantitativ erfasst werden oder visuell infolge des dermalen Backflow. Im Unterschied zur Lymphographie ist bei der Lymphszintigraphie eine direkte Punktion der Lymphgefäße nicht notwendig. Metastasierende Lymphknoten können einen erhöhten Uptake zeigen, eine fehlende Speicherung in den Lymphknoten schließt jedoch eine Metastasierung nicht aus.

7.12 Nieren

7.12.1 Anatomie

Die Nieren liegen in Höhe des 12. Brust- und des 1.–3. Lendenwirbelkörpers im Retroperitonealraum. Dabei liegt die rechte Niere wegen der Leber in der Regel etwas tiefer als die linke. Form, Größe und Lage der Nieren können stark variieren. Verwachsen beide Nierenanlagen, so kann eine Hufeisenniere entstehen. Entwicklungsgeschichtlich werden die Nieren im Bereich des Beckens angelegt und wandern erst später in ihre endgültige Lage. Dabei kann Nierengewebe dystop verbleiben, z. B. in Form von Beckennieren. Im Mittel sind die Nieren 6×4×12 cm groß, anatomisch untergliedert man die Nierenrinde, das Nierenmark und das Nierenbeckenkelchsystem, an dem die Harnleiter ansetzen.

7.12.2 Physiologische Aufgaben

Die Nieren sind sowohl Ausscheidungsorgan als auch hormonproduzierendes Organ, sie

- regulieren die Homöostase durch Regulation des Salz- und Wasserhaushalts,

- scheiden harnpflichtige Substanzen aus,
- produzieren:
  - Renin (Hormon für die Blutdruckregulation),
  - Erythropoetin (Hormon für die Erythrozytenneubildung),
  - Vitamin-D-Metabolite (Knochenstoffwechsel).

Die kleinsten funktionellen Einheiten der Niere sind die Nephrone. Jedes Nephron besteht aus:
- Glomerulum,
- tubulärem Apparat mit:
  - proximalem Tubulus
  - Henle-Schleife,
  - distalem Tubulus,
  - Sammelrohr.

Neben dem distalen Tubulus liegt der juxtaglomeruläre Apparat (Reninbildung).

7.12.3 Physiologische Parameter

W. Müller-Schauenburg

Etwa 20% des Herzzeitvolumens strömen pro Minute durch die Nieren (renaler Blutfluss, RBF). Der Rindenanteil strömt durch die Glomerula. In den Glomerula entsteht durch passive Filtration des Blutplasmas der Primärharn. Dieser wird zu 99% über den tubulären Apparat wieder rückresorbiert. Im Plasma gelöste Substanzen mit einem Molekulargewicht <50 000 MG, z. B. Inulin, Kreatinin oder DTPA, werden bei der Filtration mitgerissen, größere Moleküle werden zurückgehalten. Das pro Minute durch die Glomerulummembran filtrierte Flüssigkeitsvolumen ist die glomeruläre Filtrationsrate (GFR) (Normwert: 125 ml/min.). Um die GFR konstant zu halten, kann die Niere ihre Durchblutung in weiten Teilen selbst steuern (Autoregulation). Nur 1% des Glomerulumfiltrats erreicht den Endurin. Neben der glomerulären Filtration kann die Niere harnpflichtige Substanzen in das Tubuluslumen über Transportmechanismen im proximalen Tubulus aktiv sezernieren.

Der renale Plasmafluss (RPF) umfasst die gesamte Nierendurchblutung und ist mit dem renalen Blutfluss durch den Hämatokrit verbunden. Er wird mit Substanzen gemessen, die während der ersten Passage durch die Nephrone durch glomeruläre Filtration und tubuläre Sekretion vollständig aus dem Plasma entfernt und ausgeschieden werden. Die Clearance einer solchen Substanz, z. B. Paraaminohippursäure (PAH), entspricht dann dem renalen Plasmafluss. Da aber ein Teil des Nierenbluts durch das Nierenmark fließt und somit die Nephrone der Rinde umgeht, beträgt die tatsächliche Ausscheidung von PAH bei der ersten Nierenpassage nur 90%. Dieser geringere, mit PAH oder analogen Pharmaka gemessene Wert wird als effektiver renaler Plasmafluss (ERPF) bezeichnet. Neben PAH kann die Messung des ERPF auch mit OJH oder MAG_3 erfolgen. Wegen der unterschiedlichen Plasmaeiweißbindung werden Korrekturfaktoren zum Umrechnen auf die PAH-Clearance benötigt.

Renale Clearance (Definition und Herleitung)

Die renale Clearance einer Substanz ist definiert als das virtuelle Plasmavolumen, das von den Nieren in einer bestimmten Zeit (1 min) vollständig von dieser Substanz „befreit" (geklärt) wird:

$$\text{Clearance} = \frac{U \times V}{P} \left[\frac{\text{ml}}{\text{min}}\right] .$$

U = Konzentration der Indikatorsubstanz im Urin; V = ausgeschiedenes Urinvolumen pro Minute; P = Plasmakonzentration der Indikatorsubstanz.

Dabei ist der Zähler U×V die pro Minute ausgeschiedene bzw. im Urin vorgefundene Menge an Indikatorsubstanz: Sei nämlich z. B. der Indikator eine Radioaktivität, gemessen in Bq, so ist das Produkt aus der Konzentration U und dem Urinfluss V

$$U \times V = \left[\frac{\text{Bq}}{\text{ml}}\right] \times \left[\frac{\text{ml}}{\text{min}}\right] = \left[\frac{\text{Bq}}{\text{min}}\right] = \text{pro min ausgeschiedene Menge} ,$$

die im Urin ankommend vorgefunden wird.

Man versteht die oben stehende Clearancedefinition am leichtesten und kann sie am besten auf die nuklearmedizinischen Verfahren übertragen, wenn man beide Seiten mit der Plasmakonzentration P multipliziert bzw. P auf die linke Seite bringt:

$$\text{Clearance} \times P = U \times V .$$

Dann ist:

$$\text{Clearance} \times P = \left[\frac{\text{ml}}{\text{min}}\right] \times \left[\frac{\text{Bq}}{\text{ml}}\right] = \left[\frac{\text{Bq}}{\text{min}}\right] = \text{pro min ausgeschiedene Menge},$$

weil das pro Minute geklärte Plasmavolumen, die Clearance, multipliziert mit der zugehörigen Plasmakonzentration P die in diesem geklärten Plasmavolumen enthaltene und damit pro Minute geklärte Indikatormenge $\left[\frac{\text{Bq}}{\text{min}}\right]$ ist.

Hinter der obigen klassischen Clearancedefinition steckt eigentlich die Vorstellung oder Voraussetzung, dass der Blutspiegel P konstant ist, weil die Substanz z. B. kontinuierlich im Körper produziert wird, wie beim Kreatinin durch Muskelabbau. Für einen radioaktiven Indikator ist es hingegen normal, dass er durch eine Injektion in den Patienten eingebracht wird. Das zugehörige Messprinzip der Clearancebestimmung wird dann als „Single-shot-Clearance“ bezeichnet.

Kombinierte Injektions-Infusions-Clearance

Es ist interessant, dass für die Kalibrierung der derzeit gängigsten Form der nuklearmedizinischen Clearancebestimmung, der TER-MAG nach Bubeck und Tauxe, von Bubeck eine nuklearmedizinische Clearance bei konstantem Blutspiegel, eine kombinierte Injektions-Infusions-Clearance, benutzt wurde, weil sie als besonders zuverlässiges Verfahren gilt. Es steht allerdings nur an sehr wenigen Zentren in der Welt in dieser Form zur Verfügung. Dieses Verfahren wird durch eine Vorinjektion gestartet. Nach etwa 40 min wird mit der Infusion begonnen, deren Zufluss so gesteuert wird, dass ein über der Schulter gemessenes repräsentatives Ganzkörpersignal konstant bleibt. Der per Schrittmotor gesteuerte Zufluss ist dann – wegen der angenommenen/gemessenen Konstanz des Ganzkörpergehalts – gleich der pro Minute ausgeschiedenen Menge, nachdem man mindestens 10 min wartet, bis sich stationäre Verhältnisse eingestellt haben. Dann beginnt man frühestens 50 s nach dem Start mit Blutabnahmen zur Bestimmung von P und erhält die Clearance als Quotient:

$$\text{Clearance} = \frac{\text{pro min ausgeschiedene Menge}}{\text{P}}\,.$$

Methoden der „Single-shot-Clearance“

Der obigen kombinierten Injektions-Infusions-Clearance stehen verschiedene klassische Methoden der „Single-shot-Clearance“ gegenüber.

Ganzkörper-Clearance nach Oberhausen

Hierbei wird – ähnlich wie oben bei der kombinierten Injektions-Infusions-Clearance beschrieben – eine für den Radioaktivitätsgehalt (außerhalb von Nieren und Blase: was in den Nieren oder in der Blase ist, ist bereits ausgeschieden) repräsentative bzw. proportionale Ganzkörperkurve gewonnen. Beim ursprünglichen Oberhausen-Messplatz wurden dazu Messwerte von je einer Sonde über Oberkörper und Beinen addiert. Niere und Blase waren abgedeckt. Ersatzweise wurde die Ganzkörperkurve später häufig aus einer Gamma-Kamerahintergrund-ROI gewonnen. Primär kennt man damit den Ganzkörperradioaktivitätsgehalt bis auf einen Faktor, und diesen

Normierungsfaktor erhält man aus der Tatsache, dass der Wert der auf den Injektionszeitpunkt zurückextrapolierten Ganzkörperkurve die injizierte Aktivität darstellt. Würde nichts ausgeschieden, so verliefe die Ganzkörperkurve horizontal. Der Abfall der Ganzkörperkurve gibt die Ausscheidung zu jeder Zeit wieder, genauer:

$$\text{pro min ausgeschiedene Menge} = \text{negative Steigung der Ganzkörperkurve}\,.$$

Und damit wird aus

$$\text{Clearance} = \frac{\text{pro Minute ausgeschiedene Menge}}{\text{P}} = \frac{\text{negative Steigung der Ganzkörperkurve}}{\text{P}}\,.$$

Klassische Plasmaclearance

Für die klassische Plasmaclearance bei fallendem Blutspiegel (nach einer Injektion) ermittelt man theoretisch einen kompletten Blutspiegelverlauf. Tatsächlich passt man an mindestens 2 Blutproben eine e-Funktion an, ab mindestens 4 Proben 2 e-Funktionen, die man als Blutspiegelverlauf verwendet. Zur Herleitung der zugehörigen Clearanceformel geht man von

$$\text{Clearance} \times \text{P} = \text{pro Minute ausgeschiedene Menge}$$

aus. Beide Seiten der Gleichung fallen mit der Zeit kontinuierlich ab. Addiert bzw. integriert man jetzt beide Seiten über den gesamten Verlauf vom Injektionszeitpunkt $t=0$ bis zur Zeit $t=\infty$, so ergibt die Summe bzw. das Integral über die pro Minute ausgeschiedene Menge die injizierte Radioaktivität (die Dosis), die Clearance bleibt auf der anderen Seite als Faktor, und das Integral über P ist die Fläche unter der Plasmakonzentrationskurve. Somit erhält man:

$$\text{Clearance} \times \text{Fläche unter der Plasmakonzentrationskurve P} = \text{Dosis}$$

bzw. aufgelöst nach der Clearance:

$$\text{Clearance} = \frac{\text{Dosis}}{\text{Fläche unter der Plasmakonzentrationskurve P}}\,.$$

Ein-Proben-Plasmaclearance nach Bubeck und Tauxe

Dieses Verfahren ist durch seine allgemeine Verfügbarkeit auf nuklearmedizinischen Systemen Standard geworden. Dabei werden 30–50 min post injectionem bestimmte verteilungsvolumenbezogene Quotienten

$$\frac{\text{Dosis}}{\text{P}}, \frac{1{,}73\,\text{m}^2}{\text{KO}} \quad \text{mit} \quad \text{KO} = \text{Körperoberfläche} \quad (\text{Berechnung s.u.})$$

in Abhängigkeit von der Messzeit kalibriert an Clearancewerten pro Körperoberfläche, die an einem Patientenkollektiv mit der oben beschriebenen kombinierten Injektions-Infusions-Clearance gewonnen wurden.

- *Anmerkung 1:* Es erscheint primär gewagt, gemessen an der klassischen Plasmaclearance, eine Fläche unter der Plasmakonzentrationskurve P gewissermaßen durch einen einzigen Messwert zu schätzen. Aber genau dies ist befriedigend möglich, wenn der Zeitpunkt gut (spät genug, aber noch mit statistisch befriedigenden Messwerten) gewählt ist.
- *Anmerkung 2:* Der obige verteilungsvolumenbezogene Quotient $\frac{\text{Dosis}}{\text{P}}$ kann bei später Messzeit als grobe Schätzung eines Gesamtverteilungsvolumens betrachtet werden (für eine genaue Bestimmung des Verteilungsvolumens bedarf es einer Messung unter stationären Bedingungen, also unter Infusionsbedingungen und zu sehr späten Zeiten). Wird dieser obige Quotient jetzt – wie oben geschehen – auf die Körperoberfläche (s. u.) bezogen, so hat man die entscheidende große Variation eliminiert und kann Erwachsene und Kinder in gleicher Weise weiter auswerten (die Clearance auf der Ordinate der Kalibrierungskurve ist auf die Körperoberfläche bezogen).
- *Anmerkung 3:* Qualitativ gilt, dass ein hoher „Rest" zur Zeit der Blutabnahme eine schlechte Funktion, ein niedriger „Rest" eine gute Funktion bedeutet. Daraus ergeben sich entsprechende Strategien im Fall unplausibler Werte. Bei einem unplausibel guten Wert muss man herausfinden, ob durch irgendeinen Fehler zu wenig Aktivität in den Patienten kam oder zu wenig pipettiert wurde. Dabei ist es nützlich, den auf die (scheinbar/angenommene) injizierte Aktivität normierten ersten Anstieg bzw. die Kurvenhöhe zu betrachten. Wurde zu wenig injiziert, hat man die Kombination einer zu guten Funktion in der Clearance bei zu schlechter Funktion im Anstieg. Bei einem Pipettierfehler ist nur die Clearance betroffen, während Anstieg bzw. Kurvenhöhe korrekt sind.
- *Anmerkung 4:* Ein falsch-guter Clearancewert findet sich, wenn das extrazelluläre Verteilungsvolumen erhöht ist, z. B. auch bei Aszites.
- *Anmerkung 5:* Für die Normgrenze der TER-MAG_3 werden von einem altersabhängigen Durchschnittsnormalniveau 70% genommen und als solches gekennzeichnet ausgegeben. Diese Grenzen wurden aus Orthojodhippursäurenormwerten durch Multiplikation mit dem Faktor 2/3 umgerechnet (der Umrechnungsfaktor Hippuran zu MAG_3 von 2/3 bzw. 1,5 ist an einem größeren Kollektiv von Messungen mit beiden Substanzen als Durchschnitt ermittelt). Die Grenzen sind für die Altersgruppe bis 35 Jahre, insbesondere für 20- bis 30-Jährige etwas hoch, sodass „normalen" Patienten grenzwertige Prozentzahlen zugeordnet werden.

Normierung auf die Körperoberfläche

Rechnet man die Clearance auf eine mittlere Erwachsenenkörperoberfläche von 1,73 m^2 um, so haben Kinder bereits ab 6 Monaten etwa die Werte von Erwachsenen. Letztlich verbirgt sich hinter der Normierung auf die Körperoberfläche meist eine Normierung auf den Extrazellulärraum, der sich sehr genau wie die Körperoberfläche verhält, doch auch das Plasmavolumen ist recht gut proportional zur Körperoberfläche. Die Körperoberfläche KO [cm^2] wird nach einer Standardformel von Du Bois und Du Bois (1916) aus Gewicht G [kg] und Größe H [cm] errechnet, $KO = 71{,}84 \times G^{0{,}425} \times H^{0{,}725}$, die Clearance jeweils auf die Oberfläche 1,73 m^2 eines 70-kg-Standarderwachsenen normiert.

Merke: Wird eine Substanz, wie Inulin oder DTPA, nur glomerulär filtriert, entspricht die renale Clearance dieser Substanz der glomerulären Filtrationsrate (GFR). Die Clearance einer Substanz, die tubulär sezerniert und glomerulär filtriert wird (PAH), entspricht dem effektiven renalen Plasmafluss (ERPF). Für OJH oder MAG_3 gilt dies nur eingeschränkt und erfordert eine Umrechnung.

7.12.4 Statische Nierenszintigraphie mit ^{99m}Tc-DMSA

Radiopharmakon

^{99m}Tc-Dimercaptobernsteinsäure (DMSA) wird irreversibel in den proximalen Nierentubuli gespeichert, die geringe Ausscheidung verursacht eine im Vergleich zu MAG_3 hohe lokale Strahlenexposition der Nieren.

Bemerkung: Wegen der im Vergleich zu anderen nierengängigen Radiopharmaka höheren Strahlenexposition für die Nieren ist die Indikation für DMSA auf Einzelfälle beschränkt und im Wesentlichen durch die Sonographie ersetzt.

Technische Durchführung

- Kameravorbereitung:
  LEHR-Kollimator, Einzelkopf- oder Doppelkopfkamera mit angeschlossenem Rechnersystem.
- Spezielle Patientenvorbereitung:
  Entfällt.
- Applikations- und Aufnahmetechnik:
  - Nach i.v.-Applikation von 37–150 MBq ^{99m}Tc-DMSA werden statische Aufnahmen 1–2 h post injectionem von dorsal im Liegen, bei ektoper Lage zusätzlich von ventral aufgenommen.

- Auswertung:
  - *visuell:* Nachweis von ektopem Nierengewebe;
  - *semiquantitativ:* Ermittlung der seitengetrennten Funktion aus den Zählimpulsen der Nieren mittels „regions of interest".

Ergebnisse

- Normalbefund: Beide Nieren liegen orthotop und sind in Lage, Form und Größe regelrecht dargestellt, die Funktion ist seitengleich.
- Niereninfarkte und Nierentumoren zeigen eine verminderte oder fehlende Traceraufnahme.
- Bei Pyelonephritiden kommt es im Akutstadium zu einer charakteristischen trichterförmigen Aussparung im Parenchym des betroffenen Areals.

7.12.5 Dynamische Nierenperfusions- und -funktionsszintigraphie mit Berechnung der seitengetrennten Nierenfunktion und der Clearance

Radiopharmaka

Es werden folgende Radiopharmaka verwendet:

- ^{99m}Tc-Mercaptoacetyltriglycin (MAG_3):
  MAG_3 gilt als „Universalpharmazeutikum" der Nierenszintigraphie. Bedingt durch die Markierung mit ^{99m}Tc ist das Auflösungsvermögen gegenüber ^{131}J- und ^{123}J-OJH deutlich besser. MAG_3 wird überwiegend (98%) tubulär sezerniert und nur in geringem Maß (2%) glomerulär filtriert. Das Verteilungsvolumen und der an Plasmaproteine gebundene Anteil sind gegenüber OJH höher. Die Clearance ist dadurch um den Faktor 0,6 geringer. Für Clearancemessungen ist hochreines (HPLC-gereinigtes) MAG_3 zu empfehlen.
- ^{131}J oder ^{123}J-Orthojodhippursäure (OJH):
  Diese wird tubulär sezerniert und nur zu einem geringen Anteil glomerulär filtriert und von allen Radiopharmaka wegen der relativ geringen Plasmaeiweißbindung am schnellsten über die Nieren ausgeschieden (nur ca. 66% des Hippurans sind an Proteine des Plasmas gebunden). Die Clearance entspricht dem effektiven renalen Plasmafluss. Wegen der Beta$^-$-Strahlung sollte ^{131}J-OJH nicht mehr eingesetzt werden.

Technische Durchführung

- Patientenvorbereitung:
  In allen Fällen ist auf eine ausreichende Hydrierung zu achten (mindestens 10 ml/kgKG 20–30 min vor Untersuchungsbeginn). Die Untersuchung sollte im Sitzen von dorsal durchgeführt werden. Unmittelbar vor der Untersuchung muss die Harnblase entleert werden. Falls OJH verwendet wird, sollte die Schilddrüse $\frac{1}{2}$ h vor Applikation mit ca. 1 Trpf. Irenat®/kgKG blockiert werden.

Tabelle 7.19. Applizierte Aktivität für ^{99m}Tc-MAG_3 (Heidelberger Schema).

Untersuchung	Aktivität
▮ Kombinierte Perfusions- und Funktionsszintigraphie	Erwachsene 150–200 MBq, Kinder 4 MBq pro kgKG (nicht unter 15 MBq)
▮ Funktionsszintigraphie	Erwachsene 70–80 MBq, Kinder 1–2 MBq pro kgKG (nicht unter 15 MBq)
▮ Transplantatkontrolle	Erwachsene 185 MBq, Kinder bis max. 100 MBq

Tabelle 7.20. Aufnahmeprotokolle in Abhängigkeit von der Art der Nierenszintigraphie.

Untersuchung	Aufnahmeintervalle
▮ Kombinierte Perfusions- und Funktionsszintigraphie	1. Phase: 150 Bilder, 1 Bild/s 2. Phase: 42 Bilder, 1 Bild/10 s 3. Phase 20 Bilder, 1 Bild/30 s
▮ Funktionsszintigraphie	1. Phase: 36 Bilder, 1 Bild/5 s 2. Phase: 42 Bilder, 1 Bild/10 s 3. Phase: 20 Bilder, 1 Bild/30 s
▮ Transplantatkontrollen	1. Phase: 120 Bilder, 1 Bild/1 s 2. Phase: 108 Bilder, 1 Bild/10 s

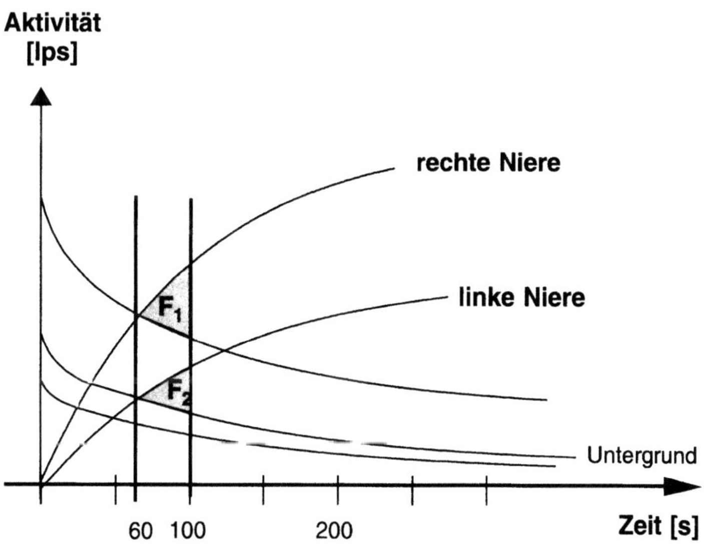

Abb. 7.81. Schema der Berechnung der seitengetrennten Nierenfunktion durch Flächenintegrale F1 und F2 in der 60.–100. Sekunde nach Applikation.

- Kameravorbereitung:
  LEAP-Kollimator, Großfeldkamera mit angeschlossenem Rechnersystem.
- Applikations- und Aufnahmetechnik:
  - Die Aktivität der Spritze wird zur Clearancebestimmung vor und nach der Applikation gemessen.
  - ^{99m}Tc-MAG$_3$ wird in einem kleinvolumigen Bolus appliziert (Ersteluat). Zur ^{123}J-OJH-Szintigraphie werden max. 100 MBq appliziert.
  - Beginn der dynamischen Szintigraphie direkt nach Applikation.
- Auswertung: über „regions of interest", anschließend werden Zeitaktivitätskurven erstellt.
  - Berechnung der relativen (seitengetrennten) Nierenfunktion:
    Die seitengetrennte Funktion für beide Nieren wird innerhalb der ersten 60–100 s nach Applikation des Radiopharmakons ermittelt. In dieser Zeit ist noch keine Aktivität im Nierenbecken zu erwarten[4]. Der Funktionsanteil jeder Niere wird aus dem Flächenintegral der Nierenfunktionskurve nach Abzug der Ganzkörperkurve bestimmt.
  - Bestimmung der Gesamtclearance:
    Für die Praxis ist zur Bestimmung der Gesamtclearance die „Single-shot-Technik" am geeignetsten. Dabei erfolgt die Applikation der Indikatorsubstanz in einem möglichst kleinvolumigen Bolus (<1 ml). Die Berechnung der Clearance beruht auf der „Slope-Methode", diese setzt ein exponentielles Abfallen der Aktivität im Blut voraus. Durch eine oder mehrere Blutabnahmen lässt sich die Lage der Exponentialfunktion bestimmen. Die Plasmakonzentrationen werden jeweils im Bohrloch gemessen. Die Blutabnahme sollte zwischen der 20. und 50. Minute bei Erwachsenen und bei Kindern zwischen der 25. und 40. Minute erfolgen.

Ergebnisse

- Normalbefund: Beide Nieren liegen orthotop und sind in Lage, Form und Größe regelrecht dargestellt, die Funktion ist seitengleich.
- Nierentumor: Stark vaskularisierte Nierentumoren zeigen eine Hyperperfusion in der Frühphase und in der Spätphase einen Parenchymdefekt.
- Obstruktive Nierenerkrankung: Abhängig vom Ausmaß einer Obstruktion kommt es zur Anhebung des exkretorischen Kurvenschenkels, im Extremfall ergibt sich eine Akkumulationskurve. Die semiquantitative Beurteilung kann durch die Eliminationshalbwertszeit (E.-HWZ) erfolgen:
  - E.-HWZ <10 min → Normalbefund;
  - E.-HWZ >20 min → Obstruktion;
  - E.-HWZ = 10–20 min → partielle Obstruktion.

Zur Differenzierung einer Abflussverzögerung durch eine Obstruktion oder infolge eines ekstatischen Hohlraumsystems dient der *Furosemidbelastungs-*

---

[4] Bei einer Stauungsniere würde die Aktivität im Nierenbecken den relativen Funktionsanteil der entsprechenden Niere fälschlicherweise erhöhen.

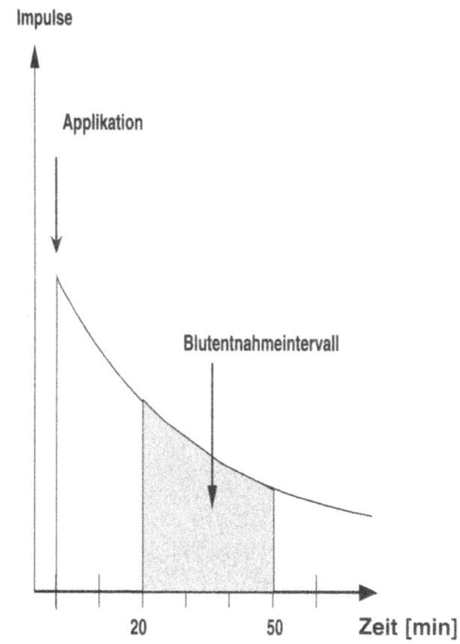

Abb. 7.82. Schematische Darstellung der Gesamtclearancebestimmung („Slope"-Verfahren).

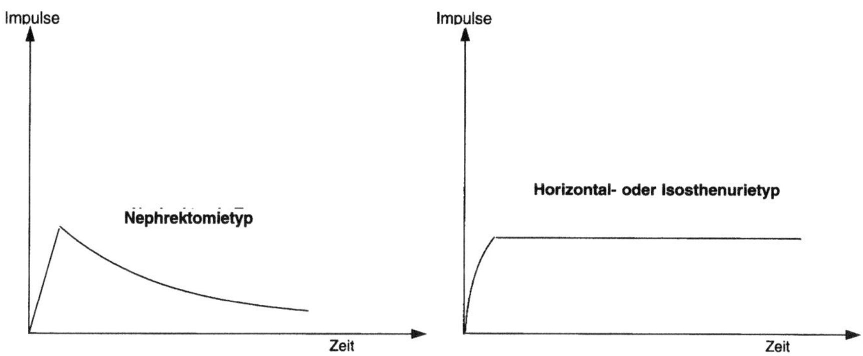

Abb. 7.83. Charakteristische Nierenfunktionskurven.

test. Dabei werden in der 10. min nach Applikation von OJH oder MAG_3 0,5 mg/kgKG Furosemid (Lasix®) intravenös verabreicht und die Reaktion auf die Ausscheidung des Tracers aus dem Nierenbecken anhand der Ausscheidungskurven verfolgt.

▮ **Merke:** Bei stark ektatischem Hohlraumsystem kann die Reaktion auf Lasix eingeschränkt sein, obwohl keine Obstruktion vorliegt!

▮ **Cave:** Bei Neugeborenen können infolge unvollständiger Parenchymreife die tubuläre Sekretion und das Ansprechen auf Lasix abgeschwächt sein!

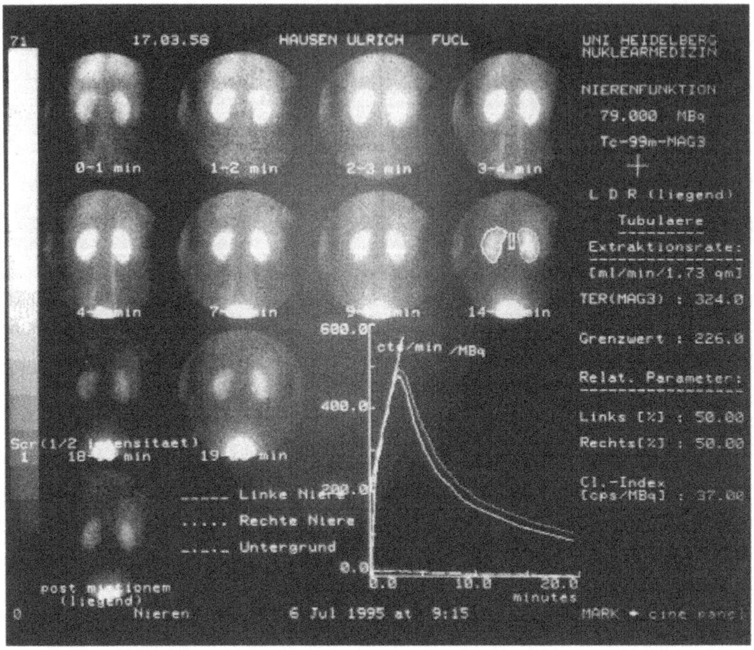

Abb. 7.84. Nierenfunktionsszintigraphie mit ^{99m}Tc-MAG$_3$, Normalbefund. Beide Nieren zeigen eine unauffällige seitengleiche tubulosekretorische Funktion und Ausscheidung.

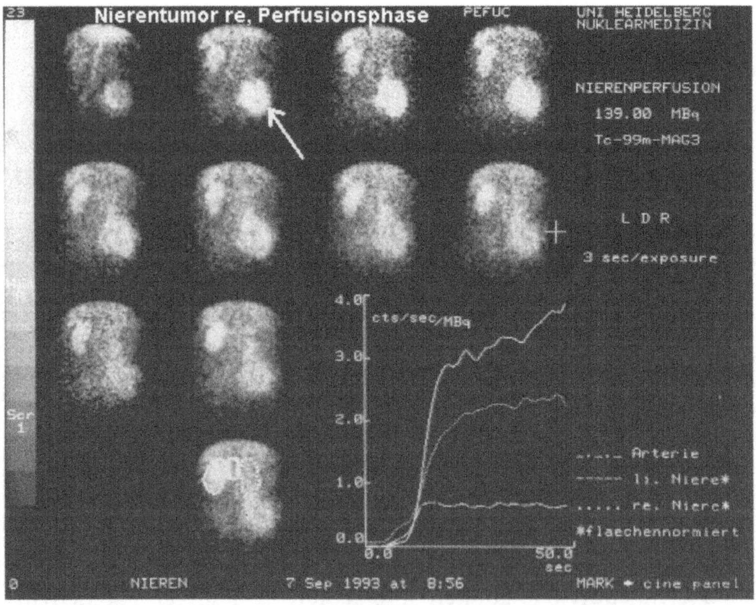

Abb. 7.85. Hypernephrom, in der frühen Anflutungsphase ist eine Mehrspeicherung im Tumor erkennbar (Pfeil).

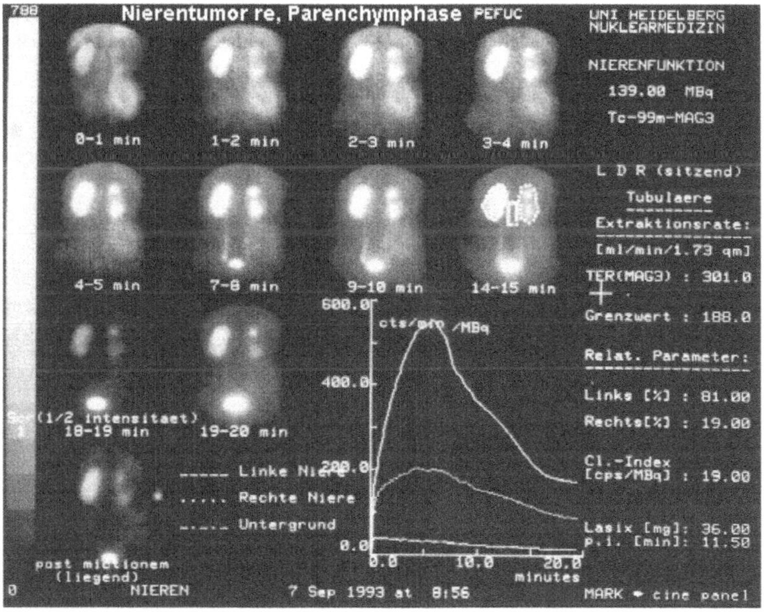

Abb. 7.86. Hypernephrom in der Spätphase. Gegenüber der Frühphase zeigt sich nun eine deutliche Abnahme der Speicherung im zeitlichen Verlauf.

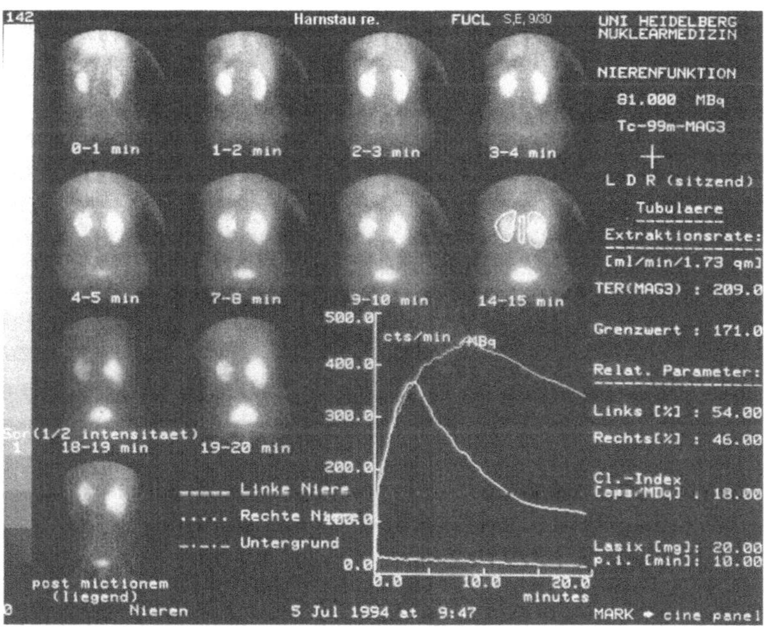

Abb. 7.87. Harnstauungsniere.

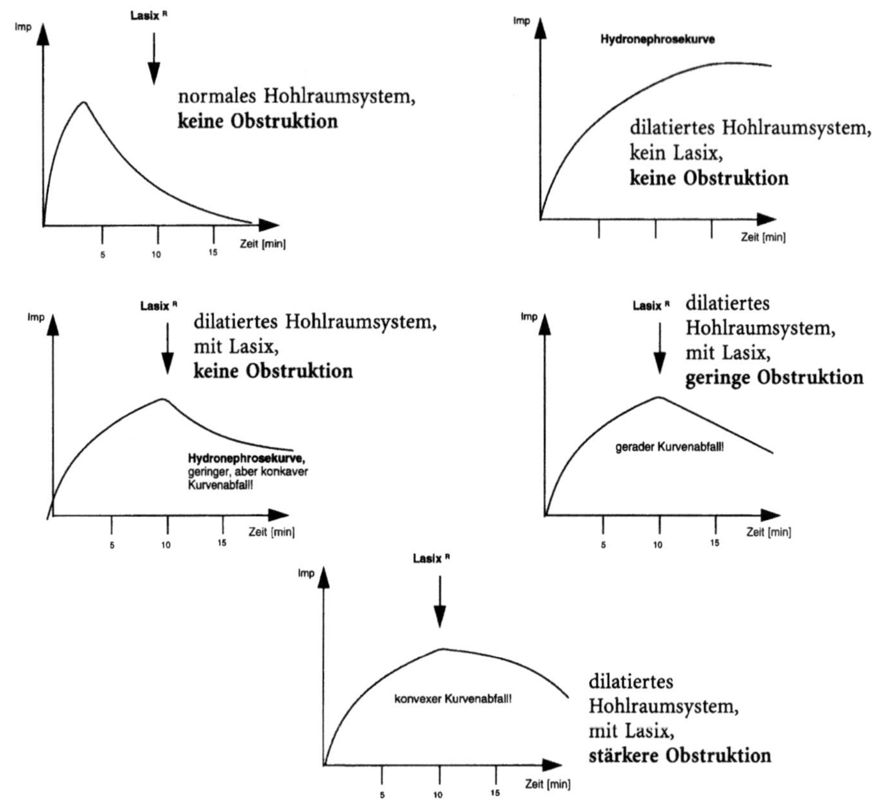

Abb. 7.88. Nephrogramme zur Beurteilung einer obstruktiven Nierenerkrankung.

- Nierenversagen:
  - Im Akutstadium ist sowohl die Nierenperfusion als auch die Nierenfunktion eingeschränkt. Die Aktivität wird im Parenchym gestapelt. Eine Ausscheidung in das Nierenbecken fehlt.
  - Im chronischen Stadium ist bei Verlaufskontrollen eine langsame Abnahme der Parenchymfunktion erkennbar.

Verlaufskontrolle von Transplantatnieren

Die nuklearmedizinische Verlaufskontrolle ist ein hochsensitives Verfahren zur Erfassung von Störungen der Transplantatfunktion.

Technische Durchführung

- Patientenvorbereitung, Applikation und Aufnahmetechnik s. Kap. „Nierenfunktionsszintigraphie.“
- Auswertung:
  Für die Praxis hat sich die Berechnung spezieller Perfusions- und Funktionsindices bewährt, damit ist eine individuelle Verlaufskontrolle möglich.

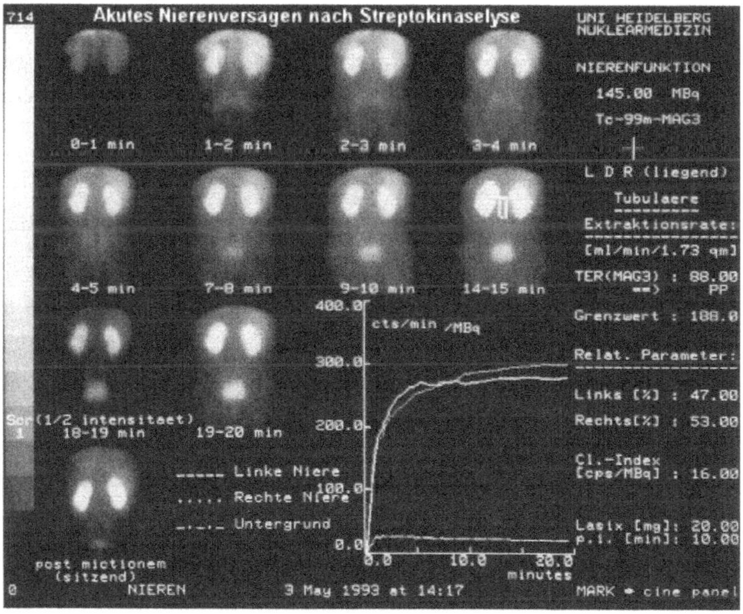

Abb. 7.89. Akutes Nierenversagen. Im Akutstadium kommt es zu einer tubulären Stapelung des Radiopharmakons, erkennbar an den beidseitigen Stapelkurven.

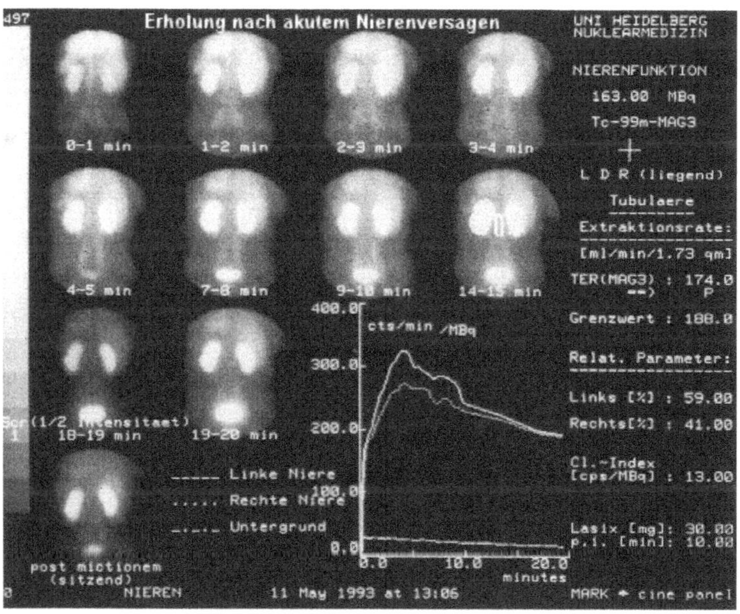

Abb. 7.90. Verlaufskontrolle nach akutem Nierenversagen. Im Vergleich zum Ausgangsbefund kommt es zu einer langsamen Normalisierung der Ausscheidungsfunktion und einer Abnahme der tubulären Stapelung.

Ergebnisse

- Abstoßung:
  Bei akuten Abstoßungen nimmt die Perfusion stark ab, zeitlich leicht verzögert auch die Funktion. In chronischen Fällen ist eine langsame Abnahme der Nierenfunktion und -perfusion zu beobachten.
- Akute Tubuluszellnekrose (ATN):
  Im Zustand einer ATN wird das Radiopharmakon tubulär gestapelt und nicht aktiv in das Tubuluslumen sezerniert. Eine Ausscheidung fehlt. Im Szintigramm zeigen sich eine Akkumulationskurve mit fehlender Blasendarstellung und eine eingeschränkte Funktion.
- Akuter arterieller Gefäßverschluss:
  Im Akutstadium kommt es zu einer starken bis vollständigen Abnahme der Perfusion und Funktion, in einigen Fällen ist eine „cold lesion" in der Transplantatregion zu erkennen.
- Nierenvenenthrombose:
  Der Befund kann identisch mit einem akuten arteriellen Verschluss sein.

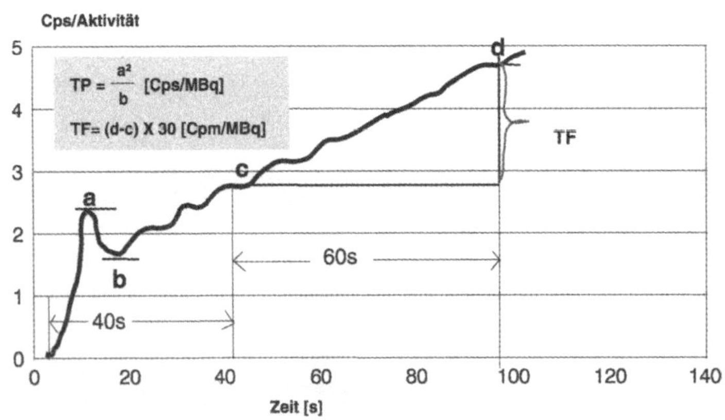

Abb. 7.91. Schematische Darstellung der Ermittlung des Perfusions- und Funktionsindex.

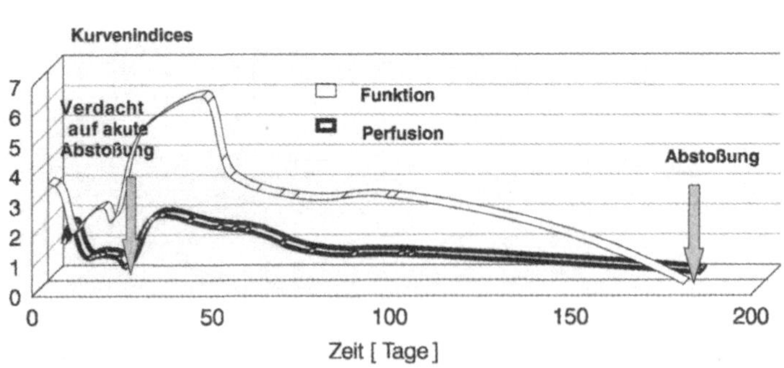

Abb. 7.92. Fallbeispiel: Verlaufskontrolle mit akuter und chronischer Abstoßung.

Tabelle 7.21. Typische Befunde nach Nierentransplantation.

Diagnose	Perfusion	Funktion	Blasenaktivität	Zeitaktivitätskurve
Akute Tubuluszellnekrose	↓	↓	>20 min	Akkumulationstyp
Akute Abstoßung	↓↓↓	↓↓↓	↓↓↓	Unspezifisch
Chronische Abstoßung	↓	↓	↓	Unspezifisch
Embolie	↓↓↓	↓↓↓	±	Nierenparenchym nicht dargestellt
Venöse Thrombose	↓↓↓	↓↓↓	±	Nierenparenchym nicht dargestellt

7.12.6 Szintigraphie mit ACE-Hemmern, Captoprilszintigraphie

Physiologie

Eine Stenose der Nierenarterie (NAST) verursacht einen poststenotischen Druckabfall. Als Folge sinkt der Filtrationsdruck in den Glomeruli, und die Filtrationsfraktion nimmt ab. Unter physiologischen Bedingungen kann über den Renin-Angiotensin-Mechanismus durch eine Verengung des Vas efferens der Filtrationsdruck wieder gesteigert werden. Erhält der Patient einen ACE-Hemmer, z. B. Captopril, wird die Wirkung des Angiotensins auf das postglomeruläre Gefäß aufgehoben. Als Folge sinkt die glomeruläre Filtrationsrate wieder ab. Gleichzeitig nimmt die tubuläre Sekretion durch Verminderung des Flüssigkeitsstroms in den Tubuluszellen ab.

Technische Durchführung

- Patientenvorbereitung:
  Eine Dauermedikation mit einem ACE-Hemmer oder eine einmalige Gabe eines ACE-Hemmers sind gleichwertig. Bei Verdacht auf NAST sollte zunächst die Szintigraphie *mit* ACE-Hemmer durchgeführt werden, nur bei einem pathologischen Befund sollte zum Vergleich eine Basisuntersuchung *ohne* ACE-Hemmer angeschlossen werden.
- *Szintigraphie mit ACE-Hemmer (Captoprilszintigraphie):*
  - Diuretika werden eine Woche, Ca^{2+}-Antagonisten einen Tag vor der Untersuchung, alle anderen antihypertensiven Medikamente am Untersuchungstag abgesetzt.
  - Der Patient erhält über einen periphervenösen Zugang 500 ml 0,9%ige NaCl-Lösung über 1 h langsam i.v. und, falls $RR_{sys} \geq 140$ mmHg 25 mg Captopril oral. Eine bereits bestehende Dauermedikation eines ACE-Hemmers wird nicht abgesetzt.
  - 55 min nach Gabe des ACE-Hemmers werden 0,5 mg/kgKG Lasix® i.v. appliziert (max. 40 mg).
  - Nach 5 min erfolgt die Applikation des Radiopharmakons.

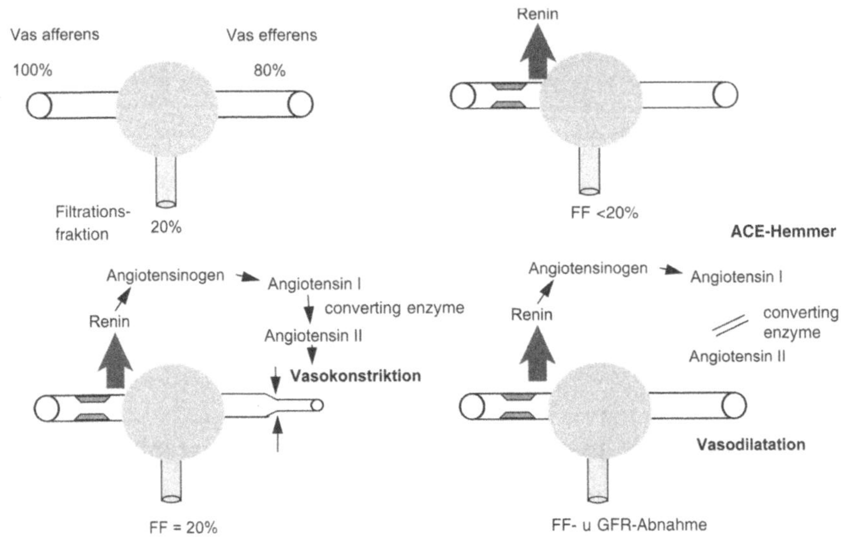

Abb. 7.93. Schema der Wirkung einer hämodynamisch relevanten Nierenarterienstenose auf die Filtrationsfraktion und die glomeruläre Filtrationsrate (GFR) (FF = Filtrationsfraktion).

Tabelle 7.22. Notwendige Absetzdauer des ACE-Hemmers vor der Basisuntersuchung.

ACE-Hemmer, Handelsname	Absetzdauer vor Szintigraphie [Tage]
▌ Captopril, Lopirin®	3
▌ Quinapril, Accupro®	5
▌ Enalapril, Xanef®	7
▌ Benazipril, Cibacen®	10
▌ Ramipril, Delix®	20

- *Basisuntersuchung ohne Captopril:*
  - Dazu wird eine Captopril-Dauertherapie 3 Tage vor der Untersuchung abgesetzt, bei anderen ACE-Hemmern muss deren Plasmahalbwertszeit berücksichtigt werden.

Technische Durchführung

Siehe Kap. „Dynamische Nierenfunktionsszintigraphie", S. 236.

Ergebnisse

- Visuell: Im Fall einer NAST kommt es zu einer parenchymalen Retention des Radiopharmakons oder zumindest zu einer Anhebung des exkretorischen Kurvenschenkels auf der betroffenen Seite. Zeigen beide Nieren einen pathologischen Kurvenverlauf, ist eine Beurteilung nicht möglich.

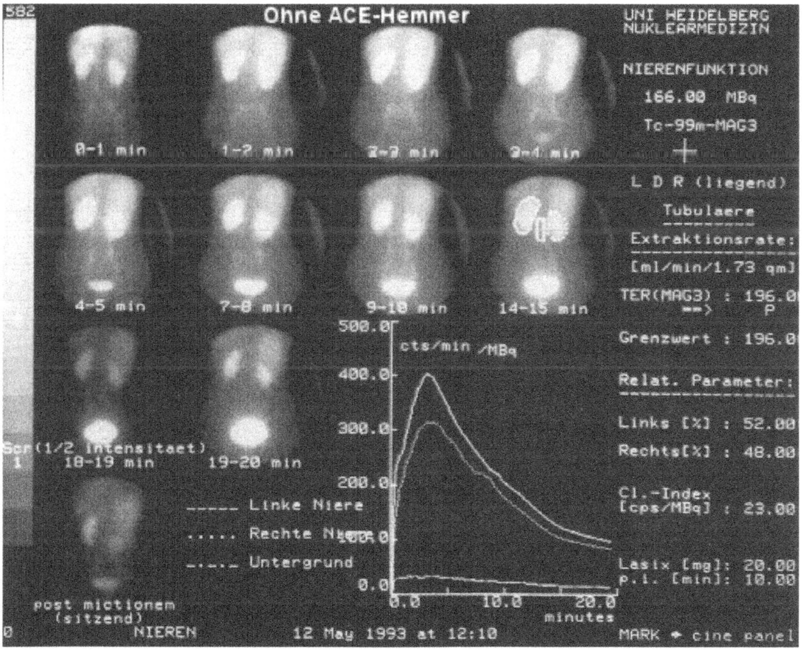

Abb. 7.94. Szintigraphie ohne ACE-Hemmer bei arterieller Hypertonie infolge einer einseitigen Nierenarterienstenose. Szintigraphisch sind eine unauffällige tubulosekretorische Funktion beider Nieren und unauffällige Ausscheidungsverhältnisse erkennbar.

- Semiquantitativ: Unter ACE-Hemmer verlängert sich die Eliminationshalbwertszeit max. <6 min oder es zeigt sich eine Differenz von T_{max} ohne und mit ACE-Hemmer von >3 min.
- Zusätzlich positives Kriterium ist, falls die Restaktivität der betroffenen Niere unter ACE-Hemmer nach 20 min 30% der maximalen Aktivität übersteigt.

7.12.7 Refluxszintigraphie

Die Refluxszintigraphie ermöglicht die Darstellung eines höhergradigen vesikourethralen Refluxes. Dazu werden nach suprapubischer Punktion ca. 37 MBq ^{99m}Tc-MAG$_3$ direkt in die Harnblase appliziert und anschließend eine Szintigraphie von dorsal im Sitzen während spontaner Miktion durchgeführt. Das Refluxverhalten wird mittels ROI über beiden Harnleitern und Nieren beobachtet.

Es besteht auch die Möglichkeit, im Anschluss an ein Funktionsszintigramm eine Refluxuntersuchung durchzuführen. Voraussetzung ist jedoch, dass die Nierenbecken nicht gestaut sind.

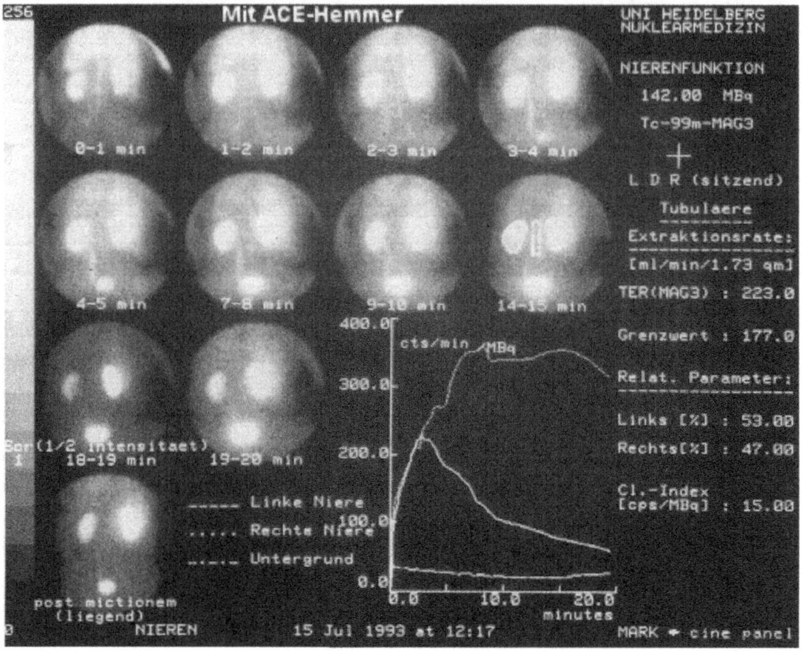

Abb. 7.95. Szintigraphie mit ACE-Hemmer. Unter ACE-Hemmer demaskiert sich eine Stenose der Nierenarterie (Anhebung des exkretorischen Kurvenverlaufs der rechten Niere).

Bestimmung der glomerulären Filtrationsrate

Die Clearance einer Substanz, die ausschließlich glomerulär filtriert wird, entspricht der glomerulären Filtrationsrate. Voraussetzung ist, dass das verwendete Radiopharmakon hochrein ist.

> **Cave:** Bei Markierung von DTPA mit ^{99m}Tc kann es zu proteingebundenen Verunreinigungen kommen, wodurch der Clearancewert zu niedrig bestimmt wird.

Radiopharmaka

Folgende Radiopharmaka kommen zur Anwendung:

- ^{99m}Tc-Diäthylentriaminpentaessigsäure (DTPA) wird ausschließlich glomerulär filtriert, deshalb entspricht die Clearance dieser Substanz der glomerulären Filtrationsrate (GFR).
- ^{51}Cr-(EDTA) wird, wie DTPA, ausschließlich glomerulär filtriert, die Komplexbindung mit ^{51}Cr ist im Vergleich zu ^{99m}Tc-DTPA stabiler.

Tabelle 7.23. Übersicht über die wichtigsten zur Tumorszintigraphie verwendeten Radiopharmaka und ihre Indikationen.

Ziel	Radiopharmaka	Indikation
▮ Rezeptorszintigraphie	^{111}In-Somatostatin-Analoge (OctreoScan®)	Gastrointestinale Tumoren (APUD-Tumoren, z. B. Gastrinom, Vipom, Insulinom, Glukagonom, Karzinoid, Paragangliom), Hypophysenadenom, Meningeom, medulläres Schilddrüsenkarzinom
▮ Rezeptorszintigraphie	^{131}I und ^{123}I	Differenziertes Schilddrüsenkarzinom
▮ Rezeptorszintigraphie	^{123}I bzw. ^{131}I-MIBG	Phäochromozytom, Neuroblastom, Paragangliom
▮ Tumormetabolismus	^{18}F-FDG, ^{11}C-Methionin, ^{11}C-Thyrosin	Unspezifisch
▮ Tumorantigene	^{99m}Tc- oder ^{111}In-markierte monoklonale oder polyklonale Antikörper	Mammakarzinom, malignes Melanom, Kolonkarzinom
▮ Vitalität	^{67}Ga	Hodgkin- und Non-Hodgkin-Lymphome, malignes Melanom
▮ Perfusion	^{99m}Tc-MDP (3-Phasen-Szintigraphie)	Osteosarkom, Ewing-Sarkom
▮ Perfusion	^{99m}Tc-MIBI, ^{201}Tl	Thyreozytenkarzinom, medulläres Schilddrüsenkarzinom, Hirntumoren

Technische Durchführung

- Patientenvorbereitung:
  Der Patient sollte ausreichend hydriert sein (mindestens 10 ml/kgKG).
- Applikation und Messtechnik:
  - Es werden 8 MBq ^{51}Cr-EDTA oder 18–21 MBq ^{99m}Tc-DTPA i.v. appliziert.
  - Zwei Stunden nach Applikation werden 2 Blutproben im Abstand von mindestens 60 min entnommen. Diese werden im Bohrlochzähler gemessen.
- Auswertung:
  Die Auswertung entspricht der üblichen Clearancebestimmung. Eine entsprechende Software ist für jede Gamma-Kamera erhältlich.
- Ergebnisse:
  Der Normalwert für die GFR beträgt 125 ml/min bezogen auf 1,73 m^2 KO.

7.13 Tumorszintigraphie

Bei der Primärtumorsuche sind morphologische Methoden, wie CT, MRT und Sonographie, den nuklearmedizinische Methoden überlegen. Die nuklearmedizinische Diagnostik kann durch die Möglichkeiten der Ganzkörperszintigraphie aber zur Metastasensuche beitragen. Ferner erlauben funktionelle Techniken Aussagen über die Tumorperfusion, den Tumorstoffwechsel und den Rezeptorstatus in vivo, dadurch können z. B. Aussagen über das Ansprechen einer Chemotherapie gemacht werden.

7.13.1 Galliumszintigraphie

Im Jahre 1969 wurde erstmals ein positiver Uptake von ^{67}Ga in Hodgkin-Lymphome beschrieben. ^{67}Ga (HWZ = 78 h, Gamma-Strahler, 300, 185 und 93 keV) ist ein Zyklotronprodukt und als Zitrat im Handel erhältlich. Gallium besitzt eine große Ähnlichkeit zu Eisen und besetzt daher die Bindungsstellen des Transferrins, des Ferritins und des Lactoferrins im Plasma. Ferner bindet es zu einem geringeren Prozentsatz auch an Leukozyten und Bakterien. Die Anreicherung im Tumor geschieht unspezifisch überwiegend durch Aufnahme von Transferrin in den Tumor.

Pharmakokinetik

Nach Applikation werden ca. 20% der applizierten Dosis innerhalb der ersten 24 h über die Nieren ausgeschieden. Zusätzlich erfolgt eine langsame Ausscheidung über den Darm mit einer Halbwertszeit von ca. 25 Tagen. Ein großer Anteil verbleibt an die Plasmaproteine gebunden relativ lange im Körper.

Technische Durchführung

- Kameravorbereitung:
  Medium- oder High-energy-Kollimator, es ist ein ganzkörperfähiges System zu empfehlen, ebenso zusätzliche SPECT-Aufnahmen.
- Spezielle Patientenvorbereitung:
  Entfällt.
- Applikation und Aufnahmetechnik:
  - Intravenöse Applikation von 200 MBq ^{67}Ga-Citrat.
  - Beginn der Ganzkörper- und Teilkörperaufnahmen nach 48 und 72 h post injectionem.
  - Wegen der geringen Zählrate können an der Gamma-Kamera alle 3 Energiefenster (300, 185 und 93 keV) eingestellt werden. Um die Auflösung zu optimieren, ist es jedoch empfehlenswert, das 300-keV-Fenster abzuschalten und ein enges 93-keV-Energiefenster (±10%) zu wählen, dadurch kann die Streustrahlung der höheren Energien auf

die unteren Energiefenster reduziert werden. Die Ganzkörperaufnahmen sollten nicht schneller als mit einer Akquisitionsgeschwindigkeit von 10 cm/min aufgenommen werden.

- Befunddokumentation:
  In der Regel ist eine analoge Dokumentation auf Röntgenfilm ausreichend (Ganzkörper- und Teilkörperaufnahmen). In Ausnahmefällen sollte zusätzlich eine SPECT-Aufnahme durchgeführt werden.

Ergebnisse

- Normalbefund:
  Eine Anreicherung des Galliums in der Leber, der Milz, im Knochen und im Knochenmark sowie im Darm ist physiologisch. Darüber hinaus können Mehranreicherungen in den Tränen-, Speichel- und axillären Schweißdrüsen vorkommen.
- Artefakte können durch eine asymmetrische Speicherung in den oben genannten Drüsen und durch Aktivität im Darmlumen entstehen, ferner können falsch-positive Befunde bei entzündlichen Veränderungen auftreten.
- Bei Hodgkin- und Non-Hodgkin-Lymphomen kann die ^{67}Ga-Szintigraphie sowohl zum Staging als auch zur Beurteilung der Tumorvitalität eingesetzt werden. Eine Abnahme der Speicherung nach Therapie, bei einer positiven Speicherung in einem vorausgehenden Szintigramm, spricht für eine Abnahme der Tumorvitalität. Die ^{67}Ga-Szintigraphie kann dadurch zur Therapiekontrolle eingesetzt werden. Die besten Ergebnisse der ^{67}Ga-Szintigraphie sind bei Läsionen im Mediastinum zu erzielen, da hier die Untergrundstrahlung relativ gering ist. Eingeschränkt ist die Beurteilung von Befunden in der Leber und im Abdomen durch die physiologische Aufnahme des ^{67}Ga in der Leber, in der Darmwand und durch Ausscheidung über den Darm.
- Positive Befunde bei malignen Melanomen und bei Bronchialkarzinomen werden beschrieben.

Abb. 7.96. Galliumszintigraphie bei M. Hodgkin. Positive Darstellung von befallenen Hiluslymphknoten.

7.13.2 Somatostatinrezeptorszintigraphie

Somatostatin, ein Hormon des Hypophysenvorderlappens, konnte erstmals 1972 isoliert werden. Es handelt sich um ein Peptid. Das natürliche Somatostatin ist wegen seiner kurzen Halbwertszeit für die Szintigraphie ungeeignet. Seit 1991 steht das mit ^{111}In markierbare Somatostatinanalog Pentatreotide (OctreoScan®) zur Verfügung.

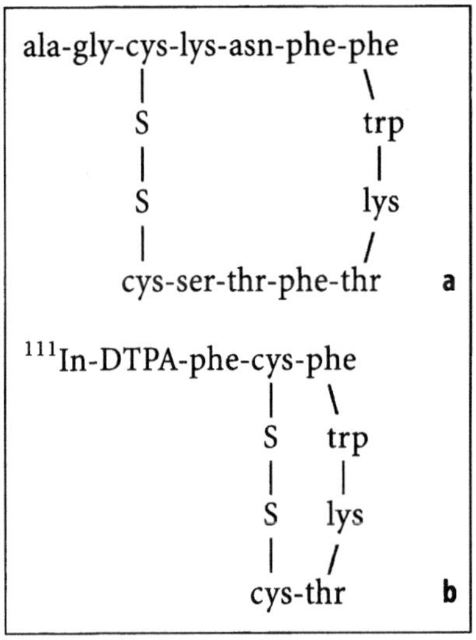

Abb. 7.97. **a** Strukturformel des natürlich vorkommenden Hormons Somatostatin. **b** Strukturformel des Radiopharmakons ^{111}In-Pentatreotide (Octreoscan®).

Pharmakokinetik

^{111}In-Pentatreotide wird sehr rasch über die Nieren eliminiert, nach 24 h sind nur noch 10–20% der applizierten Dosis im Körper nachweisbar. Nur 2% werden über die Faeces ausgeschieden. Die Organe mit der höchsten Speicherung sind die Leber (2%) und die Milz (2,5%).

Technische Durchführung

- Kameravorbereitung:
  ^{111}In (HWZ = 2,8 d, Gamma-Strahler, 245 und 171 keV) ist ein Zyklotronprodukt und zerfällt zu ^{111}Cd, deshalb ist ein Medium-energy-Kollimator mit ganzkörperfähigem System notwendig, zusätzlich sollte die Möglichkeit für SPECT-Aufnahmen vorhanden sein.
- Spezielle Patientenvorbereitung:
  Bei therapeutischer Gabe von inaktivem Octreotid in höherer Dosierung kann es zu einem verminderten Ansprechen der Rezeptoren kommen, deshalb sollte diese Therapie zuvor reduziert werden. Die besten Scanergebnisse sind bei niedrig dosierter Pentatreotid-Therapie (bis ca. 200 µg/d) zu beobachten.

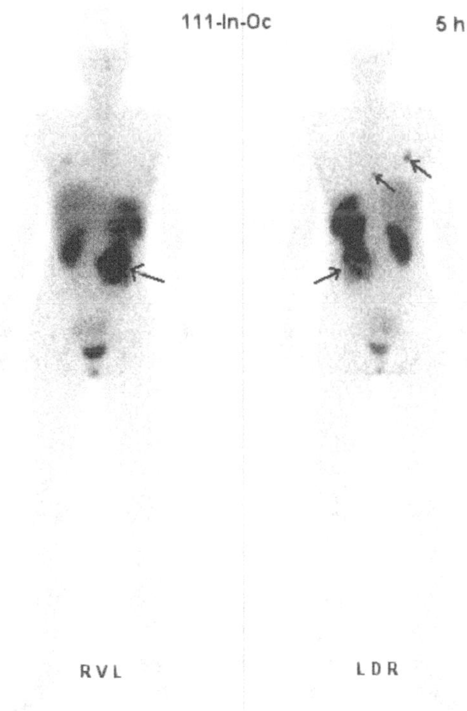

Abb. 7.98. Somatostatinszintigraphie. Umschriebene Mehrspeicherung eines großen Paraganglioms im Bereich der linken Nierenregion. Physiologische Speicherung in Leber, Milz und Harnblase.

- Applikation und Aufnahmetechnik:
  - Intravenöse Applikation von 120–150 MBq ^{111}In-OctreoScan®.
  - Beginn der Ganzkörper- und Teilkörperaufnahmen nach 4–5 h post injectionem, in Einzelfällen Spätaufnahmen nach 24 h.
  - Bei gastrointestinalen Tumoren ist eine zusätzliche SPECT-Aufnahme des Abdomens nach 4–5 h Voraussetzung, um Metastasen in der Leber oder im Pankreasbereich überlagerungsfrei darstellen zu können (64 Frames mit jeweils 20–30 s Aufnahmezeit, 64×64-Matrix, 360°).
  - Beim medullären Schilddrüsenkarzinom liegt das Hauptmetastasierungsgebiet im Mediastinum und in den Halslymphknoten, deshalb sollte in diesen Fällen zusätzlich eine SPECT-Aufnahme der Hals-Thorax-Region erfolgen (64 Frames mit jeweils 30 s Aufnahmezeit, 64×64-Matrix, 360°).
- Befunddokumentation:
  In der Regel ist eine analoge Dokumentation auf Röntgenfilm ausreichend. In Ergänzung sind SPECT-Befunde zu erheben.

Ergebnisse

- Normalbefund:
  Physiologisch ist eine Anreicherung in der Leber und in der Milz sowie

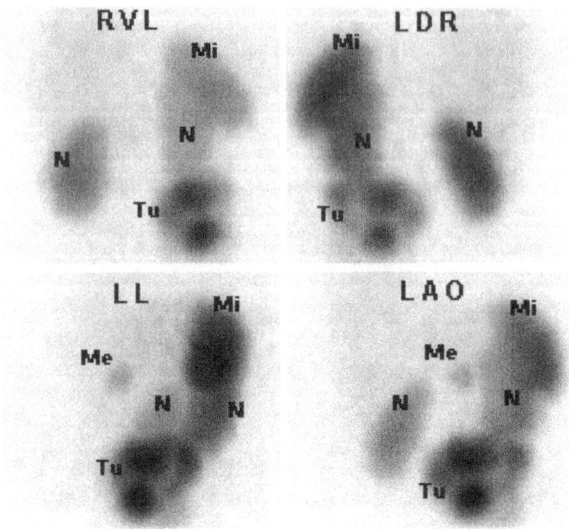

Abb. 7.99. Somatostatin-SPECT-Aufnahmen. Paragangliom im Bereich der linken Niere (3D-Rekonstruktion).

in den Nieren und in der Harnblase. Nach ca. 24 h post injectionem erscheint über eine hepatobiliäre Exkretion Aktivität im Darm. Die Schilddrüse kommt flau speichernd ebenfalls nach 24 h zur Darstellung.

- Artefakte:
  - Falsch-positive Anreicherungen können bei entzündlichen Veränderungen (z. B. durch Tuberkulose befallene Lymphknoten), bei degenerativen Veränderungen (aktivierte Arthrosen), posttraumatisch (Knochen und Gehirn) und postoperativ in der Heilungsphase entstehen.
  - Die therapeutische Gabe von inaktivem Octreotide kann in Abhängigkeit von der Therapiedosis zu unterschiedlichen Scanergebnissen führen: Bei Dosen bis ca. 200 μg pro Tag wird häufig eine Zunahme der Speicherung in Metastasen und im Primärtumor gegenüber einer Ausgangsszintigraphie beschrieben, bei höheren Dosen dagegen ist eine Abnahme der Speicherung zu beobachten. Das therapiebedingt unterschiedliche Verhalten des Rezeptors ist noch nicht endgültig geklärt.
- Metastasen und Primärtumoren werden im Szintigramm positiv dargestellt. Das Ergebnis ist abhängig vom Vorhandensein von Somatostatinrezeptoren. Diese sind jedoch nicht immer vorhanden, weshalb falschnegative Befunde vorkommen können. Bei gastrointestinalen Tumoren bestehen die Indikationen hauptsächlich in der Primärtumorsuche und in der Suche nach Metastasen. Gute Ergebnisse werden bei gastrointestinalen Tumoren (Gastrinome, Insulinome, Vipome, Glukagonome und Karzinoide) beschrieben.
- Beim medullären Karzinom werden Metastasen in der Leber nicht dargestellt. Metastasen im Mediastinum und im Halsbereich sind oft nur durch SPECT-Technik erkennbar.

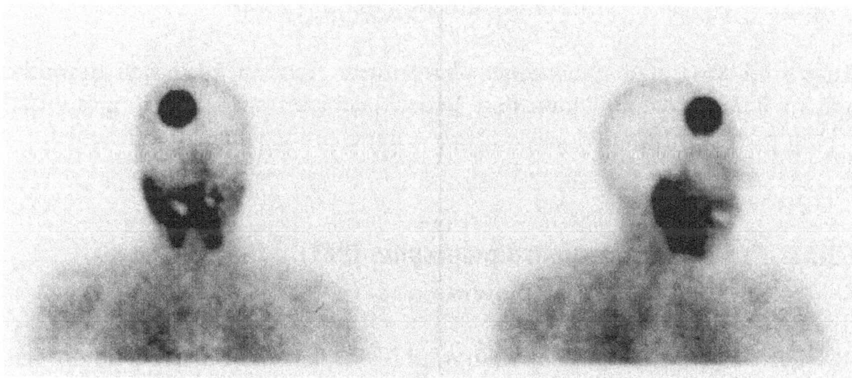

Abb. 7.100. MIBI-Szintigraphie. Positive Speicherung einer intrazerebralen Metastase eines differenzierten Schilddrüsenkarzinoms.

- Bei Meningeomen besteht häufig ein sehr gutes Target-zu-Background-Verhältnis, da Meningeome einen hohen Rezeptorbesatz aufweisen und das normale Hirngewebe nicht speichert.
- Die Indikation zur Szintigraphie bei Hypophysenadenomen besteht hauptsächlich bei nicht hormonproduzierenden Adenomen, diese sind nur chirurgisch therapierbar.
- Phäochromozytome und Neuroblastome lassen sich spezifischer mit MIBG szintigraphieren. Die Sensitivität der MIBG-Szintigraphie entspricht der Octreotidszintigraphie.

7.13.3 Antikörperszintigraphie

Bisher stehen zahlreiche Antikörper, v.a. für das Mammakarzinom (CA15.3), das Kolonkarzinom (CEA, CA19.9, CA125) und das maligne Melanom, zur Verfügung. Voraussetzung für eine Anreicherung ist das Vorhandensein des entsprechenden Antigens auf der Tumoroberfläche. In Einzelfällen werden gute Ergebnisse berichtet. Für die klinische Praxis hat sich bisher kein Verfahren durchsetzen können.

7.13.4 Tumorszintigraphie mit ^{99m}Tc-MIBI und ^{201}Tl

Hierbei handelt es sich um eine unspezifische Anreicherung in Tumoren, die einerseits von der Perfusion im Tumor abhängt und andererseits von der Anzahl negativ geladener mitochondrialer Membranen. Daher lassen sich mitochondrienreiche Prozesse, wie z.B. das onkozytäre Schilddrüsenkarzinom, besonders gut darstellen. Die technischen Details sind im Kapitel „Schilddrüsenszintigraphie“ beschrieben.

7.13.5 ^{123}I- bzw. ^{131}I-Metajodbenzylguanidin (MIBG)

Dies sind Vorstufen neurogener Transmitter und reichern sich besonders gut in Phäochromozytomen und Neuroblastomen an. Die szintigraphische Technik wird im Kapitel „Nebennierenmarkszintigraphie“ beschrieben.

7.13.6 Positronenemissionstomographie (PET)

W. Müller-Schauenburg

Bei der Positronenemissionstomographie werden im Unterschied zur konventionellen Szintigraphie mittels Gamma- oder Beta-Strahlern Positronenstrahler zur Markierung von Molekülen bzw. Pharmaka verwendet. Die Positronenstrahlung kann wegen ihrer geringen Reichweite im Gewebe nicht direkt zur Bildgebung verwendet werden. Beim Kernzerfall entsteht jeweils ein Positron und ein Neutrino. Das Positron kann wegen seiner Größe und seiner Ladung im Gegensatz zum Neutrino das umgebende Gewebe nicht ohne Wechselwirkung verlassen. Nach dem Einfangen eines Elektrons aus dem Gewebe kommt es zur Umwandlung der gesamten Masse in Strahlungsenergie. Die dabei entstehende „Vernichtungsstrahlung“ besteht aus 2 Gamma-Quanten, die in einem Winkel von 180° und mit einer Energie von 511 keV auseinander fliegen. Zur Detektion des Orts der „Vernichtungsstrahlung“ ist es notwendig, 2 gegenüberliegende Detektoren so zu schalten, dass sie nur Ereignisse wahrnehmen, die gleichzeitig in beiden Detektoren ankommen. Klinisch werden dafür speziell entwickelte PET-Scanner bzw. neuerdings koinzidenzfähige Gamma-Kamerasysteme eingesetzt. Im Vergleich zur konventionellen Szintigraphie ist ein Vorteil der PET die deutlich höhere Empfindlichkeit bei PET-Messungen als bei Gamma-Kameras. Die Auflösung liegt in einem Bereich von 4–6 mm. Ferner können PET-Messungen in gewissen Grenzen quantifiziert werden.

Für die Klinik stehen zahlreiche Nuklide zur Verfügung. Für die Onkologie soll hier aber nur auf die Positronenemissionstomographie mit ^{18}F-FDG (Fluordesoxyglukose) eingegangen werden, da sie derzeit am weitesten verbreitet ist. Neben der reinen Bildgebung ist mittels PET auch eine Quantifizierung des Untersuchungsergebnisses für Wiederholungsaufnahmen möglich. Dazu wird neben der aufwändigen Inputfunktionsmessung für den klinischen Einsatz der Standard-Uptake-Value (SUV) berechnet. Dies ist eine Normierung der in einem Pixel gemessenen Aktivität auf die applizierte Aktivität und das Körpergewicht des Patienten. Der SUV ist u. a. abhängig vom Körpergewicht des Patienten, der Geräteauflösung, dem Zeitpunkt der Applikation und der ROI-Größe. Es ist somit nur eine Wiederholungsmessung mit einer Voraufnahme innerhalb einer Abteilung und am selben Gerät vergleichbar. Ein weiterer Nachteil ist, dass durch den Partialvolumeneffekt bei sehr kleinen Tumoren ein zu geringer SUV-Wert berechnet wird.

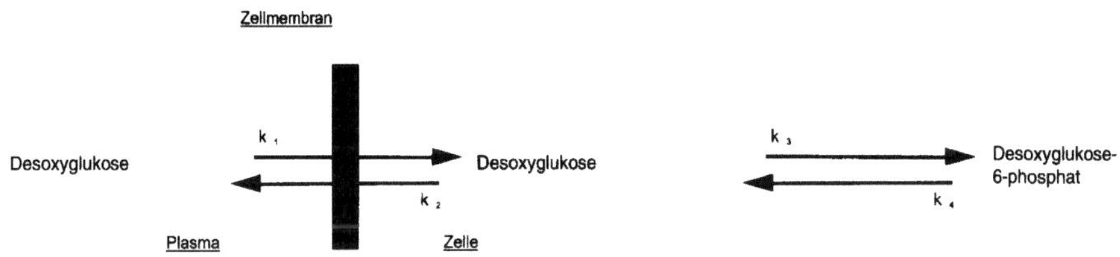

Abb. 7.101. Stoffwechsel von Fluordesoxyglukose. $K_1 \ldots k_4$ = Geschwindigkeitskonstanten.

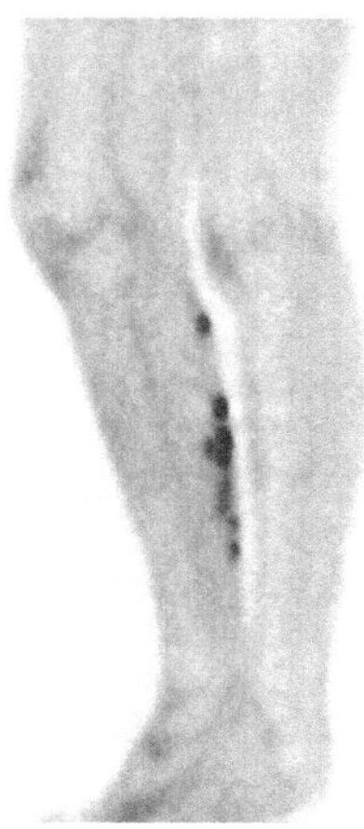

Abb. 7.102. ^{18}F-FDG-PET-Szintigraphie. 71-jähriger Mann mit malignem Melanom der rechten Wade, Zustand nach Exzision 1994. Positive Speicherung multipler Hautmetastasen am rechten Unterschenkel (3D-Rekonstruktion des Ganzkörperscans) (DKFZ, Heidelberg).

$$\mathrm{SUV} = \frac{\text{Aktivitätskonzentration}_{\text{Gewebe}} \left[\frac{[\mathrm{Bq}]}{[\mathrm{ml}]}\right]}{\frac{\text{Aktivität}_{\text{appliziert}}}{\text{Körpergewicht}} \left[\frac{[\mathrm{Bq}]}{[\mathrm{g}]}\right]}$$

SUV-Rechenbeispiel

Aktivität: 400 MBq, Körpergewicht: 70,7 kg, Start der Aufnahme: 55 min post injectionem (nach einer halben ^{18}F-HWZ).

Dann ergibt sich für den SUV-Nenner (alles korrigiert auf den Start der Studie, dies ist geräteabhängig):

$$\frac{\text{Aktivität}_{\text{appliziert}} \times \text{Zerfallsfaktor (55 min)}}{\text{Körpergewicht}}$$
$$= \frac{400\,\mathrm{MBq} \times 0{,}5^{\left(\frac{55\,\mathrm{min}}{110\,\mathrm{min}}\right)}}{70{,}7\,\mathrm{kg}} = \frac{400\,\mathrm{MBq} \times 0{,}707}{70{,}7\,\mathrm{kg}} = \frac{4\,\mathrm{MBq}}{\mathrm{kg}} = \frac{4\,\mathrm{kBq}}{\mathrm{g}}\,.$$

Misst man im Gewebe (SUV-Zähler):

$$4\,\frac{\text{kBq}}{\text{ml}}\text{, so erhält man einen SUV von } \frac{4\,\frac{\text{kBq}}{\text{ml}}}{4\,\frac{\text{kBq}}{\text{g}}} = 1\,\frac{\text{g}}{\text{ml}}\,.$$

Der Zahlenwert des UV-Nenners in kBq/g ergibt als Gewebekonzentrationswert in KBq/ml einen SUV von 1. Dies ist dann der Bezugswert, kurz SUV1 genannt, für die Umrechnung anderer Gewebekonzentrationswerte.

^{18}F-FDG

Fluordesoxyglukose ist ein Derivat der Glukose und wird nach Aufnahme in die Zelle phosphoryliert zu Desoxyglukose-6-Phosphat, welches weiter verstoffwechselt wird. Ein in den ersten Stunden zu vernachlässigender kleiner Anteil FDG kann nach einer Rückreaktion die Zelle wieder verlassen. In Tumorzellen ist der Glukosestoffwechsel erhöht. Dies gilt i. Allg. auch für die Fluordesoxyglukose. Mittels ^{18}F-FDG ist es möglich, den gesteigerten Glukosestoffwechsel in Tumorzellen bildlich darzustellen und zu quantifizieren.

„Ia-Indikationen" für die Onkologie-PET

Es werden hier nur die Indikationen angegeben, die auf einer 5-stufigen Skala (1 a, 1 b, 2, 3, 4, früher durch eine Aufteilung in 2 a und 2 b bis 3 reichend) auf der höchsten Stufe des erwiesenen klinischen Nutzens stehen.

- Interpretation:
  1 a: klinischer Nutzen ohne Einschränkung erwiesen;
  1 b: klinischer Nutzen wahrscheinlich;
  2: im Einzelfall hilfreich;
  3: aufgrund unzureichender Daten noch nicht endgültig beurteilbar;
  4: meistens ohne klinischen Wert (aus grundsätzlichen Überlegungen oder bei gesicherter Datenlage).

Technische Durchführung

- Patientenvorbereitung:
  Vor der Untersuchung sollte der Patient über mindestens 6 h nüchtern sein. Es ist notwendig, eine genaue Anamnese im Hinblick auf entzündliche Erkrankungen und vorausgegangene Bestrahlungen zu erheben. Vor der Applikation werden das Körpergewicht des Patienten und der aktuelle Blutglukosespiegel bestimmt. Um Artefakte durch Speicherung in der Muskulatur zu minimieren, sollte der Patient bequem gelagert werden und während der Inkubationszeit nicht sprechen und sich nicht bewegen. Im Allgemeinen ist eine Wartezeit von 40–60 min nach Applikation bis zum Aufnahmebeginn zu empfehlen. In dieser Zeit kann dem

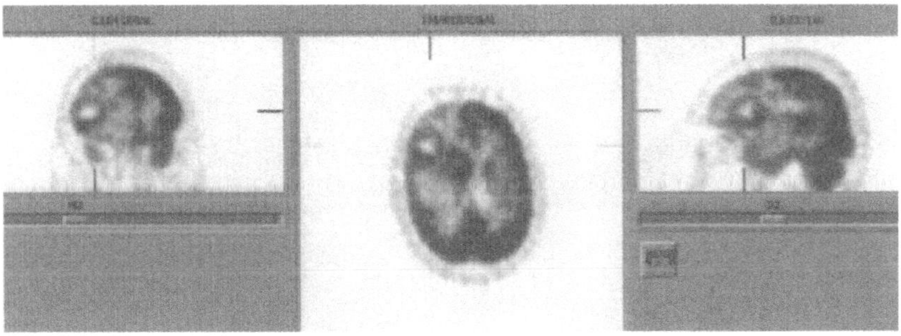

Abb. 7.103. ^{18}F-FDG-PET-Szintigraphie. 33-jähriger Mann, mit Astrozytom WHO II rechts fronto-temporal, Zustand nach stereotakt. Radiatio mit 55,8 Gy. Aktuell kortikal verminderter ^{18}F-FDG-Uptake im Bestrahlungsgebiet, zwei ringförmige Anreicherungen rechts fronto-temporal und im Bereich des Caput nuclei caudati. Verdacht auf Rezidive mit zentraler Nekrose.

Patienten ein glukosefreies Getränk (z. B. Wasser) angeboten werden, um die Glukosekonzentration in der Harnblase zu senken. Vor dem Untersuchungsbeginn ist es notwendig, die Harnblase zu entleeren, um die Harnblasenaktivität zu verringern.

- Applikations- und Aufnahmetechnik:
  Appliziert werden ca. 5 MBq/kgKG ^{18}F-FDG (270–300 MBq Gesamtdosis), für Kinder entsprechend Alter und Körpergewicht weniger. Nach der Wartezeit werden zunächst Transmissionsmessungen und anschließend Emissionsaufnahmen angefertigt (ca. 7–10 min pro Bettposition).

Ergebnisse

- Normalbefund:
  Ein physiologisch erhöhter Uptake ist im Gehirn, dem Myokard, der Leber, den Nieren, der Harnblase und dem Darm zu erwarten.
- Artefakte sind möglich durch entzündliche Veränderungen und postoperative Zustände.
- Lobsterzeichen: Bei Muskelverspannungen entsteht das sog. „Hummerzeichen" („lobster sign") mit weitgehend symmetrisch als verspannt erkennbaren Muskeln am Rücken (oft dann auch an Schultern und/oder am Zwerchfell). Es ist gängige Praxis, hier auch Beruhigungsmittel zur Vorbeugung einzusetzen. Es gibt Zentren, die generell oder überwiegend mit nichttransmissionskorrigierten Bildern arbeiten. Diese Bilder sind daran erkennbar, dass Haut und Lunge relativ „heiß" erscheinen, weil die zugehörige Strahlung unterdurchschnittlich geschwächt wird. Auch wenn man grundsätzlich primär transmissionskorrigierte Bilder dokumentiert, sollte man an die Möglichkeit denken, dass es die nichtkorrigierten Bilder gibt und dass diese in Problemfällen helfen können: beispielsweise an Metallimplantaten, manchmal auch an den Lungenrändern (allgemein an Dichtesprüngen) kann es Korrekturartefakte geben, die dann auf den unkorrigierten Bildern nicht vorhanden sind.

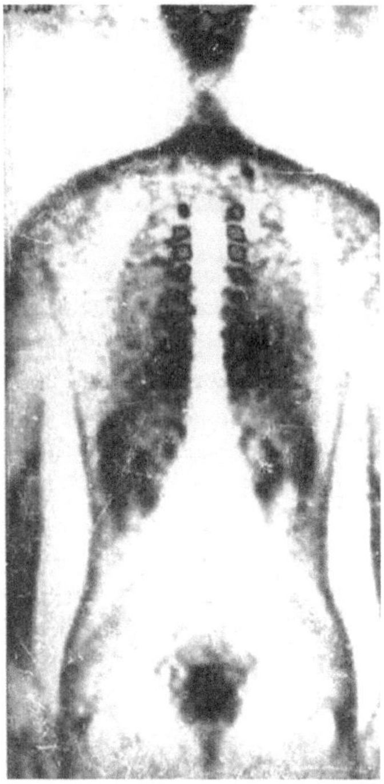

Abb. 7.104. Bei Muskelverspannungen entsteht das sog. „Hummerzeichen" („lobster sign") mit weitgehend symmetrisch als verspannt erkennbaren Muskeln am Rücken.

Indikationen zur Onkologie-PET

(Nach 3. Onko-PET-Konsensuskonferenz 2000, Nuklearmedizin 41: N4–N5, Feb 2002)

Indikationen sind:

- Differenzierte Schilddrüsenkarzinome:
  - radioiodnegative Läsionen: vermutetes Rezidiv oder Metastasen (hTg-Erhöhung oder pathologische morphologische Bildgebung) und negativer Jodscan.
- Hirntumoren:
  - Rezidivdiagnostik bei High-grade-Gliomen (FDG),
  - Rezidivdiagnostik bei Low-grade-Gliomen mit ^{11}C-Methionin,
  - Erkennung der malignen Entdifferenzierung eines Gliomrezidivs (FDG),
  - Bestimmung des Biopsieortes bei Verdacht auf Gliom (FDG).
- Hochmalignes Non-Hodgkin-Lymphom (NHL):
  - Therapiekontrolle.
- Kolorektale Karzinome:
  - Restaging (Lokalrezidiv, Lymphknotenmetastasen, Fernmetastasen) bei begründetem Verdacht (z. B. Tumormarkererhöhung oder pathologische Bildgebung).
- Kopf-Hals-Tumoren:
  - Lymphknoten(N)-Staging,
  - Rezidivdiagnostik.

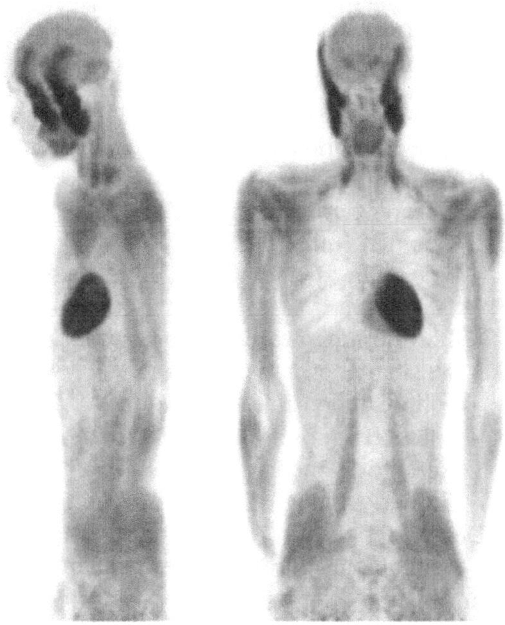

Abb. 7.105. Alles falsch gemacht. Maximum-intensity-Projektion (MIP) eines jungen Patienten, der nicht nüchtern war (Herzdarstellung), nach der Injektion Kaugummi kaute (Kaumuskel-Darstellung), Verspannungen in den Muskeln zeigte („Lobster"-Zeichen) und zu spät kam. Mit freundlicher Genehmigung von Dr. H. Everaert, Academisch Ziekenhuzis, Vrije Universiteit Brussel. Die Maximum-intensity-Projektion(MIP) ist eine Form der Projektion, die aus den tomographischen Daten errechnet wird, bei der in jedem Pixel der höchste Intensitätswert auf dem Projektionsstrahl eingetragen/errechnet ist, die als Datensatz aus allen Winkeln als „cine"/„movie" abgespielt einen 3-D-Eindruck im Betrachter erzeugt und die ab und zu im Cine-Modus die Drehrichtung zu wechseln scheint (subjektiv).

- Lungentumoren:
  - peripherer Rundherd bei Risikopatienten,
  - nichtkleinzelliges Bronchialkarzinom (NSCLC): Rezidivdiagnostik, Lymphknotenstaging.
- Malignes Melanom:
  - Rezidivdiagnostik/Nachsorge bei pT3- und pT4-Tumoren oder Zustand nach Metastasierung.
- Pankreas:
  - Primärtumor
  - Differenzialdiagnostik Karzinom vs. chronische Pankreatitis.
- Unbekannter Primärtumor (CUP = „cancer with unknown primary"):
  - Suche nach unbekanntem Primärtumor bei sonst negativer Bildgebung und vorliegender Histologie.

„Ia-Indikationen" für die Neuro-PET laut DGN-Leitlinien „Konsensus Neuro-PET" Januar 1998

Der Begriff der Ia-Indikation als höchster Indikationsstufe mit „erwiesenem klinischen Nutzen" und das zugehörige Indikationsschema werden bei der Onko-PET erläutert.

- Hirntumoren:
  - Differenzierung zwischen Rezidiv und Strahlennekrose bei malignen Gliomen (mit ^{18}F-FDG),
  - Erkennung der malignen Entdifferenzierung eines Gliomrezidivs (mit ^{18}F-FDG),
  - Bestimmung des Biopsieortes bei Verdacht auf Gliom (mit ^{18}F-FDG).
- Basalganglienerkrankungen:
  - frühe Differenzialdiagnose des M. Parkinson (mit ^{18}F-Fluorodopa),
  - frühe Diagnose von Multisystemdegenerationen (mit F-18-FDG oder Rezeptorliganden),
  - Früherkennung der Huntington-Erkrankung (mit ^{18}F-FDG).
- Demenz:
  - Frühdiagnostik der primären Demenzen (mit ^{18}F-FDG).
- Epilepsie:
  - Lokalisation des epileptogenen Fokus im Rahmen der präoperativen Epilepsiediagnostik bei Temporallappenepilepsien (mit ^{18}F-FDG).

Myokard-PET, „Ia-Indikationen" für die Myokard-FDG-PET laut Positionsbericht PET-AG der DGN im Internet

Der Begriff der Ia-Indikation als höchster Indikationsstufe mit „erwiesenem klinischen Nutzen" und das zugehörige Indikationsschema werden bei der Onko-PET erläutert.

- Erkennung und Beurteilung des Schweregrades der KHK:
  - bei Verdacht auf das Vorliegen einer KHK bzw. das Vorliegen nicht eindeutiger Untersuchungsergebnisse anderer diagnostischer Verfahren, einschließlich der Koronarangiographie.
- Identifikation von vitalem Myokard:
  - wenn der Patient aufgrund der koronarangiographischen Befunde für eine Revaskularisierung in Betracht kommt und die Ergebnisse der ^{201}Tl-Szintigraphie keinen Nachweis der Gewebevitalität erbringen,
  - wenn das Revaskularisationsverfahren mit einem hohen Risiko verbunden ist.

Technische Durchführung der PET-Untersuchungen (Tumor-FDG-PET, Neuro-FDG-PET und Myokard-FDG-PET)

- Patientenvorbereitung:

  Vor der Untersuchung sollte der Patient über mindestens 6 h nüchtern sein. Es ist notwendig, eine genaue Anamnese im Hinblick auf entzündliche Erkrankungen und vorausgegangene Bestrahlungen zu erheben. Vor der Applikation werden Körpergewicht des Patienten und aktuelle Blutglukosespiegel bestimmt.

- Orale Glukosegabe: Dosis von 50 g als wässrige Lösung, Blutzuckerkontrollen nach 30 min. Bei Blutzuckerwerten <140 mg% kann die Studie begonnen werden. Sollte der Blutzuckerwert zwischen 140–200 mg/dl betragen, ist die Gabe von 1–2 Einheiten Altinsulin erforderlich. Bei Blutzuckerwerten >200 mg/dl muss entsprechend mehr Insulin verabreicht werden. Als Richtlinie gilt: eine Einheit Insulin pro 30 mg Blutzucker/dl, die gesenkt werden müssen (http://www.ogn.at/my-ok_pet.html).
- Alternative: Glukose-Insulin-Kalium-Infusion (sog. „euglycemic hyperinsulinemic glucose clamp"), erfordert Überwachung des Patienten mit Blutzuckerkontrollen nach der Untersuchung.
- Spezielle Vorbereitungen von Patienten zur Tumor-FDG-PET:
  - Blutzuckerkontrolle und Ausschluss von der Untersuchung bei Werten >120 mg/dl,
  - Lasix bei Untersuchungen im Beckenbereich und Ganzkörperuntersuchungen mit Fragestellungen im Beckenbereich,
  - Sedierung bei Angst/Klaustrophobie und erwarteten Verspannungen.

- Applikation und Aufnahmetechnik:
  - Applikation: 300–400 MBq ^{18}FDG i.v.,
  - Aufnahme EKG-getriggert oder ungetriggert ab 40 min post injectionem für ca. 20 min.

7.14 Entzündungsszintigraphie

7.14.1 Galliumszintigraphie

Bei akuten Entzündungen entsteht eine Hyperämie mit Vasodilatation, es kommt zu einer vermehrten Durchlässigkeit der Kapillargefäße für Proteine sowie zu einer vermehrten Migration von Leukozyten. Gallium gelangt einerseits durch die Bindung an Transferrin in die Entzündung, andererseits auch über Laktoferrin und durch Bindung an Bakterien. Die Anreicherung von ^{67}Ga in Entzündungsprozessen ist unspezifisch, eine Aufnahme geschieht sowohl bei septischen Prozessen (z. B. septische Arthritiden) als auch bei aseptischen Prozessen (z. B. rheumatoide Arthritiden) und malignen Prozessen (s. Kap. 7.13 „Tumorszintigraphie"). Auch bei subakuten Entzündungsherden können positive Befunde auftreten. Wegen der relativ hohen Strahlenexposition sollte bei Kindern und Jugendlichen die Untersuchung nicht durchgeführt bzw. eine sehr strenge Indikationsstellung eingehalten werden.

Pharmakokinetik (s. Kap. 7.13 „Tumorszintigraphie")

Technische Durchführung

- Kameravorbereitung:
  Medium- oder High-energy-Kollimator, es ist ein ganzkörperfähiges System zu empfehlen, ggf. sollten zusätzlich SPECT-Aufnahmen durchgeführt werden.
- Spezielle Patientenvorbereitung:
  Entfällt.
- Applikation und Aufnahmetechnik:
  - Intravenöse Applikation von 150 MBq ^{67}Ga-Citrat.
  - Beginn der Ganzkörper- und Teilkörperaufnahmen nach 24 h post injectionem, ggf. zusätzlich nach 48 h und 72 h post injectionem.
  - Wegen der geringen Zählrate können an der Gamma-Kamera alle 3 Energiefenster (300, 185 und 93 keV) eingestellt werden. Um die Auflösung zu optimieren, ist es jedoch empfehlenswert, das 300-keV-Fenster abzuschalten und ein enges 93-keV-Energiefenster (±10%) zu wählen, dadurch kann die Streustrahlung der höheren Energien auf die unteren Energiefenster reduziert werden. Die Ganzkörperaufnahmen sollten mit einer Abtastgeschwindigkeit von 10 cm/min aufgenommen werden.
- Befunddokumentation:
  In der Regel ist eine analoge Dokumentation auf Röntgenfilm ausreichend (Ganzkörper- und Teilkörperaufnahmen). In Ausnahmefällen sollte zusätzlich eine SPECT-Aufnahme durchgeführt werden. Die besten Darstellungen sind nach ca. 48 h zu erzielen, in dringenden Fällen ist auch die 24-h-Aufnahme ausreichend.

Ergebnisse

- Normalbefund:
  Eine Anreicherung des Galliums in der Leber, der Milz, im Knochen und im Knochenmark sowie im Darm ist physiologisch. Darüber hinaus können Mehranreicherungen in den Tränen-, Speichel- und axillären Schweißdrüsen vorkommen.
- Artefakte:
  - Falsch-positive Befunde können durch eine physiologische Aufnahme von ^{67}Ga in den Darm und durch die Ausscheidung über die Faeces entstehen, deshalb sollten bei abdominellen Befunden immer zusätzliche Spätaufnahmen nach Gabe von Laxanzien durchgeführt werden.
  - Ferner kann die Speicherung in den Tränen-, Speichel- und axillären Schweißdrüsen symmetrisch oder asymmetrisch auftreten oder fehlen.
  - Durch Chemotherapeutika, z. B. Metotrexat, Cyclophosphamid und Bleomycin, kann es zu einer diffusen Lungenanreicherung kommen.
- Lungen- und mediastinale Entzündungen:
  Die Indikation zur Galliumszintigraphie besteht im Nachweis und zur Therapiekontrolle interstitieller Entzündungen, z. B. Sarkoidosen, ferner bei diffusen Pneumonien, z. B. durch Pneumocystis carinii oder Pilz-

pneumonien. Auch bei aktiven Tuberkuloseherden kann eine positive Speicherung beobachtet werden. Die Galliumanreicherung ist nicht spezifisch, sodass zur Befundsicherung zusätzliche Maßnahmen, z. B. eine Bronchoskopie mit Probeexzision, notwendig sind.

- Knochen- und Gelenkentzündungen:
  Bakterielle Prozesse lassen sich spezifischer mittels markierter Granulozyten darstellen. Unspezifische Osteomyelitiden können auch durch die 3-Phasen-Skelettszintigraphie oder mit Nanokolloiden lokalisiert werden, somit besteht heutzutage keine Indikation zur Galliumszintigraphie mehr.
- Abdomen und entzündliche Prozesse im Retroperitoneum:
  Durch die unspezifische Anreicherung von ^{67}Ga im Darm und durch die hepatobiliäre Exkretion ist die Beurteilung des Abdomens erschwert. Kleine Abszessherde können deshalb leicht übersehen werden, die Indikation besteht daher bei diffuser Peritonitis. Im Retroperitoneum sind entzündliche Prozesse in den Nieren eine häufige Indikation zur Galliumszintigraphie.

7.14.2 Leukozytenszintigraphie

Bei akuten Entzündungen kommt es neben Hyperämie und Vasodilatation zu einer vermehrten Migration von Leukozyten. Deshalb lassen sich bakterielle Prozesse mittels markierter Leukozyten darstellen. In Fällen mit chronischen Entzündungen sind Hyperämie und Leukozytenmigration weniger ausgeprägt, ferner sind nicht mehr überwiegend Granulozyten zu finden, sondern Lymphozyten und Plasmazellen. Die Befunde können sich deshalb unterschiedlich darstellen. In Extremfällen, z. B. bei gekapselten Abszessen, kann eine Leukozytenmigration fehlen (falsch negativer Befund).

Osteomyelitiden können sich abhängig vom Alter unterschiedlich ausbreiten. Hämatogene Entzündungen siedeln sich bei Säuglingen überwiegend in den gut durchbluteten Metaphysen an. Da noch eine intakte Gefäßverbindung zu den Epiphysen besteht, können entzündliche Prozesse bis in das Gelenk durchbrechen. Septische Arthritiden sind deshalb bei Säuglingen unter 1 Jahr nicht selten. Außerdem kann beim Durchbrechen der Kortikalis eine Periostitis entstehen.

- *Leukozytenszintigraphie mit ^{111}In-Oxin- oder ^{99m}Tc-HMPAO-markierten Eigenleukozyten*
  Die In-vitro-Markierung von Eigenleukozyten mittels ^{111}In- oder ^{99m}Tc-HMPAO nach Gradientenzentrifugation ist ein sehr aufwändiges Verfahren und wird deshalb nur in Ausnahmefällen (z. B. allergische Disposition) eingesetzt. Sie ist weitgehend durch die In-vivo-Markierung mittels ^{99m}Tc-markierter Granulozytenantikörper abgelöst worden.
- *Leukozytenszintigraphie mittels monoklonaler ^{99m}Tc-Antigranulozytenantikörper*
  Hierbei handelt es sich um eine In-vivo-Markierung von Eigengranulozyten durch Antigranulozytenantikörper, die aus Mäusen gewonnen wer-

den. Es werden sowohl die Granulozyten im Blut als auch die Granulozyten im Knochenmark und die Vorstufen der Granulozyten (Myelozyten) im Knochenmark markiert. Die Granulozytenantikörperszintigraphie eignet sich deshalb neben dem Entzündungsnachweis auch zur Knochenmarkszintigraphie (s. Kap. „Knochenmarkszintigraphie").

Pharmakokinetik

Innerhalb von 24 h nach Applikation werden nur ca. 5% der applizierten Aktivität über die Nieren ausgeschieden. Die Blutclearance korreliert mit der biologischen Halbwertszeit der markierten Granulozyten von 4–6 h. Ein Drittel der Aktivität wird an die blutbildenden Zellen im Knochenmark gebunden. Die Organe mit der höchsten Speicherung sind die Milz (2–5%) als Hauptabbauort der Granulozyten und die Leber (15–30%).

Technische Durchführung

- Kameravorbereitung:
  LEHR-Kollimator, bei der Suche nach okkulten Entzündungsherden ist ein ganzkörperfähiges System zu empfehlen, ggf. sollten zusätzlich SPECT-Aufnahmen durchgeführt werden.
- Spezielle Patientenvorbereitung:

> Wegen der Verwendung körperfremder Eiweiße können *allergische Reaktionen* auftreten, deshalb ist eine genaue Anamnese erforderlich. Es ist außerdem sinnvoll, vor der Applikation einen ausreichenden intravenösen Zugang zu schaffen (Braunüle)!

- Applikation und Aufnahmetechnik:
  - langsame, intravenöse Applikation von 600–740 MBq ^{99m}Tc-Antigranulozytenantikörpern,
  - Beginn der Ganzkörper- und Teilkörperaufnahmen nach 10 min post injectionem, zusätzliche Aufnahmen nach 4–5 h post injectionem und auf alle Fälle auch nach 24 h post injectionem.
- Befunddokumentation:
  In der Regel ist eine analoge Dokumentation auf Röntgenfilm ausreichend (Ganzkörper- und Teilkörperaufnahmen). In Ausnahmefällen sollten zusätzlich SPECT-Aufnahmen durchgeführt werden. Die wichtigsten Aufnahmen sind diejenigen nach 24 h, deshalb kann bei einer entsprechenden klinischen Notfallsituation auf die Aufnahmen nach 10 min oder 4–5 h verzichtet werden.

Ergebnisse

- Normalbefund:
  Nach 10 min findet sich ein Großteil der Aktivität noch intravaskulär, somit lassen sich die großen Gefäße darstellen. Danach ist eine physiolo-

gische Anreicherung in der Leber, der Milz und in den Nieren zu beobachten. Nach 4–5 h kommt auch das blutbildende Knochenmark zur Darstellung.

- Artefakte:
  Diese können entstehen durch zusätzliches Nebenmilzgewebe, unspezifische Leukozytenanreicherungen in chronisch-entzündlichem Gewebe, z. B. bei M. Crohn oder Colitis ulcerosa oder in der Umgebung von Tumoren.
- Pathologische Befunde:
  - Positive Befunde sind häufig bei Entzündungen im Prothesenbereich, z. B. bei Hüft- oder Knieprothesen, ferner bei Weichteilentzündungen oder Osteomyelitiden in der Peripherie. Falsch-positive Befunde, z. B. durch Granulationsgewebe im Prothesenbereich, werden beschrieben. Im Vergleich zur Galliumszintigraphie ist die physiologische Anreicherung im Abdomen geringer, sodass bei Verdacht auf abdominelle Entzündungsherde die Granulozytenszintigraphie eingesetzt werden sollte. Eine Entzündung sollte möglichst im Frühstadium lokalisiert werden, da in dieser Phase die Leukozytenmigration am ausgeprägtesten ist.
  - Falsch-negative Befunde treten immer bei entzündlichen Prozessen in der Wirbelsäule oder bei abgekapselten Abszessen mit geringer bis fehlender Leukozytenmigration auf. Endomyokarditiden sind wegen der geringen Menge entzündlich veränderten Gewebes nicht darstellbar. Nach Antibiotikagabe können ebenfalls falsch-negative Befunde beobachtet werden. Im Anschluss an eine Granulozytenszintigraphie kommt es wegen des Fremdproteins zur Bildung von humanen Antikörpern (HAMA), deshalb können bei einer Wiederholung der Szintigraphie in einem kurzen Abstand falsch-negative Befunde und allergische Reaktionen auftreten.

7.15 Speicheldrüsenszintigraphie

7.15.1 Anatomie und Physiologie

Die großen Speicheldrüsen sind jeweils paarweise angelegt, die Ausführungsgänge münden in die Mundhöhle. Die Glandulae (Gll.) parotideae (Ohrspeicheldrüsen) sind die größten Speicheldrüsen. Sie liegen im oberen Teil des Unterkieferastes vor der Ohrmuschel und vor dem äußeren Gehörgang. Der Ausführungsgang liegt gegenüber den 2. oberen Molaren in der Mundhöhle. Die Glandulae submandibulares (Unterkieferdrüsen) befinden sich in einer Bindegewebsloge am Unterrand des Unterkiefers. Die Mündung des Ausführungsgangs liegt unterhalb der Zungenspitze neben dem

Zungenbändchen. Die Glandulae sublinguales liegen auf dem Mundboden unterhalb der Zunge. Der hintere Drüsenanteil mündet in zahlreichen kleinen Gängen neben der Zunge. Der vordere Anteil hat einen einzigen Ausführungskanal und mündet unterhalb der Zungenspitze zusammen mit dem Ausführungskanal der Glandulae submandibulares in die Mundhöhle.

Täglich werden ca. 1,5 l Speichel von den Speicheldrüsen produziert. Dieser enthält neben Flüssigkeit auch Eiweiß und Enzyme, die die Verdauung einleiten. Die Absonderung des Sekrets wird reflektorisch (parasympathisch) ausgelöst.

Je nach abgesondertem Sekret unterscheidet man:
- Eiweiß- oder seröse Drüsen (z. B. Parotis),
- Schleimdrüsen,
- gemischte Drüsen (z. B. Submandibular- und Sublingualdrüsen).

Indikationen

Indikationen sind:
- Sialolithiasis mit Verdacht auf Obstruktion des Gangsystems,
- akute und chronische Entzündungen (Sialadenitis),
- Sicca-Syndrom (Sjögren-Syndrom).

Radiopharmakon

^{99m}Tc-Pertechnetat (PTT) kann aktiv in die Speicheldrüsen aufgenommen werden. Der maximale Uptake wird in den Gll. parotideae und submandibulares ca. 20–40 min nach Applikation erreicht, in den Gll. sublinguales erst später (90–120 min post injectionem). Der gesamte Speicheldrüsenuptake beträgt ca. 0,5% der applizierten Aktivität. Zur Stimulation der Ausscheidung des Pertechnetats dienen Zitronensaft oder Parasympathomimetika. Die Gll. sublinguales sowie die kleinen Speicheldrüsen sind in der Regel wegen der geringen Aktivitätsaufnahme nicht darstellbar.

Technische Durchführung

- Kameravorbereitung:
  LEAP- oder LEHR-Kollimator, Kamera mit angeschlossenem Rechnersystem.
- Spezielle Patientenvorbereitung:
  Zunächst sollten ein intravenöser und ein oraler Zugang in Form eines kleinen Schlauchstücks zur Applikation des Zitronensafts in die Mundhöhle gelegt werden. Die Untersuchung wird liegend in Rückenlage durchgeführt. Der Patient darf nicht erfahren, dass Zitronensaft oral appliziert wird, dies kann bereits bei der Manipulation am Schlauchsystem einen vorzeitigen Speichelfluss auslösen!

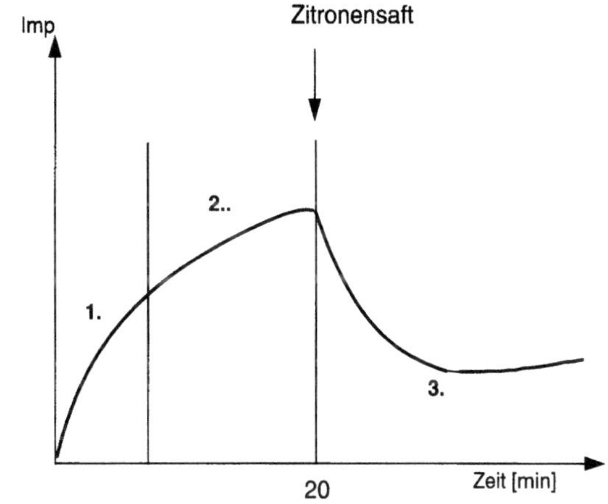

Abb. 7.107. Schema der Phaseneinteilung bei der Speicheldrüsenszintigraphie (Normaltyp). Phasenunterteilung: 1) Perfusion, 2) Sekretion, 3) Ausscheidung.

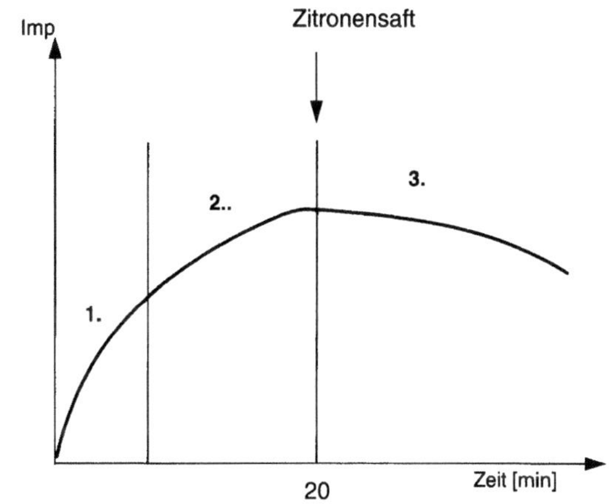

Abb. 7.108. Befund bei einer obstruktiven Speichelabflussstörung (z. B. durch Sialolithiasis). Die Ausscheidung des Sekrets ist verzögert (Phase 3).

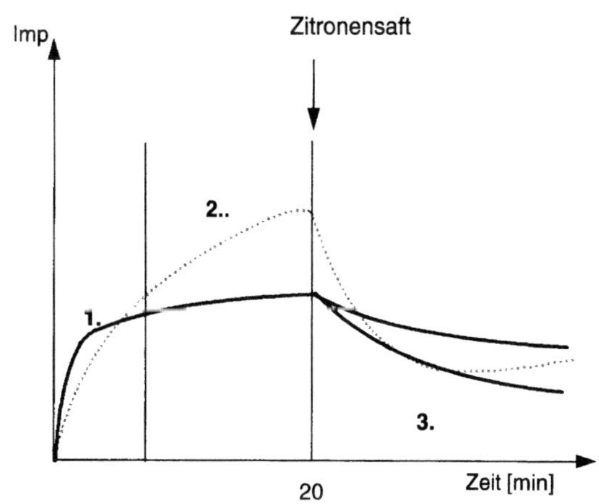

Abb. 7.109. Speicheldrüsenszintigraphie bei akuter Entzündung. Die Perfusion ist gesteigert (1) [gegenüber Normalverlauf (- - -)]. Die Sekretion ist vermindert (2). Die Ausscheidung ist normal oder verzögert (3).

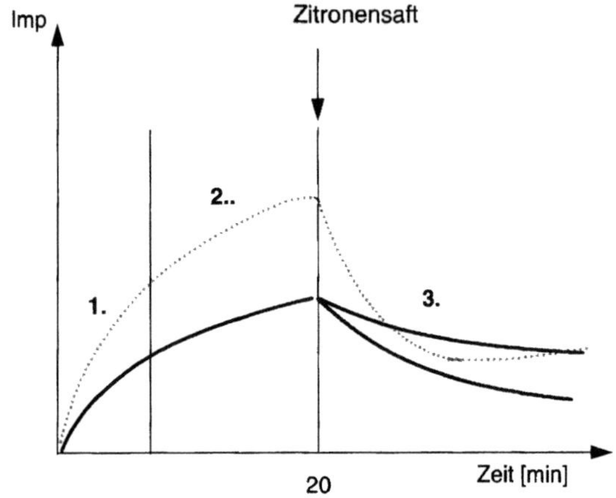

Abb. 7.110. Speicheldrüsenszintigraphie bei chronischer Entzündung. Die Sekretion ist vermindert (2). Die Ausscheidung ist normal bis verzögert (3).

- Applikation und Aufnahmetechnik:
  - Vor Applikation sollte auf einen optimalen Zoomfaktor geachtet werden.
  - Es werden 75–300 MBq ^{99m}Tc-Pertechnetat i.v. appliziert.
  - Anschließend werden Sequenzaufnahmen über 30–40 min (1 Bild pro Minute, Matrix 64×64) von ventral aufgenommen.
  - Zur Stimulation der Drüsensekretion werden in der 20. Minute 10 ml Zitronensaft in die Mundhöhle eingespritzt.
- Auswertung:
  - Die Auswertung erfolgt durch „regions of interest" über den Speicheldrüsen.
  - Nach Untergrundsubtraktion werden Zeit-Aktivitäts-Kurven erstellt.

Ergebnisse
- Fehlermöglichkeiten:
  - Natriumperchlorat (Irenat®) blockiert die Speicheldrüsen ähnlich wie die Technetiumaufnahme in der Schilddrüse.
  - Eine Suppression der Schilddrüse (TSH <0,01) führt zu einer Erhöhung des Speicheldrüsenuptakes (Umverteilung).
- Obstruktion durch Speicheldrüsenstein(e) (Sialolithiasis):
  - Im Akutstadium normale bis vermehrte Aktivitätsaufnahme in der entsprechenden Speicheldrüse, fehlende oder, je nach Ausmaß der Obstruktion, verzögerte Ausscheidung, auch nach Reizung.
  - Im chronischen Stadium kann infolge einer Parenchymschädigung bereits die Aktivitätsaufnahme in das Parenchym vermindert sein. Als Spätfolge kann die Speicheldrüsenfunktion vollständig ausfallen.
- Entzündung (Sialadenitis):
  - Im Akutstadium erhöhte Aufnahme durch Hyperperfusion, verminderter Aktivitätsabfall in der Sekretionsphase.
  - Im chronischen Stadium (z. B. Sjögren-Syndrom, Zustand nach Radiatio) verminderte Aktivitätsaufnahme in den betreffenden Speichel-

drüsen. Die Hyperperfusion durch den floriden Entzündungsprozess fehlt, ferner zeigt sich ein verminderter bis fehlender Aktivitätsabfall im exkretorischen Teil.

Bemerkung: Ein unauffälliges Speicheldrüsenszintigramm schließt leichtere bis mittelgradige Entzündungsformen nicht aus! Zur korrekten Befundinterpretation ist eine genaue Kenntnis der Anamnese Voraussetzung!

7.16 Gastrointestinaltrakt

7.16.1 Messung der Vitamin-B_{12}-Resorption (Schilling-Test)

Physiologie

Um den Bedarf des Menschen an Kobalamin (Vitamin B_{12}) zu decken, muss es mit der Nahrung zugeführt werden. Viel Vitamin B_{12} ist v.a. in tierischen Produkten, z.B. Fleisch, Eier, Leber und Milch, enthalten. Ein Mangel an Vitamin B_{12} führt zu:

- makrozytärer Anämie (perniziöse Anämie, M. Biermer) oder
- funikulärer Myelose, charakterisiert durch
  - Markscheidenschwund der Hinterstränge mit Gangunsicherheit (spinale Ataxie) und der Pyramidenbahn mit spastischer Parese,
  - Kribbelparästhesien an Händen und Füßen.

Durch die Magensäure wird Vitamin B_{12} im Magen aus der Nahrung abgespalten und bindet an „intrinsic factor" (IF). Im Duodenum setzt Trypsin das an Speichelproteine gebundene Vitamin B_{12} frei, dieses wird dabei an IF gebunden. Der Kobalamin-IF-Komplex wird anschließend im Dünndarm (Ileum) resorbiert. Durch spezielle Plasmaproteine gelangt Vitamin B_{12} zur Leber und zum teilungsaktiven Gewebe, z.B. dem Knochenmark.

Indikationen

Indikationen sind:

- gestörte Vitamin-B_{12}-Resorption,
- Unterscheidung zwischen Malabsorption und Intrinsic-factor-Mangel,
- M. Crohn.

Technische Durchführung

- Ohne IF:
  - Patientenvorbereitung:

  - -- Zehn bis 14 Tage vor der Untersuchung müssen alle Vitamin-B_{12}-Medikamente abgesetzt werden.
  - -- Vor der Applikation soll der Patient die Harnblase entleeren.
- Applikation und Messtechnik:
  - -- 20 kBq ^{57}Co-Kobalamin werden peroral appliziert.
  - -- Zwei Stunden später wird inaktives Vitamin B_{12} (1000 µg) i.m. appliziert (das nicht aktive Vitamin B_{12} dient als Ausschwemmdosis und soll kompetitiv das radioaktive Vitamin B_{12} aus der Plasmaeiweißbindung verdrängen, um dessen Ausscheidung zu fördern).
  - -- Im 24. h-Sammelurin wird die ausgeschiedene ^{57}Co-Vitamin-B_{12}-Menge am nächsten Tag im Bohrlochzähler bzw. der Gesamturin in einem Großvolumenzähler (z. B. Ringbecherzähler) gemessen.

▌ Mit IF:
Liegt eine Resorptionsstörung vor, wird der Test mit zusätzlicher Gabe von IF wiederholt. Falls ein Mangel an IF besteht, normalisiert sich das Testergebnis, bei einer echten Resorptionsstörung bleibt das Ergebnis pathologisch.

Ergebnisse

▌ Normalwert:
≥8% des applizierten ^{57}Co-Kobalamin im Sammelurin.

▌ Zwischenbereich:
4–8%.

▌ Pathologischer Bereich:
<4%.

▌ Mögliche Fehlerquellen:
- eingeschränkte Nierenfunktion,
- zu wenig Sammelurin (<600 ml),
- zusätzliche Gabe von Vitamin B_{12}.

7.16.2 Suche nach gastrointestinalen Blutungsquellen

Blutungsquellen im Magen-Darm-Bereich werden überwiegend endoskopisch lokalisiert und behandelt. Eine Indikation für die Nuklearmedizin besteht nur an schlecht zugänglichen Stellen, z. B. im Ileozaekalbereich und im Dünndarm unterhalb der Flexura duodenojejunalis und bei kleinen, intermittierend auftretenden Blutungen. Bei akuten Blutungen im Dünndarm ist in der Regel der Blutfluss ausreichend, um mittels Angiographie die Blutungsquelle zu lokalisieren und ggf. das betreffende Gefäß zu embolisieren. Die für den nuklearmedizinischen Nachweis benötigte Blutungsmenge ist um den Faktor 10 geringer (ca. >0,05 ml/min) als für die angiographische Methode. Neben der Blutungsmenge hängt der Blutungsnachweis jedoch auch von der Peristaltik des blutenden Darmabschnitts ab. Durch intermittierende Vorwärts- und Rückwärtsbewegungen kann der Blutungsort verdeckt werden. Akute Blutungen (>0,5 ml/min) lassen sich auch mit ^{99m}Tc-Nanokolloid darstellen. Ein entscheidender Nachteil ist jedoch die rasche Abnahme der Blutaktivität durch Bindung an das retikuloendotheliale System (RES). Intervallartig verlaufende Blutungen können besser mit markierten Eigenerythrozyten dargestellt werden, da die Untersuchungszeit über 24 h ausgedehnt werden kann.

Indikationen

Indikationen sind:
- unklare Blutungsquelle,
- intermittierend auftretende okkulte Blutungen.

Radiopharmaka

^{99m}Tc-Nanocolloid wird aus menschlichem Serumalbumin hergestellt, die Teilchengröße des mit ^{99m}Tc markierten Kolloids liegt zu 95% bei <80 nm. Nach i.v.-Applikation kommt es zu einer sehr raschen Blutclearance durch phagozytierende Zellen des retikuloendothelialen Systems in der Leber, der Milz und dem Knochenmark.

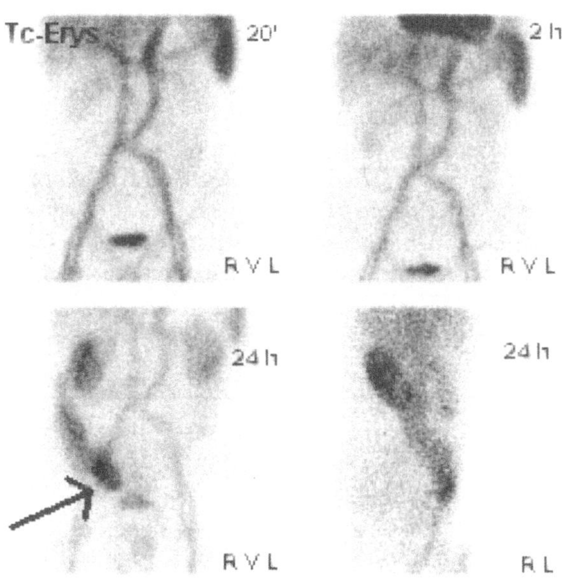

Abb. 7.111. Gastrointestinale-Blutungslokalisation mit ^{99m}Tc-markierten Eigenerythrozyten. Nach 24 h erscheint eine pathologische Anreicherung im Ileozaekalbereich. Physiologische Darstellung von Leber, Milz und den großen Gefäßen.

Technische Durchführung

- Patientenvorbereitung:
  Entfällt.
- Kameravorbereitung:
  LEHR- oder LEAP-Kollimator.
- Applikation und Aufnahmetechnik:
  - intravenöse Applikation von 100–150 MBq ^{99m}Tc-Nanokolloid,
  - dynamische Sequenzszintigraphie des Abdomens von ventral über 20 min (1 Bild/min),
  - anschließend statische Aufnahmen aus verschiedenen Projektionen.

^{99m}Tc-Eigenerythrozyten (In-vitro-Markierung)

Technische Durchführung

- Patientenvorbereitung:
  Entfällt.
- Kameravorbereitung:
  LEHR- oder LEAP-Kollimator.
- Applikation und Aufnahmetechnik:
  - In-vitro-Markierung von Eigenerythrozyten mit ^{99m}Tc-PTT:
    - Entnahme von 5 ml Blut mit einer zuvor heparinisierten Spritze;
    - Tecemin® (im Handel erhältlicher Markierungskit der Fa. Behring®) in 0,5 ml 0,9%iger NaCl-Lösung auflösen, das abgenommene Blut zugeben und über 10 min schütteln;
    - anschließend Trennung durch Zentrifugieren (4000 U/min, 2 min *ohne* Bremse);
    - mittels Eppendorf®-Pipette ca. 1,5 ml Sediment abziehen und zu 1–1,1 GBq ^{99m}Tc-Pertechnetat (möglichst in einem kleinen Volumen von maximal 0,5 ml) geben, das Ganze zur Markierung 15 min ruhen lassen;
    - zur Trennung erneut zentrifugieren (4000 U/min, 2 min *ohne* Bremse);
    - Überstand abpipettieren und messen, anschließend Aktivität im Sediment (= Erythrozyten) messen.

Die Erythrozytenausbeute lässt sich errechnen nach (Normwert 70–90%):

$$\text{Erythrozytenausbeute}\,[\%] = \frac{\text{Aktivität}_{\text{Sediment}}}{\text{Aktivität}_{\text{Gesamt}}} \times 100$$

- -- Sediment mit ca. 3 ml 0,9%iger NaCl-Lösung verdünnen und daraus die benötigte Menge (ca. 400–600 MBq) aufziehen;
- -- i.v.-Reinjektion von ca. 600 MBq ^{99m}Tc-in-vitro-markierter Eigenerythrozyten;

-- dynamische Sequenzszintigraphie des Abdomens von ventral über 20 min (1 Bild/min);
-- anschließend statische Szintigraphie in kurzen Zeitintervallen von ca. 2-3 h bis zu 24 h.

■ ^{99m}Tc-Eigenerythrozyten (In-vivo-Markierung mit Sn-DTPA)

Technische Durchführung

■ Patientenvorbereitung:
Entfällt.

■ Kameravorbereitung:
LEHR- oder LEAP-Kollimator.

■ Applikation und Aufnahmetechnik:
- In-vivo-Markierung von Eigenerythrozyten mit ^{99m}Tc-PTT:
  -- Dazu wird inaktive Zinndiäthylentriaminpentaessigsäure, welche sich in vivo an Erythrozyten bindet, vorinjiziert. Zinn bewirkt als Reduktionsmittel die Erythrozytenmarkierung.
  -- Nach 30 min werden 600 MBq ^{99m}Tc-PTT i.v. nachappliziert und eine Sequenzszintigraphie (wie oben beschrieben) gestartet.

Ergebnisse

■ Blutungsquellen stellen sich in der Regel durch eine Mehranreicherung intraluminär dar, die mit der Darmperistaltik fortbewegt wird.

■ Fehlermöglichkeiten:
- ungenügende Markierungsausbeute, dadurch Sekretion von freiem ^{99m}Tc aus den Belegzellen des Magens mit Fehlinterpretation einer Blutungsquelle;
- zu früher Abbruch der Untersuchung (keine Spätaufnahmen nach 24 h).

7.16.3 Spezielle Blutungsquellensuche (Meckel-Divertikel)

■ Physiologie

Meckel-Divertikel sind Reste des fetalen Ductus omphalomesentericus, diese können ektope Magenschleimhaut enthalten. Bei Kindern liegen die Meckel-Divertikel in der Regel ca. 50 cm bis 1 m oberhalb des Ileozaekalpols. Klinisch können durch Sekretion von Magensäure Ulzera und Blutungen im Dünndarm entstehen.

Technische Durchführung

■ Patientenvorbereitung:
Einen bis 3 Tage vor der Untersuchung sollte ein H_2-Rezeptorantagonist, der die Belegzellen des Magens an einer Sekretion von ^{99m}Tc-PTT in das

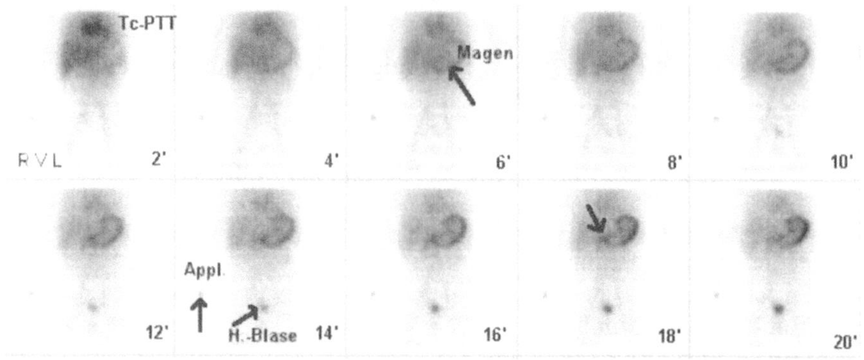

Abb. 7.112. ^{99m}Tc-PTT-Szintigraphie des Abdomens. Normalbefund, physiologischer Uptake im Magen mit beginnender Wanderung der von den Belegzellen des Magens sezernierten Aktivität in das Duodenum. Geringe Speicherung in der Harnblase.

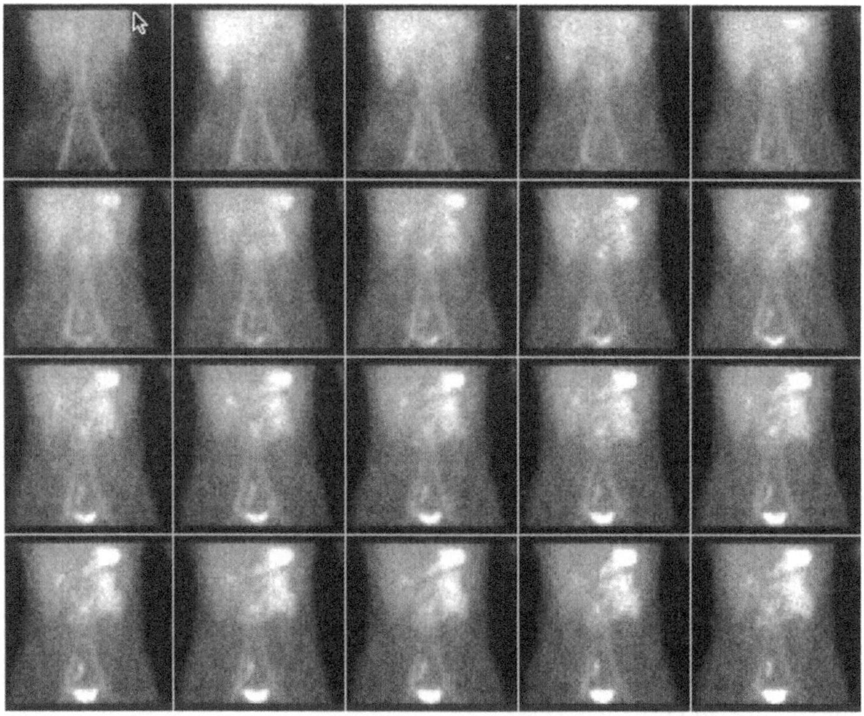

Abb. 7.113. ^{99m}Tc-PTT-Szintigraphie, Verdacht auf Meckel-Divertikel. Ab etwa 6 min post injectionem (zeitgleich mit der Magendarstellung) beginnende Mehrspeicherung durch ektope Belegzellen im rechten unteren Abdomen oberhalb der Harnblase.

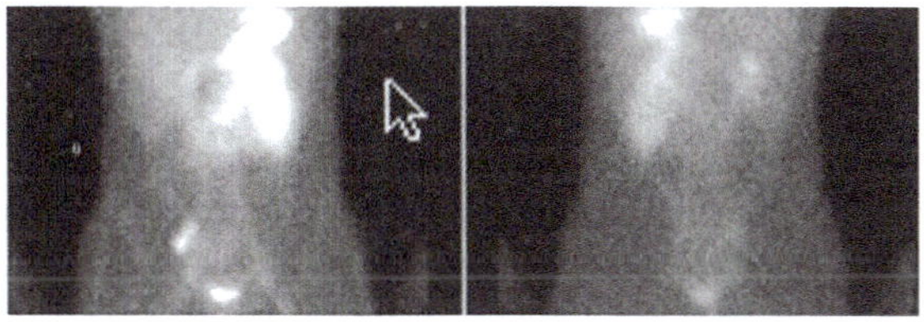

Abb. 7.114. ^{99m}Tc-PTT-Szintigraphie, Verdacht auf Meckel-Divertikel, Aufnahme 30 min post injectionem, persistierende Mehrspeicherung im rechten unteren Abdomen; histologisch Meckel-Divertikel.

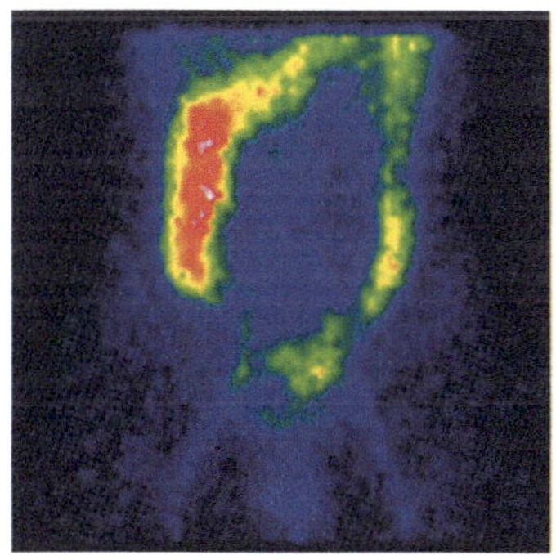

Abb. 7.115. ^{99m}Tc-Eigenerythrozyten, positiver Nachweis der Blutung aus dem zuvor diagnostizierten Meckel-Divertikel im rechten unteren Abdomen.

Darmlumen hindert, verabreicht werden. Unmittelbar vor der Untersuchung darf *keine Schilddrüsenblockade* mit Irenat® erfolgen, da dadurch die Aufnahme des Pertechnetats in die Belegzellen des Magens blockiert wird.

- Kameravorbereitung:
  LEAP-Kollimator.
- Applikation und Aufnahmetechnik:
  - Direkt nach Applikation von max. 400 MBq ^{99m}Tc-PTT i.v. werden dynamische Sequenzaufnahmen 0–40 min post injectionem (1 Bild/min) von anterior angefertigt.
  - Bei Erwachsenen und älteren Kindern empfiehlt sich ggf. zusätzlich die Applikation von 300 mg Cimetidin 1–3 Tage vor der Untersuchung, um die Sekretion der Belegzellen im Magen zu verzögern und dadurch Artefakte zu vermeiden.

Ergebnisse

- Meckel-Divertikel lassen sich an einer punktförmigen Mehrspeicherung im Dünndarm erkennen, diese kommt zeitgleich wie orthotop gelegenes Magenschleimhautgewebe zur Darstellung.
- Artefakte:
  - Artefakte durch entzündliche Veränderungen sind möglich. Durch eine Hyperämie kann es ebenfalls zu einer Mehrspeicherung im Abdo-

men kommen, die aber im Unterschied zum Meckel-Divertikel nur passager auftritt.
- Duplikaturen des terminalen Ileums können in seltenen Fällen ebenfalls ektopes Magenschleimhautgewebe enthalten und sich deshalb im Szintigramm positiv darstellen. Sie sind durch nuklearmedizinische Methoden nicht von echten Meckel-Divertikeln zu unterscheiden.

- Da nur ein Teil der Meckel-Divertikel (ca. 80%) ektope Magenschleimhaut enthalten, sind auch falsch-negative Befunde möglich.

8 Therapie mit offenen radioaktiven Stoffen

H. Elser

Die Therapie mit offenen Radionukliden ist eine Strahlenbehandlung. Der Unterschied zur perkutanen Strahlentherapie besteht darin, dass die radioaktiven Strahler in das Organ oder unmittelbar an den zu bestrahlenden Herd gebracht werden. Durch überwiegende Verwendung von Beta-Strahlern mit einer geringen Eindringtiefe in das Gewebe (Millimeterbereich) erreicht die „interne Strahlentherapie" eine ausreichend hohe Herddosis im kranken Gewebe. Durch die geringe Reichweite der verwendeten Radionuklide kann zugleich das benachbarte gesunde Gewebe geschont werden. Therapiebedingte Nebenwirkungen werden daher äußerst selten beobachtet. Um das Radionuklid selektiv an den Krankheitsherd zu transportieren, werden z. T. physiologische Transportvorgänge (Radiojodtherapie von Schilddrüsenerkrankungen) genutzt oder das Radiopharmakon wird lokal (Radiosynoviorthese) in das betroffene Gelenk oder in die betroffene Körperhöhle appliziert.

8.1 Indikationen zur Therapie mit offenen Radionukliden

Indikationen sind:
- gutartige und bösartige Schilddrüsenerkrankungen,
- entzündliche, z. B. rheumatoide Gelenkerkrankungen,
- palliative Therapie von metastasierenden Tumoren.

8.2 Radiojodtherapie bei gutartigen Schilddrüsenerkrankungen

8.2.1 Indikationen

Indikationen sind:
- Manifeste oder latente Hyperthyreosen durch:
  - Schilddrüsenadenome,

- multifokale Autonomien,
- disseminierte Autonomien,
- Autoimmunhyperthyreosen (M. Basedow);

- Strumaverkleinerung bei euthyreoter Schilddrüsenfunktion (nur falls Kontraindikation zur Operation).

Technische Durchführung

^{131}I wird entweder oral (z. B. Kapsel) oder intravenös appliziert und durch den Jodstoffwechsel in der Schilddrüse angereichert. Um die Jodkinetik individuell erfassen zu können, ist eine prätherapeutische Messung mit einer geringen Tracermenge gesetzlich vorgeschrieben (Radiojoduptaketest).

Radiojoduptaketest = Radiojod-2-Phasen-Test

Patientenvorbereitung: Der Patient soll zur Applikation nüchtern sein und ebenfalls bis ca. 2 h nach Applikation keine Nahrung zu sich nehmen.

Nach oraler Applikation von ca. 10 MBq ^{131}I wird die Radiojodaufnahme in der Schilddrüse mittels Szintillationszähler nach 2 h, 24 h und 48 h in einem definierten Abstand gemessen (Szintillationsmesssonde mit zylindrischem Kollimator, 30 cm Abstand von der Schilddrüse). Die gemessenen Impulsraten werden mittels einer Standardmessung in Prozent der verabreichten Aktivität umgerechnet. Aus den Uptakewerten werden der maximale ^{131}I-Uptake (in der Regel der 24. h-Wert) sowie die effektive Halbwertszeit des ^{131}Jods aus dem Kurvenabfall berechnet. Für eine genauere Bestimmung der effektiven thyreoidalen Halbwertszeit sind zusätzliche spätere Messungen (bis zu 8 Tagen) zu empfehlen. Die Radiojodaufnahme in die Schilddrüse ist individuell sehr unterschiedlich. Sie ist stark abhängig vom Jodangebot in der Nahrung und von der Stoffwechsellage der Schilddrüse, dies findet Berücksichtigung im Testergebnis.

Ergebnisse

- Euthyreose, geringer Jodmangel, ^{131}I-Uptake:
  - nach 2 h 15–25%,
  - nach 24 h 30–60%,
  - nach 48 h 30–60%.
- Hyperthyreose:
  - ^{131}I-Uptake beschleunigt und erhöht *mit* Abnahme nach 24 h (das Kurvenmaximum kann insbesondere bei Autoimmunhyperthyreosen auch vor dem 24-h-Wert liegen).
- Vermehrte Jodavidität:
  - ^{131}I-Uptake erhöht ohne Abnahme nach 24 h.
- Hypothyreose:
  - ^{131}I-Uptake vermindert.

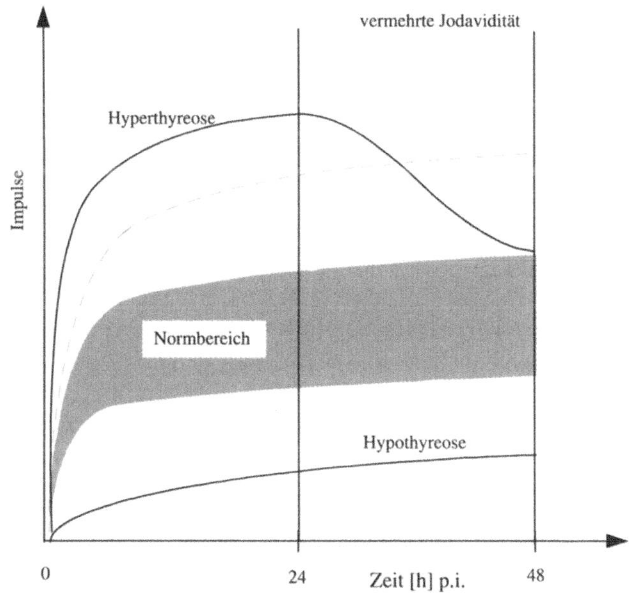

Abb. 8.1. Schematische Darstellung der Radiojodaufnahme in der Schilddrüse innerhalb der ersten 48 h bei Funktionsstörungen der Schilddrüse und bei Jodmangel.

Therapieberechnung

Zur Bestimmung der therapeutischen Aktivität wird in Deutschland überwiegend die Marinelli-Formel eingesetzt:

$$^{131}\text{I-Aktivität [MBq]} = \frac{\text{Herddosis [Gy]} \times \text{Herdvolumen [ml]}}{^{131}\text{I-Uptake}_{max}[\%] \times \text{HWZ}_{eff}} \times F$$

F	= Konstante, bei Verwendung der neuen SI-Einheiten ist F = 25
^{131}I-Uptake$_{max}$	= maximale ^{131}I-Aufnahme in der Schilddrüse, bezogen auf die applizierte Aktivität
HWZ$_{eff}$	= effektive Halbwertszeit des ^{131}I in Tagen in der Schilddrüse

Bei der Radiojodtherapie werden folgende Herddosen im Zielvolumen angestrebt:

Schilddrüsenadenome	300–400 Gy
multifokale Autonomien	150 Gy
disseminierte Autonomien	150 Gy
Autoimmunhyperthyreosen (M. Basedow)	150–200 Gy
euthyreote Struma (Strumaverkleinerungstherapie)	bis 150 Gy

Die Radiojodtherapie darf in Deutschland nur stationär in speziellen Bettenstationen durchgeführt werden.

Während der Therapie muss der zeitliche Aktivitätsverlauf kontrolliert werden. Für alle Patienten ist ein stationärer Mindestaufenthalt von 2 Tagen gesetzlich vorgeschrieben. Die Entlassung von Patienten ist in der Richtlinie Strahlenschutz in der Medizin geregelt. Seit November 1997 wurde die Entlassungsdosis nach Ziffer 10 der Richtlinie Strahlenschutz in der Medizin erhöht. Danach ist es möglich, einen Patienten zu entlassen, wenn er für andere Personen in 2 m Abstand eine Äquivalenzdosis von 1 mSv pro Jahr nicht überschreitet, d.h. wenn die Restaktivität am Entlassungstag 3,5 µSv/h, gemessen in 2 m Abstand, nicht übersteigt. Dies entspricht einer Entlassungsaktivität von 250 MBq ^{131}Iod (früher 75 MBq ^{131}Jod). Ausnahmen hiervon sind in der Richtlinie beschrieben. Eine vorzeitige Entlassung ist aus sozialen oder medizinischen Gründen möglich. Beim zuständigen Gewerbeaufsichtsamt ist eine vorzeitige Entlassung eines Patienten anzeigepflichtig, falls die Strahlenexposition für andere Personen im Abstand von 1 m 5 mSv pro Jahr nicht übertrifft. Genehmigungspflichtig ist eine Entlassung bei höheren Strahlenexpositionen. In den Ausnahmefällen ist dem Gewerbeaufsichtsamt eine Dosisabschätzung vorzulegen. Um die Gefährdung für andere Personen so gering wie möglich zu halten, muss der Patient *in jedem Fall* anhand eines Merkblatts nach Anlage A 13 der Richtlinie über die Verhaltensweise belehrt werden, um die Strahlenexposition für andere Personen in seiner Umgebung so gering wie möglich zu halten.

Die volle Wirkung der Radiojodtherapie tritt erst 3–6 Monate nach der Behandlung ein.

Nach dem stationären Aufenthalt wird eine ambulante Nachsorge bis 1 Jahr nach Therapie empfohlen. Für die ambulanten Kontrolluntersuchungen wird in Heidelberg das in Abb. 8.2 dargestellte Schema angewandt, wobei zwischenzeitliche Kontrollen durch den Hausarzt empfohlen werden.

Radiojodtherapie

nach 6 Wochen

↓

Laborkontrolle (TSH_b, fT_3, fT_4)

nach 6 Wochen

↓

Laborkontrolle (TSH_b, fT_3, fT_4)

nach 3 Monaten

↓

Laborkontrolle (TRH-Test), Schilddrüsenszintigraphie + -sonographie

nach 3 Monaten

↓

Suppressionsszintigraphie, Sonographie + TSH-Test

nach 3 Monaten

↓

Abschlussuntersuchung

Szintigraphie, Sonographie + TRH-Test

Abb. 8.2. Nachsorgeschema nach Radiojodtherapie bei funktioneller Autonomie (Heidelberger Schema).

8.3 Radiojodtherapie differenzierter Schilddrüsenkarzinome

Die Radiojodtherapie bei differenzierten Schilddrüsentumoren ist möglich, da differenzierte Schilddrüsenkarzinome (papilläre und follikuläre) in der Lage sind, Radiojod zu speichern.

8.3.1 Indikationen

Indikationen sind:

- Papilläre Schilddrüsenkarzinome >T1, N0, M0.
- Follikuläre Schilddrüsenkarzinome, unabhängig vom Tumorstadium.

- Relative Indikation:
  - onkozytäre Schilddrüsenkarzinome (speichern in der Regel kein Jod, aber falls zusätzliche follikuläre oder papilläre Tumoranteile vorhanden sind, kann ggf. Radiojod aufgenommen werden).

- Keine Indikation:
  - medulläre Schilddrüsenkarzinome (stammen von den C-Zellen ab, eine Jodspeicherung ist deshalb nicht zu erwarten);
  - anaplastische Schilddrüsenkarzinome (speichern in der Regel wegen zu starker Entdifferenzierung kein Jod).

Die Radiojodtherapie dient zur Ablation des Restschilddrüsengewebes nach Operation sowie zur Therapie und Darstellung jodspeichernder Metastasen.

Ablationstherapie

Die Radiojodaufnahme in differenzierten Schilddrüsenkarzinomen ist gegenüber normalem Schilddrüsengewebe vermindert, deshalb ist eine Radiojodtherapie bei Schilddrüsenkarzinomen erst durchführbar, wenn die Schilddrüse (Tumor und gesundes Schilddrüsengewebe) chirurgisch entfernt worden ist (totale Thyreoidektomie). Um eine möglichst optimale Radiojodaufnahme zu erhalten, ist eine möglichst hohe endogene TSH-Stimulation (>30 IE) anzustreben. Die Therapie sollte zu diesem Zweck erst 4–6 Wochen postoperativ stattfinden. Zwischenzeitlich muss auf eine Schilddrüsenhormonsubstitution verzichtet werden. Um die Hypothyreosephase für den Patienten zu verkürzen, kann alternativ eine T3-Medikation bis 2 Wochen vor Therapie verabreicht werden. Danach sollten alle Schilddrüsenmedikamente bis zur Therapie abgesetzt werden.

Bei der Radiojodtherapie differenzierter Schilddrüsenkarzinome (Ablations- und Metastasentherapie) werden Herddosen von 500–1000 Gy im Zielvolumen angestrebt. In Deutschland werden dazu Standardaktivitäten von 4–8 GBq oral oder i.v. appliziert.

Im Rahmen der stationären Aufenthalts wird durch ein „Posttherapieszintigramm" das Restschilddrüsenvolumen bzw. das Vorhandensein von Metastasen überprüft. Notwendig ist ferner ein Kontrollszintigramm zum Nachweis der vollständigen Schilddrüsenablation ca. 12 Wochen nach der

6 Wochen vor stationärer Therapie

↓

Absetzen der thyreosubstitutiven und -suppressiven Schilddrüsenmedikation mit Levothyroxin (T_4)

↓

stattdessen bis 2 Wochen vor der stationären Aufnahme

↓

Liothyronin (T_3) 3×20 µg/d (2 - 1 - 0)

↓

die letzten 2 Wochen vor Therapie

↓

keine Schilddrüsenmedikamente

↓

Radiojodtherapie bzw. diagnostisches Ganzkörperszintigramm

Abb. 8.3. Absetzschema vor Radiojodtherapie bei differenzierten Schilddrüsenkarzinomen (Heidelberger Schema).

Radiojodtherapie. Da eine Mindestaktivität von 400 MBq ^{131}J gefordert wird, muss diese stationär nach Absetzen der Schilddrüsenmedikation (vgl. Abb. 8.3) erfolgen. Die Szintigraphie soll als Ganzkörperszintigramm 48 h - besser 72 h - nach Applikation durchgeführt werden.

Metastasentherapie

Die Durchführung einer Radiojodtherapie ist abhängig von der Lokalisation der Metastasen. Bei lokoregionären Metastasen (Schilddrüsenbett oder zervikale Lymphknoten) wird generell eine Operation empfohlen. Fernmetastasen werden unter Berücksichtigung der individuellen Situation des Patienten in der Regel einer weiteren Radiojodtherapie zugeführt (abhängig vom Radiojodspeichervermögen). Ausnahmen sind instabile Frakturen und Metastasen in Organen, die ein rasches chirurgisches Vorgehen erforderlich machen. Eine perkutane Radiatio ist dann indiziert, wenn alle anderen Mittel ausgeschöpft sind.

Nachsorge

Nach Abschluss der Primärtherapie wird eine lebenslange Nachsorge bei Patienten mit differenzierten Schilddrüsenkarzinomen empfohlen. In den ersten 5 Jahren soll ein 6-Monats-Intervall eingehalten werden, danach kann die Untersuchung jährlich erfolgen. Die Nachsorge sollte möglichst an größeren Zentren durchgeführt werden (zur Verlaufskontrolle differenzierter Schilddrüsenkarzinome s. auch Kap. 7.2.2).

8.4 Radionuklidtherapie von Gelenkerkrankungen (Radiosynoviorthese)

8.4.1 Indikationen

Indikationen sind:
- proliferative Synovitis im Rahmen der chronischen Polyarthritis,
- Rezidivsynovitiden nach Synovektomie,
- (aktivierte Arthrose).

Technische Durchführung

Nach Desinfektion der Haut über dem Gelenk wird unter sterilen Bedingungen eine Punktion des betroffenen Gelenks, ggf. unter Durchleuchtung, vorgenommen. Ist ein Erguss vorhanden, wird dieser zunächst teilweise abpunktiert, danach wird bei einer ausreichenden Verteilung, die durch ein

Tabelle 8.1. Radionuklide für die intraartikuläre Therapie (Radiosynoviorthese)

Radioisotope	HWZ [d]	Zerfallsart	Maximale Beta-Energie [meV]	Reichweite im Gewebe [mm]
^{169}Er-Zitrat	9,5	Beta	0,34	0,3
^{186}Re-Sulfid	3,7	Beta, Gamma	0,98	1,2
^{90}Y-Silikat	2,7	Beta	2,2	3,6

Verteilungsszintigramm geprüft wird, das zur Therapie notwendige Radionuklid streng intraartikulär appliziert. Nach der Radiosynoviorthese muss das behandelte Gelenk mindestens 48 h ruhiggestellt werden (Schiene, Klettverband). Eine weitere Woche lang sollte das Gelenk geschont werden. Die volle Wirkung der Therapie kann erst nach 3–6 Monaten beurteilt werden.

Ergebnisse

- Die Ergebnisse der Radiosynoviorthese sind abhängig vom Stadium und der Ausprägung des lokalen Gelenkprozesses, der Lokalisation des Gelenks, dem allgemeinen Krankheitsverlauf und der Verteilung des Radionuklids im Gelenk. In größeren Studien werden Schmerzlinderungen zwischen 60 und 95% in Abhängigkeit von der Lokalisation des Gelenks über 2 Jahre beschrieben.

Nebenwirkungen

- Selten: lokale Gewebsnekrosen,
- Strahlensynovitis,
- Induktion von Malignomen (bisher nur einmal beobachtet),
- Entwicklung frühzeitiger degenerativer Gelenkveränderungen.

8.5 Weitere Möglichkeiten der Therapie mit offenen Radionukliden

Weitere Möglichkeiten sind:

- Therapie von Knochenschmerzen bei ossär metastasierenden Tumoren (Mamma-, Prostatakarzinom);
- ^{32}P-Therapie bei Polycythaemia vera;
- Therapie neuroendokriner Tumoren: ^{131}I-MIBG-Therapie bei Neuroblastomen und metastasierenden Phäochromozytomen;
- Therapie des rezidivierenden malignen Aszites;
- Radioimmuntherapie;

Tabelle 8.2. Radiopharmaka zur Behandlung von Knochenschmerzen und der Polycythaemia vera.

Radionuklid	Pharmazeutikum	HWZ_{phys} [d]	Zerfallsart	Zerfallsenergie [MeV]	Maximale Reichweite im Gewebe [mm]	Beta-Energie [keV]
^{89}Sr	Chlorid	50,5	Beta	0,6	6,7	–
^{153}Sm	EDTMP	1,95	Beta	0,2	3,4	103
^{186}Re	HEDP	3,8	Beta	0,4	4,7	137
^{32}P*	Orthophosphat	14,3	Beta	0,7	7,9	–
^{224}Ra	Chlorid	3,6	Alpha	5,7 und 5,4	0,05	–

* nur zur Behandlung der Polycythaemia vera, ^{32}P ist in Deutschland zur Schmerztherapie nicht zugelassen.

- ^{224}Ra-Chlorid zur Behandlung von Schmerzzuständen bei therapieresistentem M. Bechterew;
- ^{224}Radiumchlorid bei Spondylitis ankylosans;
- ^{153}Samarium bzw. ^{186}Rhenium-Therapie von schmerzhaften Knochenmetastasen.

8.5.1 Therapie mit ^{224}Ra-Radiumchlorid bei Spondylitis ankylosans (M. Bechterew)

Die Spondylitis ankylosans ist eine chronisch-entzündliche Erkrankung des rheumatischen Formenkreises, die Ursache ist unklar, eine genetische Disposition ist bekannt. Sie beginnt in der Regel im 3. Lebensjahrzehnt. Unter anderem kommt es zu entzündlichen Veränderungen in den Zwischenwirbelgelenken, den Iliosakralgelenken und an den Ansatzstellen der großen Sehnen im Stammskelett. Es entstehen schmerzhafte Bewegungseinschränkungen bis zur Versteifung der Wirbelsäule mit statischen Problemen. Radiumchlorid reichert sich im Skelett an Stellen mit gesteigertem Knochenstoffwechsel vermehrt an. Vermutlich kommt es durch Anreicherung in den entzündlich veränderten Gelenken zu einer lokalen Bestrahlung. Man vermutet neben der antientzündlichen Komponente eine Hemmung der Osteoblasten und dadurch eine Verzögerung der Syndesmophytenbildung.

Indikation

Indikation ist ausschließlich die Spondylitis ankylosans (M. Bechterew).

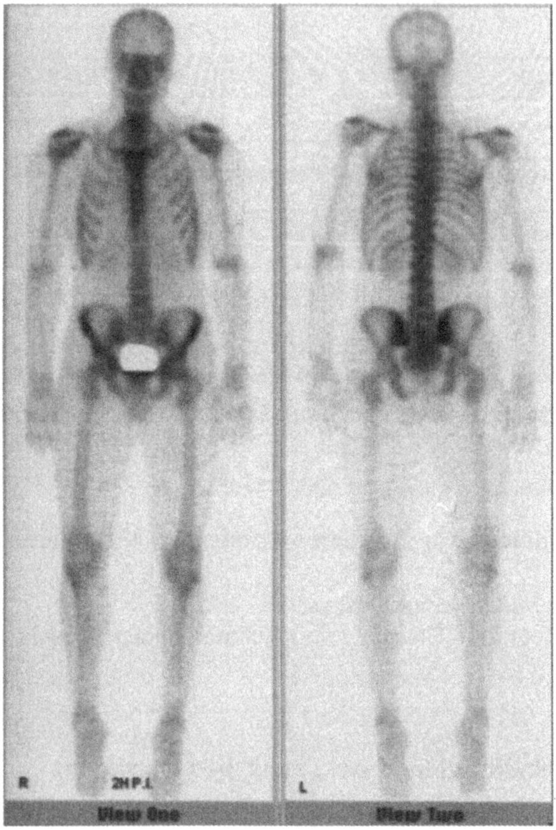

Abb. 8.4. Morbus Bechterew, Befall von Zwischenwirbelgelenken der Brust- und Lendenwirbelsäule sowie der Ileosakralfugen.

Kontraindikationen

Kontraindikationen sind:
- nicht abgeschlossenes Knochenwachstum,
- Erkrankungen des blutbildenden Systems,
- frische Frakturen,
- akute Infekte,
- schwere Lebererkrankungen,
- Schwangerschaft und Stillzeit.

Radiopharmakon

^{224}Ra-Chlorid ist ein Alpha-Strahler mit sehr geringer Eindringtiefe in das Gewebe. Die effektive Halbwertszeit beträgt 1,8–2,3 Tage; 24 h nach Injektion finden sich 20%, nach 10 Tagen noch 10% und nach 100 Tagen noch 5% des applizierten Radiopharmakons im Knochen. Etwa 20% der Dosis reichert sich im Weichteilgewebe an. ^{224}Ra-Cl passiert die Plazentaschranke und kann sich im fetalen Knochen anreichern. Die an der Knochenoberfläche erzielte Oberflächen- und Organdosis beträgt ca. 5–6 Gy.

Voraussetzungen zur Durchführung der Therapie

Die Diagnose erfolgt nach klinischen und radiologischen Gesichtspunkten.

- Klinische Kriterien:
  - tiefsitzender Rückenschmerz und Steifigkeit länger als 3 Monate, gebessert durch Bewegung, aber nicht in Ruhe;
  - eingeschränkte Beweglichkeit der Lendenwirbelsäule in sagittaler und frontaler Ebene;
  - eingeschränkte Thoraxexkursion auf <2,5 cm;
  - keine ausreichende Wirksamkeit von nichtsteroidalen Antiphlogistika;
  - Krankheitsaktivität über mindestens 3 Monate.

Technische Durchführung

Die ^{224}Ra-Cl-Therapie (^{224}SpondylAT®) kann ambulant durchgeführt werden. Pro Therapie werden insgesamt 10 MBq ^{224}Ra-Cl in Einzelgaben von je 1 MBq im Abstand von einer Woche i.v. appliziert. Aus Strahlenschutzgründen wird eine Wiederholung frühestens nach 10 Jahren empfohlen. Vor jeder Applikation ist eine Kontrolle des Blutbildes durchzuführen, da kurzfristige Blutbildveränderungen beobachtet werden. Weitere Kontrollen in größeren Abständen zur Kontrolle des Therapieergebnisses und der Langzeitverträglichkeit bis zu 10 Jahren werden empfohlen.

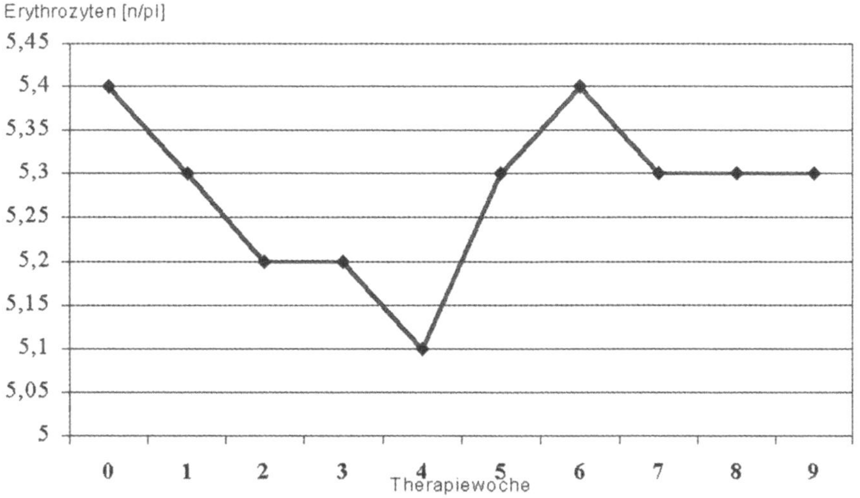

Abb. 8.5. Fallbeispiel: reversibler Abfall der Erythrozytenzahl in den ersten 4 Therapiewochen mit ^{224}Ra-Cl.

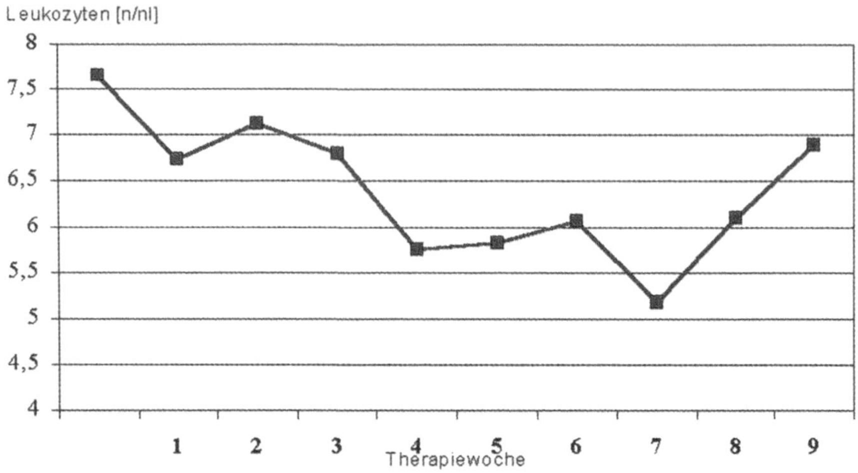

Abb. 8.6. Fallbeispiel: reversibler Abfall der Leukozytenzahl über die ersten 7 Therapiewochen mit ^{224}Ra-Cl.

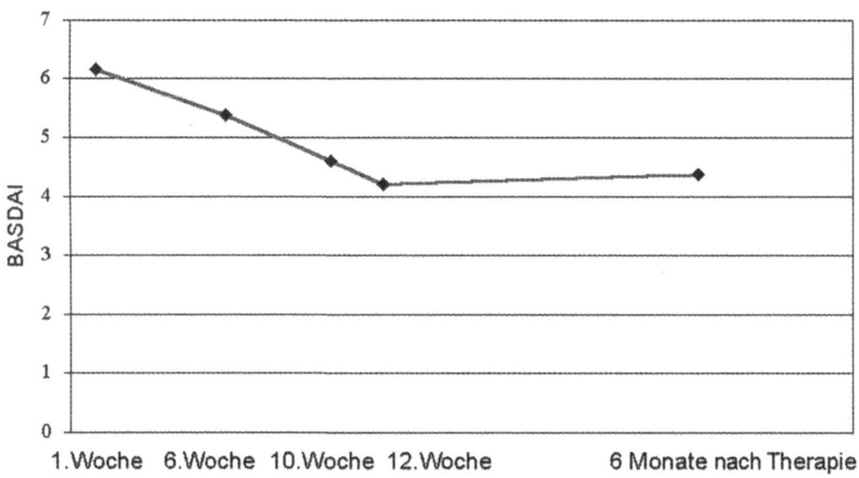

Abb. 8.7. Entwicklung der Entzündungsaktivität nach Therapie mit ^{224}RaCl. BASDAI = „Bath ankylosing spondylitis disease activity index".

Ergebnisse

Es handelt sich um eine entzündungshemmende Schmerztherapie; der Einsatz ist besonders sinnvoll vor einer vollständigen Verknöcherung der Wirbelsäule. Die subjektiven Ansprechraten der Therapie liegen zwischen 70 und 90%. In den meisten Fällen kann die antiphlogistische bzw. analgetische Medikation reduziert werden. Das Langzeitrisiko für die Entwicklung von Malignomen nach ^{224}Ra ist leicht erhöht.

8.5.2 Therapie mit ^{153}Sm (Samarium, Quadramet®)

Die Therapie dient der Linderung bei schmerzhaften Skelettmetastasen (Prostatakarzinom, Mammakarzinom). Samarium-153 reichert sich an Stellen mit osteoblastischen Knochenmetastasen im Skelett vermehrt an.

Indikationen

Indikationen sind osteoblastische Skelettmetastasen, z. B.
- Mammakarzinom,
- Prostatakarzinom.

Kontraindikationen

Kontraindikationen sind:
- weniger als 6 Wochen zurückliegende Chemotherapie oder Halbkörperbestrahlung,
- Schwangerschaft.

Radiopharmakon

Quadramet® enthält ^{153}Sm-Ethylendiamintetramethylenphosphonat (EDTMP). Samarium-153 emittiert neben Beta-Teilchen auch Gamma-Strahlung mit einer Energie von 103 keV und ist damit auch zur Bildgebung an einer Gamma-Kamera geeignet. Die durchschnittliche Energie der Beta-Teilchen beträgt 233 keV. Quadramet® wird rasch in das Skelettsystem aufgenommen. Die Gesamtskelettaufnahme beträgt ca. 65,5% ± 15%.

Technische Durchführung

Die Therapie kann ambulant verabreicht werden.
- Patientenvorbereitung:
  - Katheterisierung bei Patienten mit Harnwegsobstruktionen,
  - orale oder i.v.-Applikation von 500 ml Flüssigkeit.
- Applikation:
  - i.v.-Applikation von 37 MBq Quadramet® pro kgKG,
  - Ganzkörperaufnahmen 24 h post injectionem,
  - Kontrollen des Differenzialblutbildes alle 2 Wochen über mindestens 8 Wochen,
  - Wiederholung der Therapie frühestens nach 8 Wochen.

Ergebnisse

Häufig ist eine Reduktion der Schmerzmitteldosis möglich. Nach ca. 4 Wochen ist eine Abnahme der Thrombozyten- und Erythrozytenzahl zu beobachten. Dies ist in der Regel reversibel. Die Myelotoxizität ist abhängig

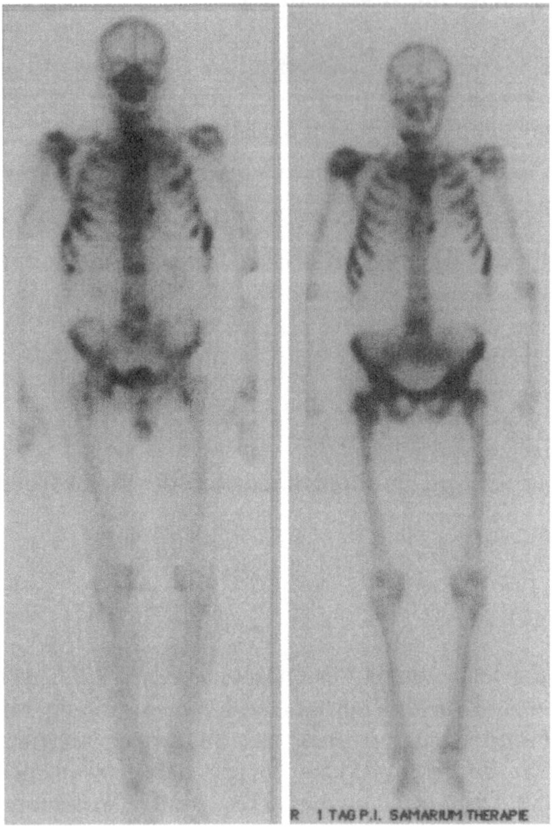

Abb. 8.8. ^{153}Sm-Therapie: Abnahme der Anzahl und der Speicherintensität osteoblastischer Skelettmetastasen bei Prostatakarzinom vor (links) und nach (rechts) 3-maliger ^{153}Samariumtherapie.

von der applizierten Dosis, aber auch von Krankheitsstadium, Ausdehnung des Skelettbefalls und vorausgegangener myelodepressiver Therapien. Dies sollte bei der Dosierung berücksichtigt werden.

9 Messfehler – Erfahrungen aus der Praxis

W. Müller-Schauenburg

9.1 Radioiodtest

Bei einer Arbeitsplatzübergabe wurde nicht die Gewohnheit übernommen, am Uptakemessplatz alle nicht benutzten Messkanäle zu schließen, sodass an den Tagen 2 und 3 in einem falschen Kanal gemessen wurde, was am Bildschirm primär nicht zu erkennen war und zu unplausiblen Ergebnissen führte. Die Mehrheit der Messungen erwies sich als falsch. Eine hartnäckige junge Ärztin veranlasste Kontrollmessungen des Physikers und identifizierte das Problem. Letztlich führte es dazu, dass eine komplette Dokumentation aller gemessenen Kanäle fest programmiert wurde.

9.2 Aktuelle Mess- und Auswertefehler bei der Nierenclearance/-funktion

Folgende Fehler traten auf:

- **Falsche Aktivimetereinstellung.** Mit der freien Isotopenwahl für ^{123}I gemessenes ^{99m}Tc-MAG$_3$ führte zu einer etwa um den Faktor 2,5 zu hohen Aktivität und damit (beim Kleinkind) zu einem in weniger als einer Woche (seltene kurzfristige Wiederholung) unplausibel zu hohen Gesamtfunktionsparameter (eine Blutclearance wird beim kleinen Kind nicht durchgeführt). Im Fehlersuchgespräch kam die MTA, die beide Untersuchungen gemacht hatte, auf die Fehlervermutung. Die Messung einer beliebigen Tc-Aktivität in beiden Einstellungen führte zu einer Korrektur des falschen Ergebnisses, konnte aber die zu hoch verabreichte Aktivität nicht mehr reduzieren.
- **Auswertende Schüler lesen in falscher Messwertespalte ab.** Es wurde der Messwert pro 2 min, nicht der pro min verarbeitet. Der Blutwert war also zu hoch, der Einprobenclearancewert wurde zu schlecht im Widerspruch zum Kurvenanstiegsparameter, der routinemäßig mitbestimmt wurde. Zuerst wurde ein Aktivitätsfehler vermutet, wofür eine Mittelung beider Tendenzen gut gewesen wäre: mehr Aktivität → höherer Anstieg

(gut) und viel Aktivität im Blut (schlechte Clearance). Diese Fehlerhypothese war falsch. Die Nachfrage führte zur Fehleridentifikation: Die kontrollierende MTA hatte die Schülerauswertung selbst nicht sorgfältig genug nachkontrolliert.

- **Falsche Pipette und damit falsches Volumen.** Falsch zu viel pipettiertes Volumen ergab eine unplausibel schlechte Clearance. Zuerst war die MTA ganz sicher, „alles wie immer" gemacht zu haben. Am Nachmittag beim erneuten Pipettieren erinnerte sie sich, dass es vormittags anders ausgesehen hatte. Sie berichtete dies, und der Fehler war geklärt. In so einem Fall wird die Wichtigkeit der offenen Fehlerdiskussion und Weitergabe der Fehlermöglichkeit deutlich.
- **Reproduzierbar widersprüchliche Werte im Abstand von 6 Jahren.** Bei schlechter Nierenfunktion und schlechtem Anstiegsparameter war der Clearancewert unplausibel normal. Es begann die übliche Fehlersuche (orientiert an den obigen Erfahrungen, bis auffiel, dass dieselbe Konstellation schon einmal vor 6 Jahren bestanden hatte). Es wurde letztlich eine verminderte Bindung im Plasma mit atypischer Verteilung im Körper vermutet.

9.3 Summa summarum

Nicht alle Fehler werden im Zeitdruck der Routine und insbesondere nach Feierabend gefunden. Die Erfahrung lehrt, dass es sehr lohnt, Unplausibilitäten sehr hartnäckig zu verfolgen. Falsche Zeiteingaben, Zeitverstellungen bei Rechnerneustart – es gibt immer wieder Fehlermöglichkeiten!

In jedem Fall ist die offene Fehlerdiskussion etwas sehr Wichtiges. Fehler lassen sich fast immer finden, das hilft enorm!

Anmerkungen des Autors

Dieses Kapitel des Buches soll in den nächsten Auflagen erweitert werden. Falls es bei Ihnen zu Fehlern kam, bitte ich diese unter *Hubert.Elser@biberach.de* an mich zu senden, um sie veröffentlichen zu können!

10 Anhang

Tabelle 10.1. Nuklearmedizin in der Pädiatrie. Dosisempfehlung gemäß den Empfehlungen der „Europäischen Gesellschaft für Nuklearmedizin" (EANM) nach Körpergewicht, bezogen auf die Erwachsenendosis.

Körpergewicht [kg]	Multiplikationsfaktor	Körpergewicht [kg]	Multiplikationsfaktor	Körpergewicht [kg]	Multiplikationsfaktor
3	0,1	22	0,5	42	0,78
4	0,14	24	0,53	44	0,8
6	0,19	26	0,56	46	0,82
8	0,23	28	0,58	48	0,85
10	0,27	30	0,62	50	0,88
12	0,32	32	0,65	52–54	0,9
14	0,36	34	0,68	56–58	0,92
16	0,4	36	0,71	60–62	0,96
18	0,44	38	0,73	64–66	0,98
20	0,46	40	0,76	68	0,99

Tabelle 10.2. Empfehlungen der „Europäischen Gesellschaft für Nuklearmedizin" (EANM) für die Erwachsenendosis und die Minimaldosis.

Radiopharmazeutikum	Erwachsenendosis [MBq]	Minimaldosis [MBq]
^{99m}Tc-DTPA (Niere)	200	20
^{99m}Tc-DMSA	100	15
^{99m}Tc-MAG_3	70	15
^{99m}Tc-MDP	500	40
^{99m}Tc-Kolloid (Leber/Milz)	80	15
^{99m}Tc-Kolloid (Knochenmark)	300	20
^{99m}Tc-Eigenerythrozyten (Milz)	40	20
^{99m}Tc-Eigenerythrozyten (Blutpool)	800	80
^{99m}Tc-PTT („first pass")	500	80
^{99m}Tc-MAA	80	10
^{99m}Tc-PTT (ektope Magenschleimhaut)	150	20
^{99m}Tc-Kolloid (gastroösophagealer Reflux)	40	10
^{99m}Tc-HIDA	150	20
^{99m}Tc-PTT (Schilddrüse)	80	10
^{99m}Tc-HMPAO (Gehirn)	740	100
^{123}I-Hippuran	75	10
^{123}I (Schilddrüse)	20	3
^{123}I-MIBG	200	35
^{131}I-MIBG	80	35
^{67}Ga	80	10

Tabelle 10.3. SI- und Basiseinheiten (internationales Einheitensystem).

Parameter	Einheit	Abkürzung
Masse	Kilogramm	kg
Länge	Meter	m
Zeit	Sekunde	s
Elektrische Stromstärke	Ampère	A
Kraft: $1\,\mathrm{N} = 1\,\mathrm{kg} \times \frac{\mathrm{m}}{\mathrm{s}^2} = 1\frac{\mathrm{J}}{\mathrm{m}}$	Newton	N
Elektrische Spannung: $1\,\mathrm{V} = 1\frac{\mathrm{J}}{\mathrm{As}}$	Volt	V
Energie: $1\,\mathrm{J} = 1\,\mathrm{kg} \times \frac{\mathrm{m}^2}{\mathrm{s}^2} = 1\,\mathrm{Ws}$ (Wattsekunde)	Joule	J
Radioaktivität: $1\,\mathrm{Bq} = \frac{1}{\mathrm{s}}$	Becquerel	Bq
Energiedosis: $1\,\mathrm{Gy} = 1\frac{\mathrm{J}}{\mathrm{kg}}$	Gray	Gy
Äquivalentdosis: $1\,\mathrm{Sv} = 1\frac{\mathrm{J}}{\mathrm{kg}}$	Sievert	Sv

Tabelle 10.4. Dezimalsystem. Abgeleitete Einheiten.

1 Giga:	$1\,\mathrm{G} = 10^9$	1 Dezi:	$1\,\mathrm{d} = 10^{-1}$	1 Mikro	$1\,\mu = 10^{-6}$
1 Mega:	$1\,\mathrm{M} = 10^6$	1 Zenti:	$1\,\mathrm{c} = 10^{-2}$	1 Nano	$1\,\mathrm{n} = 10^{-9}$
1 Kilo:	$1\,\mathrm{k} = 10^3$	1 Milli:	$1\,\mathrm{m} = 10^{-3}$	1 Piko	$1\,\mathrm{p} = 10^{-12}$

Tabelle 10.5. Radioisotope für die nuklearmedizinische Diagnostik und Therapie.

1a	2a	3b	4b	5b	6b	7b		8	4	1b		2b	3a	4a		5a	6a		7a		0
H																					He
Li	Be												B	^{11}C	^{14}C	^{13}N	^{15}O		^{18}F		Ne
Na	Mg												Al	Si		^{22}P	S		Cl		Ar
K	Ca	Sc	Ti	V	^{51}Cr	Mn	Fe	^{57}Co	^{58}Co	Ni	Cu	Zn	^{67}Ga	Ge		As	^{75}Se		Br		^{81m}Kr
Rb	Sr	^{90}Y	Zr	Nb	Ma	^{99m}Tc	Ru	Rh		Pd	Ag	Cd	^{111}In	Sn		Sb	Te	^{123}I	^{125}I	^{131}I	^{127}Xe
Cs	Ba	La	Hf	Ta	W	^{186}Re	Os	Ir		Pt	Au	Hg	^{201}Tl	Pb		Bi	Po		At		Rn
Fr	Ra	Ac																			

Erklärung: In-vitro-Diagnostik ^{125}I; In-vivo-Diagnostik ^{123}I; Therapie ^{131}I.

Tabelle 10.6. Energien und Halbwertszeiten (HWZ) der wichtigsten Radionuklide der In-vivo-Diagnostik.

Radionuklid	Energie [keV]	HWZ	Kollimator	
^{127}Xe	Gamma 172, 203, 375	36,4 d	H	Gamma-Kamera
^{67}Ga	EC, Gamma 93, 185, 300	78,3 h	H	
^{99m}Tc	Gamma 141	6 h	L	
^{133}Xe	Gamma 81	5,25 d	L	
^{123}I	EC, Gamma 159	13,2 h	L, M	
^{131}I	Beta-, Gamma 364	8,02 d	H	
^{81m}Kr	Gamma 190	13 s	M	
^{201}Tl	EC, Gamma 135, 167	73,1 h	M	
^{111}In	EC, Gamma 171, 245	2,81 d	M	
^{18}F	Beta^{+} 633	1,83 h		Positronenemissions-tomographie
^{15}O	Beta^{+} 1732	2,04 min		
^{11}C	Beta^{+} 960	20,6 min		

M = Mittelenergie-, L = Niedrigenergie-, H = Hochenergiekollimatoren.

Tabelle 10.7. Übersicht über die Strahlenexposition nuklearmedizinischer Untersuchungen (nach ICRP 53, 1988). Zum Vergleich: Die mittlere natürliche Exposition in Deutschland liegt bei 2 mSv/Jahr. Die mittlere Gesamtexposition (inklusive aller Strahlenquellen, z. B. auch aus Tschernobyl) beträgt ca. 4 mSv/Jahr.

Untersuchung	Radionuklid	Radiopharmazeutikum	Effektive Dosis pro applizierte Aktivitätseinheit [μSv/MBq]	Applitierte Aktivität [MBq]	Effektive Äquivalentdosis [mSv]
Zentralnervensystem	^{99m}Tc	HMPAO	4	550	2,2
	^{99m}Tc	ECD	2,8	550	1,5
	^{111}In	Ca-DTPA	27	74	2
Schilddrüse	^{99m}Tc	PTT	13	74	1,0
	^{123}I		150	7,4	1,1
	^{131}I		15 000	2	30,0
Nebenschilddrüse	^{99m}Tc	MIBI	4	600	2,4
Nebenniere	^{123}I	MIBG	20	100	2,0
	^{131}I	MIBG	210	37	7,8
	^{75}Se	Norcholesterol	1,7	11	19,4
Lunge	^{99m}Tc	MAA	12	100	1,2
	^{99m}Tc	Aerosole	7	10	0,1
	^{81m}Kr	Gas	0,03	700	0,02
	^{133}Xe	Gas	0,1	400	0,04
Knochen	^{99m}Tc	MDP	8	500	4,0
Knochenmark	^{99m}Tc	Nanokolloid	14	500	7,0
	^{99m}Tc	MAB	11	500	5,5
Herz	^{99m}Tc	MIBI	4	600	2,4
	^{201}Tl	Cl	230	74	17,0
	^{99m}Tc	Erythrozyten	8	600	4,8
Blutzellen	^{111}In	Thrombozyten	700	37	25,9
	^{99m}Tc	Granulozyt. (MAB)	11	600	6,6
Leber	^{99m}Tc	Nanokolloid	14	150	2,1
	^{99m}Tc	HIDA	24	150	3,6
Nieren	^{99m}Tc	MAG_3	5	185	0,9
	^{99m}Tc	DMSA	16	74	1,2
	^{99m}Tc	DTPA	6	400	2,4
	^{123}I	OJH	15	37	0,6
	^{131}I	OJH	66	37	2,4
Vitamin-B_{12}-Resorption	^{57}Co	Vitamin B_{12}	5800	0,018	0,1
Tumor	^{67}Ga	Zitrat	120	185	22,2
	^{111}In	Pentetreotide	1,2	150	18

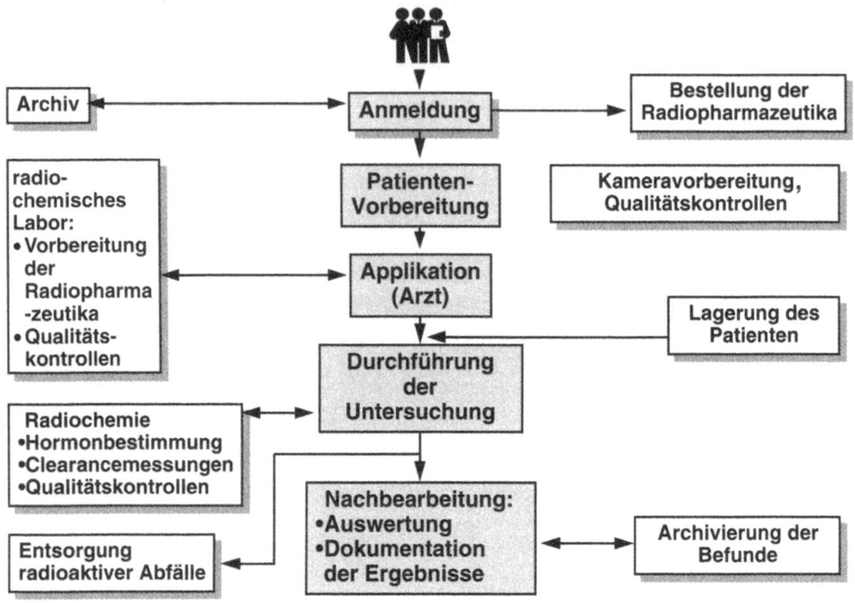

Abb. 10.1. Organisation einer nuklearmedizinischen Abteilung. Aufgaben des MTAR.

11 Weiterführende Literatur

Wieler HJ (1994) Single-Photon-Emissions-Computertomographie (SPECT) des Gehirns. Springer

Palmer EL, Scott JA, Strauss HW (1992) Practical Nuclear Medicine, WB Saunders Company, Philadelphia, London, Toronto, Montreal, Sydney, Tokyo

Pabst HW, Adam WE, Hör G, Kriegel K, Schwaiger M (1996) Handbuch der Nuklearmedizin. Gustav Fischer, Stuttgart, New York

Henning K, Woller P, Franke WG (1991) Nuklearmedizin. Gustav Fischer Verlag, Jena

Schicha H (1996) Nuklearmedizin Compact Lehrbuch. Schattauer

Sachverzeichnis

A

B

C

D

K

L

V

W

Z

GPSR Compliance

The European Union's (EU) General Product Safety Regulation (GPSR) is a set of rules that requires consumer products to be safe and our obligations to ensure this.

If you have any concerns about our products, you can contact us on ProductSafety@springernature.com

In case Publisher is established outside the EU, the EU authorized representative is:

Springer Nature Customer Service Center GmbH
Europaplatz 3
69115 Heidelberg, Germany

Batch number: 10607330

Printed by Printforce, the Netherlands